Kliniktaschenbücher

O. Benkert H. Hippius

Psychiatrische Pharmakotherapie

Ein Grundriß für Ärzte und Studenten

Zweite, neubearbeitete Auflage

Mit 17 Abbildungen und 3 Tabellen

Springer-Verlag
Berlin Heidelberg New York 1976

Dr. Otto Benkert
Prof. Dr. Hanns Hippius

Psychiatrische Klinik der Universität München
Nußbaumstraße 7, D-8000 München 2

ISBN 3-540-07916-5 Springer-Verlag Berlin Heidelberg New York
ISBN 0-387-07916-5 Springer-Verlag New York Heidelberg Berlin

ISBN 3-540-07031-1 1. Auflage Springer-Verlag Berlin Heidelberg New York
ISBN 0-387-07031-1 1st edition Springer-Verlag New York Heidelberg Berlin

Library of Congress Cataloging in Publication Data. Benkert, O. 1940-. Psychiatrische Pharmakotherapie. (Kliniktaschenbücher) Bibliography: p. Includes index. 1. Psychopharmacology. I. Hippius, Hanns, joint author. II. Title. RC483.B4 1976 616.8′918 76-40137

Printed in Germany.

Herstellung: Universitätsdruckerei H. Stürtz AG, Würzburg.

L. B. Kalinowsky gewidmet

VORWORT

Die Kluft zwischen der Psychiatrie und den übrigen Disziplinen der Medizin ist in den letzten Jahrzehnten vielfältig überbrückt worden. Einer der entscheidenden Impulse für diese Entwicklung ist ausgegangen von der Entdeckung der modernen Psychopharmaka, durch die seit 1952 weite Bereiche der psychiatrischen Therapie durchgreifend geändert worden sind. Über diese Tatsachen gehen in jüngster Zeit oft polemische Auseinandersetzungen über Wert und Unwert der Psychopharmaka allzu eilfertig hinweg. Das führt zur Unsicherheit bei der Anwendung der Psychopharmaka durch den Arzt. Um dem Arzt einen Leitfaden für die Anwendung der Psychopharmaka, einen Überblick über Möglichkeiten und Grenzen, über Erfolge und Risiken der Therapie mit Psychopharmaka zu geben, wurde dieser Grundriß geschrieben.

Die jetzt vorliegende 2. Auflage dieses Grundrisses ist korrigiert und auf den neuesten Stand gebracht worden. Es wurden neue klinische Beobachtungen und wissenschaftliche Ergebnisse der letzten zwei Jahre eingefügt, die uns für die praktische Anwendung und kritische Beurteilung der Psychopharmaka wichtig erschienen. Für die Verbesserungsvorschläge, die wir von vielen Seiten erhalten haben, danken wir an dieser Stelle und erhoffen uns auch zukünftig weitere Anregungen. Unseren Dank für die Mithilfe bei der Vorbereitung der 2. Auflage möchten wir wiederum Frau Erika Friedel aussprechen.

München, Sommer 1976 O. BENKERT und H. HIPPIUS

INHALTSVERZEICHNIS

ALLGEMEINE GRUNDLAGEN DER PSYCHIATRISCHEN PHARMAKOTHERAPIE

Bei psychischen Störungen, die noch vor wenigen Jahren nur in der psychiatrischen Klinik oder allenfalls in der psychiatrischen Fachpraxis behandelt werden konnten, kann sich heute jeder Arzt durch die Verordnung von Psychopharmaka in die Therapie einschalten. Diese Entwicklung ist begrüßenswert und wird weiter voranschreiten. Doch wird sie nur dann zu optimalen Therapieerfolgen führen, wenn

1. jeder Arzt über gründliche Kenntnisse der psychiatrischen Krankheitslehre und der Anwendungsbereiche der Psychopharmaka verfügt, und wenn dann
2. die Zusammenarbeit zwischen dem in der Praxis tätigen Arzt, dem Nervenarzt und der psychiatrischen Klinik neue Wege und Formen findet.

Schon jetzt sind die Erfolge der psychiatrischen Pharmakotherapie unbestreitbar groß; doch die kommenden Jahre werden viel Neues auf diesem Gebiet bringen. Daher ist es nicht möglich, eine für lange Zeit gültige Systematik der psychiatrischen Pharmakotherapie zu geben. Ein Grundriß dieser Therapie kann daher lediglich Leitlinien der im Gang befindlichen Entwicklung aufzeigen.

Dabei sollen durch die Schilderung der Möglichkeiten und Grenzen der Therapie mit Psychopharmaka auch Enttäuschungen und Gefahren vermieden werden, die ein unsachgemäßer Gebrauch der Psychopharmaka in sich birgt.

Auf keinem Gebiet der Arzneimittelforschung war in den letzten Jahren die Begriffsbildung so unsicher und vielfach auch so unklar wie im Bereich der Psychopharmakologie. Das liegt daran, daß die Forschung hier erstmalig ein Gebiet betrat, dem man nicht lediglich mit den Methoden und den Begriffen der klassischen Pharmakologie gerecht zu werden vermochte. Wenn in der Zukunft Verwirrung und grobe Mißverständnisse vermieden werden sollen, so muß man heute im Bereich der Psychopharmakologie von vornherein – schon bei der Definition der Begriffe

– eine Synthese von pharmakologischen, psychologischen und klinisch-psychiatrischen Anschauungen anstreben.

Die enge Verflechtung psychischer und somatischer Abläufe bedingt es, daß bei sehr vielen im menschlichen Organismus wirkenden Pharmaka auch psychische Wirkungen auftreten. Seit in den letzten Jahren durch die großen Erfolge der modernen psychiatrischen Pharmakotherapie das Gebiet der Psychopharmakologie in den Mittelpunkt wissenschaftlicher Interessen rückte, wurde man in zunehmendem Umfang darauf aufmerksam, daß bereits geraume Zeit gebräuchliche Pharmaka häufig auch *„psychotrope Effekte“* haben. Letztlich kann jede chemische Substanz, wird sie nur in ausreichender Dosierung dem menschlichen Organismus einverleibt, neben mehr oder minder leicht faßbaren somatischen Wirkungen auch Wirkungen auf psychische Funktionen hervorrufen. Dennoch darf man zur Gruppe der Psychopharmaka nur eine verhältnismäßig kleine Zahl von Substanzen rechnen. Das hängt damit zusammen, daß bei der Grenzziehung um die Gruppe der Psychopharmaka einige prinzipielle Gesichtspunkte beachtet werden müssen.

Werden nach Applikation einer pharmakodynamisch neutralen Substanz psychische „Wirkungen“ registriert, so handelt es sich um eine *Placebo-Wirkung* [47, 67]. Das Placebo-Problem darf bei allen Untersuchungen über psychische Wirkungsqualitäten eines Pharmakons beim Menschen niemals vernachlässigt werden. Bei der Beurteilung psychischer Wirkungen von Pharmaka muß die Möglichkeit einer Placebo-Wirkung immer berücksichtigt werden, gleichgültig, ob es sich um

a) pharmakodynamisch völlig neutrale Substanzen,
b) pharmakodynamisch wirksame Substanzen ohne gesicherte psychotrope Wirksamkeit, oder um
c) pharmakodynamisch wirksame Substanzen mit gesicherter psychotroper Wirksamkeit handelt.

In den beiden erstgenannten Fällen kann durch den Placebo-Effekt bei einzelnen Individuen eine psychotrope Wirkung der betreffenden Pharmaka vorgetäuscht werden; im letzten Fall kann durch den Placebo-Effekt das für das betreffende Pharmakon charakteristische psychotrope Wirkungsbild in qualitativer und quantitativer Hinsicht verzerrt und verfälscht werden. Die klinische psychopharmakologische Forschung muß daher bei der Untersuchung der psychotropen Wirksamkeit eines Pharmakons stets danach trachten, den Placebo-Effekt aus allen Beurteilungen weitestgehend zu eliminieren.

Unter *Psychopharmakologie* kann in direkter Ausdeutung des Begriffs das spezielle Gebiet der Pharmakologie verstanden werden, das die pharmakologischen Kenntnisse von allen Substanzen mit Wirkungen auf

die Psyche, auf das Seelenleben (Erleben, Befinden, Verhalten) zusammenfaßt. So betrachtet, wäre die Psychopharmakologie einer der ältesten Zweige der Pharmakologie, denn die Erforschung solcher Pharmaka war – ausgehend von den für kultische und religiöse Zwecke benutzten Drogen, von den die Stimmung beeinflussenden Genußmitteln (z.B. Alkohol), von den Schmerz- und Beruhigungsmitteln – seit jeher ein Schwerpunkt in der Entwicklung der Pharmakologie. Doch gerade Pharmakologen sind es, die Begriffe wie „Psychopharmakologie“ und „Psychopharmaka“ als fragwürdig und unlogisch bezeichnen. Die Kritik an diesen Begriffen geht von der Überlegung aus, daß es keine Substanz gebe, die direkt auf die Psyche einwirke [13]. Deswegen könne der Pharmakologe die sog. Psychopharmakologie immer nur als einen Ausschnitt aus der Pharmakologie des Zentralnervensystems, im weiteren Sinne also als Neuropharmakologie betrachten. Vermittelnd wird daher heute oft von Neuropsychopharmakologie gesprochen. Andere Versuche, den logischen Einwänden der Pharmakologen mit neuen Begriffsbildungen Rechnung zu tragen (z.B. der Versuch, den Terminus „psychotrope Pharmaka“ durch den Ausdruck „enkephalotrope Pharmaka“ [20] zu ersetzen), haben keine Resonanz gehabt.
Trotz aller Vorbehalte und Einwände gehören die Begriffe „Psychopharmakologie“, „Psychopharmaka“, „psychotrope Wirkungen“ u.ä. inzwischen zum festen Wortschatz der Psychiatrie. Man sollte allerdings anstreben, daß die mit diesen Begriffen verknüpften Definitionen möglichst eindeutig, einfach und allgemein verbindlich sind. Bedauerlicherweise werden jedoch zahlreiche Begriffe der Psychopharmakologie in deren verschiedenen Bereichen in unterschiedlichen, oft sogar in widersprüchlichen Bedeutungen benützt.
Als Wort findet sich der Ausdruck „Psychopharmakon“ bereits im Mittelalter. 1548 gab Reinhardus LORICHIUS aus Hadamar (HADAMARIUS) unter dem Titel „Psychopharmacon, hoc est: medicina animae“ eine Sammlung von Trost- und Sterbegebeten heraus [68]. Später wurde der Begriff in ganz verschiedenen Zusammenhängen gebraucht; seine moderne Bedeutung bekam der Begriff jedoch erst nach der Entdeckung des ersten Pharmakons, das sich für die gezielte Therapie psychiatrischer Krankheitsbilder eignete. Wie die Beschreibung des therapeutischen Wirkungsspektrums des Chlorpromazins den Ausgangspunkt der modernen Psychopharmakologie markiert, so beruhen auch alle weiteren wesentlichen Entdeckungen der Psychopharmakologie auf klinischen Beobachtungen (z.B. das Erkennen der antidepressiven Wirksamkeit des Imipramin, oder die Entdeckung der rezidiv-verhütenden Wirkung von Lithiumsalzen bei phasisch verlaufenden Psychosen).
Heute bezeichnet man als Psychopharmaka alle Substanzen, für die

nach kurzfristiger oder nach langfristiger Verabreichung in methodisch einwandfreien Untersuchungen an Tieren und an Menschen zweifelsfrei ein psychotroper Effekt nachgewiesen worden ist. Es muß außerdem gesichert sein, daß dieser psychotrope Effekt auf der Wirkung des Pharmakons selbst oder auf der Wirkung seiner Metaboliten auf Strukturen des Zentralnervensystems beruht.

Aus dieser Definition der Psychopharmaka geht hervor, daß die Psychopharmakologie nicht als ein Spezialgebiet der Pharmakologie angesehen werden darf, sondern ein interdisziplinärer Wissenschaftszweig ist, der auf der Zusammenarbeit von Biochemikern, Pharmakologen, Neurophysiologen, Ethologen, Psychologen und Psychiatern basiert [73]. Gelegentlich findet man als Synonyma für Psychopharmakologie die Begriffe Pharmakopsychologie und Pharmakopsychiatrie. In jüngster Zeit werden diese Begriffe erfreulicherweise nur noch als Unterbegriffe des Oberbegriffs Psychopharmakologie angewandt. Die *Pharmakopsychologie* [50] befaßt sich mit der Modifizierung normalpsychischer Abläufe durch Pharmaka. Ihr Begründer war am Ende des vergangenen Jahrhunderts KRAEPELIN mit seinen klassischen Arzneimittelstudien zur experimentellen Psychologie [43]. Der Bereich der *Pharmakopsychiatrie* [83] erstreckt sich nicht nur auf die Erforschung der für die Psychiatrie zu nutzenden therapeutischen Wirkungsqualitäten von Psychopharmaka („Psychopharmakotherapie“ [15], psychiatrische Pharmakotherapie); auch die Manifestation psychischer Störungen durch Pharmaka – von den psychischen Nebenwirkungen von Arzneimitteln über alle Probleme der Arzneimittelsucht bis hin zu den symptomatischen Psychosen durch Pharmaka (sog. pharmakogene Psychosen) – ist Forschungsgegenstand der Pharmakopsychiatrie.

Die sprunghafte Entwicklung der Psychopharmakologie in den letzten 20 Jahren hat dazu geführt, daß für die ständig wachsende Zahl der Psychopharmaka immer wieder neue *Klassifikationen* vorgeschlagen wurden [64, 84]. Diese Vorschläge stützen sich oft auf unterschiedliche Klassifikationskriterien (z.B. strukturchemische, biochemische, neurophysiologische, pharmakologische, experimentalpsychologische oder klinisch-therapeutische Kriterien) oder kombinieren verschiedene derartige Gesichtspunkte miteinander. Manchmal stellen neue Klassifikationsvorschläge aber auch nur die Einführung neuer Gruppenbezeichnungen oder anderer mehr oder minder vage definierter Begriffe dar. So besteht auf diesem Gebiet eine weitreichende Unsicherheit und Verwirrung stiftende Unklarheit. Daher ist es immer noch am zweckmäßigsten, von der sehr einfachen Klassifikation auszugehen, die 1957 von DELAY vorgeschlagen wurde. Da sich letztlich auch fast alle komplizierten Klassifikationsvorschläge auf diese Klassifikation zurückführen lassen, hat sie auch heute noch die weiteste Verbreitung, obwohl modernere Entwicklungen der Psychopharmakologie (z.B. die Einführung der Lithiumsalze als Depressionsprophylaxe) nicht zufriedenstellend in das Klassifikationsschema eingeordnet werden können. Alle schon vor der Entwicklung der modernen Psychopharmakologie bekannten, heute als Psychopharmaka zu klassifizierenden Drogen und Pharmaka (vom Alkohol über die Rauschmittel und Kultgifte der präkolumbianischen Kulturen bis zu den synthetischen Hypnotica) lassen sich jedoch ohne wesentliche Schwierigkeiten zuordnen. Das Schema von DELAY hat den Vorteil, daß es unter Vermeidung von Spekulationen über Wirkungsmechanismen u.ä. von den augenfälligsten Globalwirkungen der Psychopharmaka ausgeht. So unterscheidet es drei große Gruppen:

1. Psycholeptica (Psychopharmaka mit vorwiegend dämpfender Wirkung auf die Psyche)
2. Psychoanaleptica (Psychopharmaka mit vorwiegend anregender Wirkung auf die Psyche)
3. Psychodysleptica (Psychopharmaka, die regelhaft psychopathologische Phänomene hervorrufen)

Für die 1. und 2. Gruppe empfiehlt sich eine Untergliederung; eine weitere Aufgliederung der Gruppe der Psychodysleptica ist hingegen nicht notwendig.
In der ersten Gruppe werden als Psycholeptica zusammengefaßt:

a) Neuroleptica
b) Tranquilizer
c) Hypnotica

Zur zweiten Gruppe der Psychoanaleptica gehören:

a) Antidepressiva
b) Psychostimulantien
c) „Euphorica“

In dieser Nomenklatur werden unter dem Begriff „Antidepressiva“ die Thymoleptica und die Thymeretica zusammengefaßt.
Wie bereits angedeutet wurde, können die Lithiumsalze in diesem Schema nicht untergebracht werden. Da ihr wichtigstes Anwendungsgebiet die Phasenprophylaxe bei endogenen Depressionen ist, wurden für sie als Gruppenbezeichnung Begriffe wie „Thymoprophylakticum“ vorgeschlagen [71]. In das Klassifikationsschema von DELAY lassen sich auch diese Begriffe nicht einfügen.
Als „Euphorica“ werden die schon lange Zeit bekannten Pharmaka und Drogen (z.B. Alkohol, Opium) zusammengefaßt, die anregend und

stimmungshebend wirken. Die Einordnung des Alkohols an dieser Stelle zeigt, daß bei der Klassifikation der Psychopharmaka an sich natürlich auch Dosis-Gesichtspunkte zu berücksichtigen wären; in höheren Dosierungen müßte der Alkohol dann nämlich den Hypnotica zugeordnet werden. An solchen Beispielen und bei Berücksichtigung der Übergangstypen (z.B. Neuroleptica mit antidepressiven Eigenschaften; Antidepressiva mit dämpfender Wirkung) werden die Grenzen eines jeden Klassifikationsversuchs deutlich. Dennoch ist es notwendig, so übersichtliche Einteilungsprinzipien, wie sie von DELAY gewählt wurden, beizubehalten, um einen ordnenden Überblick über das immer umfangreicher werdende Gebiet der Psychopharmakologie zu bewahren [35, 63, 73]. Vorschläge, auf die Grenzziehung zwischen den großen Gruppen – etwa auf die zwischen Neuroleptica und Antidepressiva – ganz zu verzichten [16], erschweren den Überblick.

In Anlehnung an die Klassifikation von DELAY oder auch unabhängig von ihr unterscheiden manche Autoren noch „Psychopharmaka im weiteren Sinne" von den „Psychopharmaka im engeren Sinne". Bedauerlicherweise fassen verschiedene Autoren den Bereich der Psychopharmaka i.e.S., der eigentlichen Psychopharmaka [36], aber verschieden weit. Einmal werden darunter nur die Pharmaka verstanden, die zur Behandlung von Psychosen geeignet sind, d.h. Neuroleptica und Antidepressiva; in anderen Definitionen werden zu diesen beiden Gruppen auch noch die Tranquilizer hinzugerechnet; schließlich werden unter diesem Begriff aber auch Neuroleptica, Tranquilizer, Antidepressiva und Psychostimulantien zusammengefaßt. Aus diesem Grund verzichtet man am zweckmäßigsten auf den Begriff „Psychopharmaka i.e.S.".

In der Psychopharmakologie spielt der *pharmakologische Tierversuch* eine wichtige Rolle [9]. Der Pharmakologe steht bei der Untersuchung psychoaktiver Substanzen vor dem Problem, aus bestimmten Verhaltensmustern bei Tieren auf die psychische Aktivität eines Pharmakons beim Menschen Schlüsse ziehen zu müssen. Der pharmakologische Tierversuch hat eine entscheidende Stellung beim *„screening"* der oft fast unübersehbar zahlreichen Variationen eines einmal als therapeutisch brauchbar erkannten Wirkungsprinzips gewonnen. Dabei kann es sich einerseits um chemisch mit der Ausgangssubstanz nahe verwandte Derivate handeln (z.B. alle Entwicklungen auf dem Gebiet der tricyclischen Psychopharmaka), oder es handelt sich andererseits um chemisch neuartige Strukturen, bei denen die Befunde pharmakologischer Routine-Untersuchungen große Ähnlichkeit im Wirkungsbild mit bereits bekannten Psychopharmaka vermuten lassen (z.B. die Entdeckung der Butyrophenon-Gruppe aufgrund der pharmakologischen Wirkungsähnlichkeiten mit länger bekannten Neuroleptica).

Große Bedeutung haben tierexperimentelle Befunde natürlich auch für die toxikologische Charakterisierung potentieller Psychopharmaka. Hier können die Resultate von Tierversuchen wichtige Hinweise auf das bei klinischer Anwendung zu erwartende Nebenwirkungsspektrum eines Psychopharmakons geben. Da die Psychopharmaka im allgemeinen nur nach langfristiger Anwendung ihre therapeutischen Wirkungen entfalten, oft sogar als Dauermedikation verordnet werden müssen, verdienen in diesem Zusammenhang vor allem die Befunde chronischer Tierversuche besondere Beachtung. Neben solchen Prüfungen der Toxicität gehören u.a. Untersuchungen über Verträglichkeit, Ausscheidungs- und Stoffwechselvorgänge zu Routine-Arbeiten im psychopharmakologischen Labor.

Außerdem ist der Tierversuch für viele Bereiche der *psychopharmakologischen Grundlagenforschung* unentbehrlich. Auf diesem Gebiet müssen sich die tierexperimentell-pharmakologischen Untersuchungen und die Untersuchungen der klinischen Pharmakologie wechselseitig ergänzen [8]. Das ist auf keinem anderen Gebiet der Pharmakologie so notwendig wie auf dem Gebiet der Psychopharmakologie. Sowohl den Methoden der tierexperimentell arbeitenden klassischen Pharmakologie als auch den Methoden der klinischen Pharmakologie sind bei der Bearbeitung dieser Fragestellungen verhältnismäßig enge Grenzen gezogen. Wie eng diese Grenzen sind, ergibt sich aus einer sehr geläufigen, in ihren Konsequenzen jedoch oft nicht ausreichend gewürdigten klinischen Beobachtung: Antidepressiva können die ihre Anwendung rechtfertigenden, d.h. ihre therapeutisch relevanten Wirkungen nur an depressiven Patienten, nicht aber an gesunden Menschen oder am Versuchstier entfalten. Der Tierversuch hat deswegen nur begrenzten Aussagewert, weil es erstens keine echten tierexperimentellen Modelle der psychiatrischen Krankheiten gibt, und weil zweitens im Tierversuch lediglich aus Verhaltensänderungen auf die psychische Wirksamkeit eines Pharmakons geschlossen werden kann. Bei klinisch-pharmakologischen Untersuchungen beim Patienten entfallen diese beiden, den Aussagewert von Tierversuchen erheblich begrenzenden Einwände. Doch hier gibt es andere Grenzen. Für die klinisch-pharmakologische Forschung gibt es keine Möglichkeit, z.B. biochemische Abläufe nach der Applikation von Psychopharmaka am Hirngewebe zu untersuchen. Hier muß wieder auf den Tierversuch zurückgegriffen werden; denn es ist ohne Frage notwendig, Aufschluß über die biochemischen und physiologischen Abläufe und Veränderungen im Gehirn zu bekommen, die durch Psychopharmaka bewirkt werden. So zeigen diese Beispiele, daß die enge Zusammenarbeit zwischen tierexperimentell und klinisch tätigen Pharmakologen eine unabdingbare Voraussetzung für die weitere psychopharmakologische Entwicklung ist.

I. ANTIDEPRESSIVA UND LITHIUM-SALZE

I.a Antidepressiva
Tri- und Tetracyclische Antidepressiva

a) Tricyclische Antidepressiva

1. Amitriptylin	(Laroxyl, Saroten, Tryptizol, Kombinationspräparat mit Chlordiazepoxid: Limbatril)
2. Clomipramin	(Anafranil)
3. Desimipramin	(Pertofran)
4. Dibenzepin	(Noveril)
5. Dimetacrin	(Istonil)
6. Doxepin	(Aponal, Sinquan)
7. Imipramin	(Tofranil)
8. Lofepramin	(Gamonil)
9. Melitracen	(Trausabun)
10. Nortriptylin	(Acetexa, Nortrilen, Kombinationspräparat mit Flupenthixol: Benpon)
11. Noxiptilin	(Agedal)
12. Protriptylin	(Maximed)
13. Trimipramin	(Stangyl)

b) Tetracyclische Antidepressiva

14. Maprotilin	(Ludiomil)
15. Mianserin	(Tolvin)

Nicht klassifizierte Antidepressiva

16. Nomifensin	(Alival)

Monaminoxydasehemmer

17. Tranylcypromin	(Parnate, Kombinationspräparat mit Trifluoperazin: Jatrosom)

I.b Lithium-Salze

1. Lithium-Acetat	(Quilonum)
2. Lithium-Aspartat	(Lithium-Aspartat)
3. Lithium-Carbonat	(Hypnorex, Quilonum retard)
4. Lithium-Orotat	(Lithium-Orotat)
5. Lithium-Sulfat	(Lithium-Duriles)

Allgemeiner Teil

Definition und historische Entwicklung

Die Entwicklung antidepressiver Substanzen begann mit der Beschreibung der therapeutischen Wirksamkeit des Imipramin bei depressiven Patienten. Der Schweizer Psychiater KUHN hatte sich seit der Entdeckung des Chlorpromazins im Jahre 1952 mehrfach mit der klinischen Erprobung von potentiellen Psychopharmaka befaßt, weil er schon 1950 bei schwach hypnotisch wirkenden Antihistaminica eine therapeutische Wirksamkeit bei psychotischen Patienten zu erkennen geglaubt hatte [44]. Im Rahmen dieser Untersuchungen behandelte er Patienten mit unterschiedlichen psychiatrischen Krankheitsbildern mit Imipramin und beschrieb das Wirkungsspektrum der Substanz als „schwaches Chlorpromazin". 1956 engte er seine Untersuchungen auf Patienten mit endogenen Depressionen ein. Die Ergebnisse dieser Untersuchungen veranlaßten ihn dann 1957 zu der Feststellung, Imipramin helle Verstimmungen auf und beseitige depressive Gehemmtheit. In der Folgezeit setzte sich für die Beschreibung von Substanzen mit einem Imipramin-ähnlichen klinischen Wirkungsbild der Begriff *Thymolepticum* durch. Allerdings wurde dieser Begriff nicht einheitlich angewandt und wird im deutschsprachigen Schrifttum immer seltener benutzt. Heute findet man den Begriff noch am ehesten als Adjektiv (thymoleptisch), wenn das besondere klinische Wirkungsbild eines Antidepressivums als „Imipramin-ähnlich" charakterisiert werden soll. Aus der pharmakologischen Literatur ist der Begriff praktisch völlig verschwunden.

Der amerikanische Psychiater KLINE beschrieb 1957, daß sich auch der Monoaminoxydasehemmer (MAOH) Iproniazid (Marsilid), der bei der Entwicklung neuer Tuberkulostatica entdeckt wurde, zur Depressionsbehandlung eigne [51]. Iproniazid ist ein Hydrazin-Derivat und ist strukturchemisch nicht mit Imipramin verwandt. So waren 1957 ungefähr gleichzeitig zwei Wirkungsprinzipien für eine „antidepressive Therapie" bekannt geworden. Die Entwicklung verlief in den folgenden Jahren dann aber so, daß – zumindest in Mitteleuropa – die tricyclischen Antidepressiva vom Typ des Imipramin im Vergleich zu den MAOH ganz in den Vordergrund traten. Zwar wurden nach Einführung des Iproniazid in die psychiatrische Therapie anfangs noch mehrere Hydrazin-Derivate als antidepressiv wirksame MAOH entwickelt (Nialamid, Isocarboxazid und Phenelzin); wegen toxischer Erscheinungen und stärkerer Nebenwirkungen mußten diese Substanzen aber in der BRD wieder aus dem Handel gezogen werden. Nur das Tranylcypromin, ein MAOH, der im Unterschied zu den erwähnten MAOH die Hydrazin-Struktur nicht enthält, hat als Antidepressivum praktische Bedeutung erlangt und behalten.

Durch die Kennzeichnung des klinisch therapeutischen Wirkungsbildes der MAOH mit dem Begriff *Thymereticum* sollte verdeutlicht werden, daß die antidepressive Wirkung der MAOH mit einem stark antriebssteigernden Effekt verknüpft ist. Dadurch rückten die MAOH hinsichtlich ihres klinischen Wirkungsbildes zugleich in die Nachbarschaft der Psychostimulantien (s.d.). Die begriffliche Abtrennung der MAOH von den übrigen Antidepressiva hat sich jedoch nicht durchgesetzt; man findet den Begriff Thymeretica als Gruppenbezeichnung heute nicht mehr. Gelegentlich wird von einer thymeretischen Wirkung eines Antidepressivums gesprochen, wenn die Wirkung auf den vitalen Antrieb charakterisiert werden soll.

Die Suche nach neuen Antidepressiva führte in allerletzter Zeit zur Entwicklung der „*tetracyclischen Antidepressiva*" (Maprotilin, Mianserin) und des Nomifensins, die sowohl hinsichtlich der Strukturchemie [85] als auch der pharmakologischen Eigenschaften einen neuen Ansatz in der Antidepressiva-Forschung darstellen.

Es handelt sich bei der Wirkung der Antidepressiva um eine *spezifische* antidepressive Wirkung, die zumindest teilweise biochemisch (s.d.) erklärt werden kann. Andererseits können vorübergehende Besserungen bei depressiven Zuständen immer wieder einmal durch Verordnung von Tranquilizern oder Psychostimulantien (s.d.) beobachtet werden. Es handelt sich dann um eine *unspezifische* antidepressive Wirkung.

Neben der Akut-Behandlung einer Depression durch die eben erwähnten Antidepressiva gibt es seit einigen Jahren auch die Möglichkeit einer Depressions*prophylaxe* durch *Lithium* [71]. Die Lithium-Therapie geht auf erste Behandlungsversuche bei der Manie durch den Australier CADE im Jahre 1949 zurück. Aber erst der dänische Psychiater SCHOU konnte in den letzten 10 Jahren in systematischen Untersuchungen – die jetzt weltweit bestätigt sind – nachweisen, daß Lithium eine gesicherte prophylaktische Wirkung bei phasisch verlaufenden endogenen Depressionen hat.

Einteilung

Bei der medikamentösen *Behandlung* von depressiven Patienten werden drei verschiedene Substanzklassen angewandt, die man zusammengefaßt als *Antidepressiva* bezeichnen kann:

1. Tricyclische und tetracyclische Antidepressiva
2. Nicht klassifizierte Antidepressiva
3. Monoaminoxydasehemmer

Zur *Prophylaxe* phasisch verlaufender manischer und/oder depressiver Phasen im Rahmen einer endogenen Depression oder einer schizoaffektiven Psychose werden *Lithium-Salze* angewandt.

Tricyclische und tetracyclische Antidepressiva sind strukturchemisch eng miteinander verwandt. Bei den erst in jüngster Zeit entwickelten tetracyclischen Antidepressiva (s.u.) entspricht die Anordnung von 3 Ringen der von tricyclischen Antidepressiva her bekannten Anordnung. So ist es durchaus berechtigt, diese beiden Substanzgruppen in einer Gruppe zusammenzufassen, wie es hier geschieht; andererseits wäre es natürlich auch ohne weiteres vertretbar, tricyclische und tetracyclische Antidepressiva einander als zwei getrennte Gruppen gegenüberzustellen, so daß man dann von vier Gruppen der Antidepressiva sprechen müßte.

Die Pharmaka der Gruppe der *tricyclischen und tetracyclischen Antidepressiva* leiten sich vom Imipramin ab. Ihnen gemeinsam ist in der chemischen Struktur eine charakteristische Anordnung von 3 Ringen, die als „Tricyclus" bezeichnet wird (s. Abb. 1). Die Substanzen unterscheiden sich untereinander durch Veränderungen am Zentralring und/oder an der Seitenkette. Strukturchemisch lassen sich alle bisher bekannten tricyclischen Antidepressiva, ebenso wie alle bisher bekannten tricyclischen Neuroleptica (s.d.) entweder als Diphenylamin- oder als Diphenylmethan-Derivate auffassen (s. Abb. 1). So entspricht das Iminodibenzyl-Derivat Imipramin als Diphenylamin-Abkömmling chemisch in dieser Hinsicht den Phenothiazin-Derivaten. Amitriptylin ist als Diphenylmethan-Derivat als Analogon der Thioxanthengruppe anzusehen (s. Abb. 12).

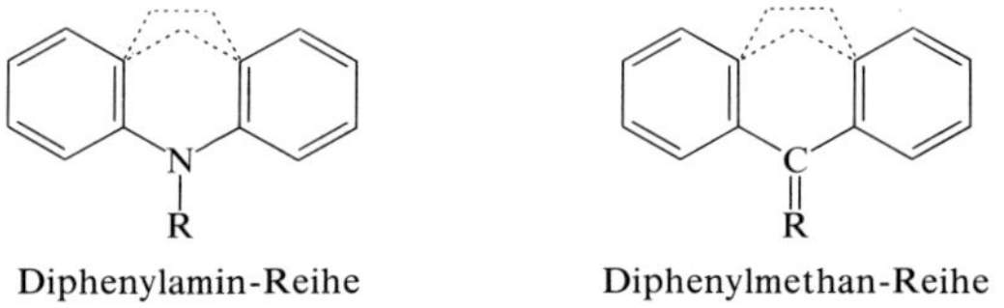

Abb. 1. Beziehungen zwischen der Diphenylamin-Reihe und der Diphenylmethan-Reihe

Folgende *tricyclischen Antidepressiva* befinden sich z.Z. im Handel (die Derivate von Amitriptylin und Imipramin werden in dieser Zusammenstellung besonders hervorgehoben):

Amitriptylin	(Laroxyl, Saroten, Tryptizol, Kombinationspräparat mit Chlordiazepoxid: Limbatril)
Nortriptylin	(Acetexa, Nortrilen, Kombinationspräparat mit Flupenthixol: Benpon)
Dibenzepin	(Noveril)
Dimetacrin	(Istonil)
Doxepin	(Aponal, Sinquan)
Imipramin	(Tofranil)
Clomipramin	(Anafranil)
Desimipramin	(Pertofran)
Lofepramin	(Gamonil)
Trimipramin	(Stangyl)
Melitracen	(Trausabun)
Noxiptilin	(Agedal)
Protriptylin	(Maximed)

Als *tetracyclische Antidepressiva* sind

Maprotilin	(Ludiomil) und
Mianserin	(Tolvin)

und als *nicht klassifiziertes Antidepressivum* ist

Nomifensin	(Alival)

im Handel erhältlich.

Die strukturchemischen Unterschiede zwischen den einzelnen Substanzen sind häufig nur gering. Es zeigte sich aber, daß bereits kleine Änderungen der chemischen Struktur an sich eng verwandter Verbindungen zu eindrucksvollen qualitativen Änderungen des pharmakologischen und klinischen Wirkungsbildes führen können. Diese Zusammenhänge sollen an einem Beispiel erläutert werden:
Amitriptylin und Imipramin enthalten an der Seitenkette je zwei Methylgruppen. Von beiden Substanzen gibt es *Desmethylverbindungen,* die Monomethyl-Derivate Nortriptylin und Desimipramin (s. Abb. 2). Diese beiden desmethylierten Verbindungen unterscheiden sich von den Ausgangssubstanzen jeweils durch eine deutlich stärker ausgeprägte antriebssteigernde Wirkung. Auch in biochemischer Hinsicht unterscheiden sich die desmethylierten Verbindungen von ihren Muttersubstanzen. So hat z.B. Desimipramin eine stärkere Noradrenalin-potenzierende Wirkung als Imipramin (s.S. 23).

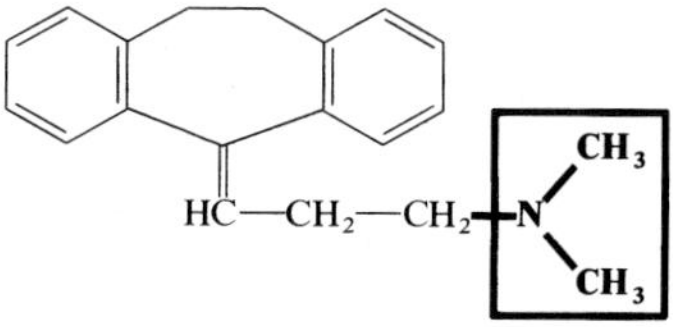

Amitriptylin

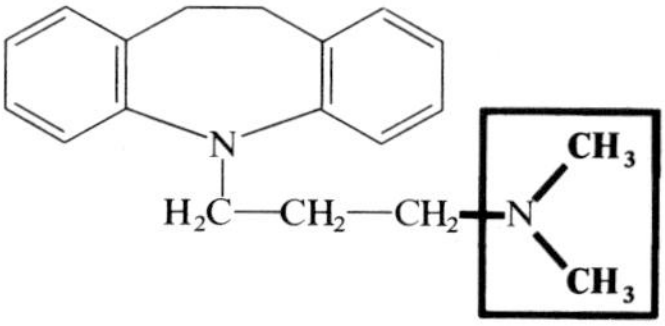

Imipramin

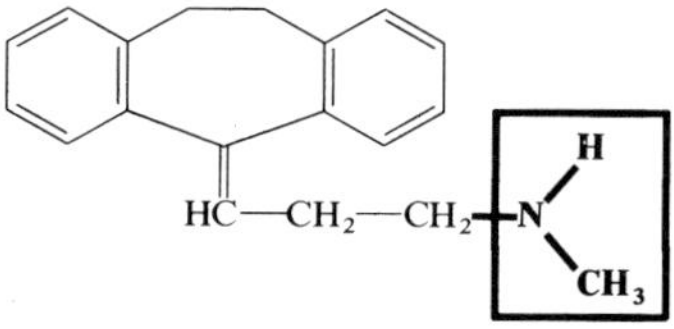

Nortriptylin

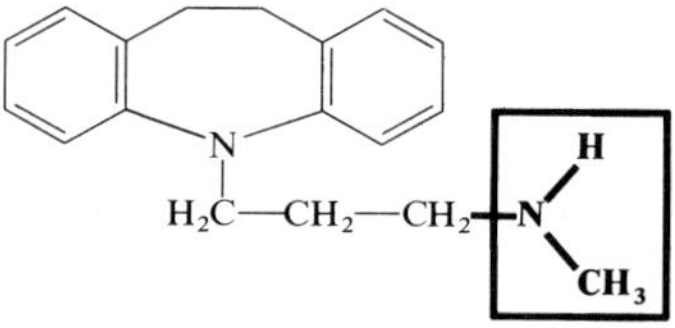

Desimipramin

Abb. 2. Gegenüberstellung der desmethylierten Verbindungen von Amitriptylin und Imipramin

Für die Anwendung in der psychiatrischen Therapie ist es am zweckmäßigsten, die Antidepressiva – unabhängig von der Zugehörigkeit der einzelnen Substanzen zu bestimmten strukturchemischen und pharmakologischen Gruppierungen – nach ihrem klinischen oder therapeutischen Wirkungsspektrum zu klassifizieren. Eine solche Gliederung der Antidepressiva in drei *Grundtypen* wurde von Kielholz vorgeschlagen [37] (s. S. 26) (s. auch Abb. 7):

1. Amitriptylin-Typ: Depressionslösende und dämpfende Wirkung
2. Imipramin-Typ: Depressionslösende und psychomotorisch leicht aktivierende Wirkung
3. Desimipramin-Typ: Depressionslösende und psychomotorisch stark aktivierende Wirkung

Weitere Untersuchungen über die Beziehungen zwischen chemischer Struktur und Wirkung tricyclischer Psychopharmaka führten zu der Hypothese, daß es in erster Linie der räumliche Aufbau des Moleküls ist, der darüber entscheidet, ob ein Psychopharmakon als Neurolepticum oder als Antidepressivum wirkt [10]. So wird z.B. angenommen, daß unter den sterischen Parametern dem Biegungswinkel α (dem Schnittwinkel zwischen den beiden seitlichen Ringen des Tricyclus-Grundskelets) besondere Bedeutung zukommt. Ist dieser Winkel sehr flach, d.h., sind die Ringe des Tricyclus annähernd plan angeordnet, so wirkt die Substanz neuroleptisch. Liegen die beiden Ausgangsringe des Tricyclus hingegen mehr oder minder stark verwinkelt gegeneinander, so wirkt die Substanz antidepressiv. Diese Theorie über die Zusammenhänge zwischen chemischer Konstitution und klinischer Wirkung bildete in den letzten Jahren die Basis für die Entwicklung neuer Antidepressiva. Die systematische Suche bei chemischen Verbindungen mit den für Antidepressiva typischen chemischen Strukturmerkmalen führte nun auch schon zur Entwicklung eines neuen Antidepressivums, dem tetracyclischen Antidepressivum Maprotilin. Der 4. Ring im Molekül bewirkt, daß die übrigen 3 Ringe so verwinkelt zueinander liegen, daß dadurch die antidepressive Wirksamkeit determiniert wird. In den Wirkungen auf den Catecholaminstoffwechsel ähnelt das Maprotilin dem Imipramin. Im pharmakologischen „screening" (s.u.) unterscheidet es sich allerdings von den tricyclischen Antidepressiva durch seine sedativ- und aggressivitätshemmenden Eigenschaften.

Die *Monoaminoxydasehemmer* werden in der BRD nur noch durch Tranylcypromin (im Kombinationspräparat Jatrosom zusammen mit Trifluoperazin) vertreten. Das klinisch-therapeutische Wirkungsbild entspricht in bezug auf die Depressionslösung dem Desmethylimipramin-Typ; allerdings ist die psychomotorisch aktivierende Wirkung bei den MAOH stärker als beim Desmethylimipramin ausgeprägt.
Die Möglichkeit der Behandlung depressiver Patienten ist in den letzten Jahren durch die *Lithium-Salze* erweitert worden [71]. Lithium-Salze sind prophylaktisch wirksam bei rezidivierenden manischen und/oder depressiven Phasen im Rahmen einer endogenen Depression und bei schizoaffektiven Psychosen. Außerdem kann bei akuten manischen Zuständen die neuroleptische Therapie durch Lithium-Gabe unterstützt werden (s.d.). Folgende Lithium-Salze stehen zur Verfügung:

Lithium-Acetat	(Quilonum)
Lithium-Aspartat	(Lithium-Aspartat)
Lithium-Carbonat	(Hypnorex, Quilonum retard)
Lithium-Orotat	(Lithium-Orotat)
Lithium-Sulfat	(Lithium-Duriles)

Die Übersicht über die Antidepressiva muß noch durch Neuroleptica und Tranquilizer mit antidepressiver Wirkung ergänzt werden. Es gibt folgende *Neuroleptica*, die auch eine *antidepressive Wirkung* haben sollen:

Laevomepromazin	(Neurocil)
Chlorprotixen	(Taractan, Truxal)
Thioridazin	(Melleril)

Bei der Anwendung dieser Pharmaka tritt die antidepressive Wirksamkeit bei niedrigen Dosen stärker hervor.

Zwei *Tranquilizer mit antidepressiver Wirkung* sind bekannt:

Benzoctamin	(Tacitin)
Opipramol	(Insidon)

Auf die depressionslösenden Eigenschaften dieser Pharmaka wird in den betreffenden Kapiteln hingewiesen.

Pharmakologie

Im Einleitungskapitel dieses Grundrisses wurde auf die prinzipiellen Schwierigkeiten hingewiesen, aus Verhaltensänderungen bei Tieren Rückschlüsse auf die psychische Wirksamkeit eines Pharmakons ziehen zu müssen. Es hat sich aber nun aufgrund langjähriger Erfahrung gezeigt, daß folgende pharmakologische Wirkungen als charakteristisch für ein Antidepressivum angesehen werden können [78]:

1. Im Tierversuch ist nach Verabfolgung von tricyclischen Antidepressiva – wie nach Neuroleptica – eine *Hemmung der Spontanaktivität* zu beobachten. Im Unterschied zu den Neuroleptica geht die Hemmung der Spontanaktivität bei den tricyclischen Antidepressiva jedoch nicht mit einer Senkung, sondern mit einer *Steigerung der Erregbarkeit* einher. Eine längerfristige Beobachtung der anfangs in ihrer Spontanaktivität gehemmten Versuchstiere zeigt außerdem, daß der initialen Senkung der Spontanaktivität ein *aktivitätssteigernder Effekt* zeitlich nachfolgt.

2. Tricyclische Antidepressiva heben im Tierversuch verschiedene Reserpin-Wirkungen auf *(Reserpin-Antagonismus)*. So werden typische Reserpin-Wirkungen wie Katalepsie, Hypotonie, Ptosis, Potenzierung der Äthanol- und Barbituratwirkung abgeschwächt oder aufgehoben. An die Stelle der Untersuchung des Reserpin-Antagonismus ist in vielen Versuchsanordnungen die Prüfung des *Tetrabenazin-Antagonismus* getreten. Das ist deswegen geschehen, weil die Entspeicherung biogener Amine im Zentralnervensystem durch Tetrabenazin wesentlich schneller als durch Reserpin eintritt. Tetrabenazin- und Reserpin-Experimente haben daher einen ähnlichen Aussagewert. Die Versuchsanordnungen mit Tetrabenazin sind aber zeitlich besser überschaubar und können somit schneller abgewickelt werden.

3. Tricyclische Antidepressiva bewirken eine *Potenzierung von verschiedenen Catecholaminwirkungen* (Verstärkung der Noradrenalin-beding-

ten Blutdrucksteigerung, Nickhautkontraktion). Anfangs wurden diese Effekte als Folge einer Sensibilisierung adrenergischer Synapsen gedeutet. Jetzt wird angenommen, daß diese Wirkung durch die Konzentrationszunahme von Noradrenalin am Receptor durch Hemmung des Rücktransportes der Catecholamine durch die tricyclischen Antidepressiva zustande kommt (s. S. 22).

4. Lange Zeit hindurch galt es als erwiesen, daß das entscheidende pharmakologische Kriterium für die Eignung eines Pharmakons als therapeutisch wirksames Antidepressivum dessen *zentral-anticholinergische Wirksamkeit* sei. Es wurden sogar einige Zusammenhänge zwischen der Intensität der anticholinergischen Wirksamkeit und der Ausprägung der klinisch-therapeutischen Wirkungsintensität postuliert. Durch systematische Vergleichsuntersuchungen verschiedener Antidepressiva konnte diese Annahme jedoch nicht bestätigt werden. Es wird allerdings auch heute noch anerkannt, daß im allgemeinen eine mehr oder minder ausgeprägte anticholinergische Wirksamkeit *eine* Komponente des für Antidepressiva typischen Wirkungsspektrums ist. Im Tierversuch kann dieser anticholinergische Effekt durch Versuchsanordnungen mit Tremorin erfaßt werden. Anticholinergica wirken antagonistisch auf den durch Tremorin ausgelösten Tremor. (Nach Tremorin kommt es zu einem Anstieg der Acetylcholin-Konzentration im Gehirn.)

5. Auch neurophysiologische Untersuchungen können zur Charakterisierung eines potentiellen Antidepressivums beitragen. Wichtig sind die Veränderungen der cerebralen Spannungsproduktion, die mit Änderung des Spontanverhaltens der Versuchstiere nach Applikation tricyclischer Antidepressiva einhergehen.

Allgemein muß beim screening von Antidepressiva die *zeitliche Abfolge* des Auftretens von pharmakologischen Wirkungsqualitäten beachtet werden. Es ist möglich, daß durchaus gegensinnige Effekte aufeinanderfolgen *(„Phasen-Regel“)*. Weiterhin ist bei der Beobachtung der einzelnen Wirkungsqualitäten eines neuen Antidepressivums die *Dosisabhängigkeit* zu berücksichtigen. Nach niedrigen Dosen eines Antidepressivums kann ein bestimmter Effekt auftreten, der sich nach höheren Dosen in sein Gegenteil verkehrt *(„Dosis-Regel“)*.

Das *tetracyclische Antidepressivum* Maprotilin ähnelt in den pharmakologischen Eigenschaften den tricyclischen Antidepressiva. Es unterscheidet sich aber von diesen durch seine sedativ- und aggressivitätshemmenden Eigenschaften. Hierdurch läßt sich Maprotilin aufgrund des pharmakologischen screenings als ein Antidepressivum mit tranquilizierenden

Eigenschaften charakterisieren. Das tetracyclische Antidepressivum Mianserin zeichnet sich im Tierversuch besonders durch vorhandene antiserotonerge Eigenschaften und fehlenden Reserpin-Antagonismus aus [22].

Das neue Antidepressivum *Nomifensin* entwickelt in tierpharmakologischen Untersuchungen einen stärkeren Reserpin- und Tetrabenazin-Antagonismus als Imipramin. Durch Nomifensin wird die Noradrenalin-bedingte Blutdrucksteigerung wie bei den tricyklischen Antidepressiva verstärkt. Im Unterschied zu diesen wird nach Gabe höherer Dosen Nomifensin die Spontanaktivität gesteigert. Diese Eigenschaft hat Nomifensin mit den zentral-stimulierenden Substanzen Amphetamin und Apomorphin gemeinsam.

Für die *Monoaminoxydasehemmer* sind im Tierversuch in erster Linie drei pharmakologische Wirkungsqualitäten charakteristisch [62]:

1. Nach Verabreichung von MAOH kommt es durch die Hemmung des Metabolismus der Monamine zu einer starken Konzentrationserhöhung dieser Transmitter-Substanzen im Gehirn (s. S. 22).
2. Es kommt, ebenso wie bei tricyclischen Antidepressiva, nach MAOH zu einem Reserpin-Antagonismus.
3. Die Wirkung von zugeführten exogenen Aminen und deren Vorstufen werden durch MAOH intensiviert. So werden z.B. die durch Tyramin im Tierversuch auslösbaren Krämpfe deutlich verstärkt. Auch die Wirkungen von Tryptophan, Oxytryptophan, Tryptamin und Oxytryptamin werden verstärkt; zu einer entsprechenden Potenzierung der Effekte von Adrenalin, Noradrenalin und deren Vorstufen kommt es jedoch nicht.

Auf einer Potenzierung des *Tyramineffekts* beruhen nicht nur verschiedene charakteristische pharmakologische Wirkungen, sondern auch mehrere klinisch bedeutsame Nebenwirkungen der MAOH. So kann es nach Genuß von tyraminreicher Nahrung während der Behandlung mit einem MAOH z.B. zu ausgeprägten Kopfschmerzattacken und mitunter gefährlichen Blutdruckkrisen kommen. Normalerweise wird das in den Nahrungsstoffen und Getränken enthaltene Tyramin schnell durch die MAO in der Leber und anderen Geweben abgebaut; nach Applikation von MAOH kann dieser Stoffwechselschritt jedoch nicht im ausreichenden Umfang erfolgen, so daß das nicht abgebaute Tyramin die genannten Nebenwirkungen hervorrufen kann.

Typische Verhaltensmuster nach Gabe von *Lithium-Salzen* sind bis jetzt im Tierversuch nicht bekannt geworden. Dagegen gibt es einige Hypothesen über den Einfluß von Lithium auf die biogenen Amine am Receptor (s. S. 25).

Biochemie

Untersuchungen über die Biochemie antidepressiver Substanzen befassen sich seit mehreren Jahren fast ausschließlich mit den *biogenen Aminen* [54, 55, 70]. Diese einseitige Forschungsausrichtung hat folgende Ursache: Um 1960 beobachteten mehrere Arbeitsgruppen, daß die Behandlung von Hochdruckkranken mit Reserpin bei etwa 15% der Patienten zu einer depressiven Verstimmung führte. Die Erforschung des Wirkungsmechanismus von Reserpin ergab, daß es bei Tieren nach Gabe von Reserpin zu einer Senkung der Konzentration verschiedener biogener Amine im Gehirn kommt. Weiterhin konnte in Tierversuchen festgestellt werden, daß durch die seit 1957 bekannt gewordenen Monoaminoxydasehemmer die Konzentration der biogenen Amine im Zentralnervensystem erhöht wird. Aufgrund dieser Beobachtungen wurde vermutet, daß ein Zusammenhang zwischen Stoffwechselveränderungen der biogenen Amine und der Depression bestehen müßte. Dadurch verloren Überlegungen und Untersuchungen über Zusammenhänge zwischen Störungen des Acetylcholin-Stoffwechsels und der Depression, die durch die Feststellung der anticholinergen Wirksamkeit der tricyclischen Antidepressiva noch belebt worden waren, sehr schnell an Bedeutung und traten schließlich ganz in den Hintergrund.

Im Rahmen der Untersuchungen der Biochemie der biogenen Amine wurde die größte Aufmerksamkeit den Catecholaminen Noradrenalin und Dopamin und dem Indolamin Serotonin gewidmet. Hohe Konzentrationen von Noradrenalin und Serotonin sind in verschiedenen Hirnarealen, besonders im Hypothalamus gefunden worden. Die höchste Dopamin-Konzentration läßt sich in den Basalganglien nachweisen. Da für das Noradrenalin bewiesen worden ist, daß es für das periphere Nervensystem die Funktion einer biochemischen Überträgersubstanz hat, liegt es nahe anzunehmen, daß Noradrenalin auch im Zentralnervensystem die Funktion einer synaptischen Transmitter-Substanz hat. Die gleichen Überlegungen gelten für Dopamin und Serotonin. Wenn auch die meisten experimentellen Befunde über die Rolle dieser Transmitter durch Untersuchungen am peripheren Nervensystem gewonnen worden sind, so sprechen doch zahlreiche experimentelle und klinische Befunde für die Richtigkeit dieser Annahme. Über die Bedeutung weiterer Transmitter im Zentralnervensystem, die für die biologische Psychiatrie Bedeutung haben könnten, gibt es z.Z. noch zu wenig experimentelle Untersuchungen.

Noradrenalin entsteht in den Neuronen aus der Aminosäure Tyrosin über die Zwischenstufen 3,4-Dihydroxyphenylalanin *(Dopa)* und *Dopamin* (s. Abb. 3).

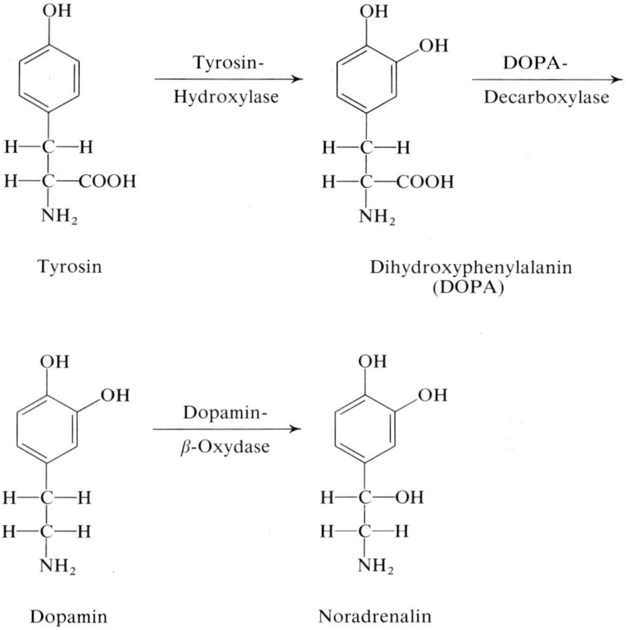

Abb. 3. Biosynthese der Catecholamine

Noradrenalin wird in besonderen intraneuralen Speicherorganellen (Granula) gespeichert. Die Freisetzung des Noradrenalins aus diesen Granula und der Übertritt in den synaptischen Spalt erfolgt entweder durch Nervenreize oder durch sympathicomimetische Pharmaka. Die *biologische Inaktivierung* (s. Abb. 6) geschieht in erster Linie durch aktiven Rücktransport durch die präsynaptische Membran des Neurons („reuptake"). Ein weiterer, quantitativ jedoch unbedeutenderer Inaktivierungsschritt ist der enzymatische Abbau des Noradrenalins durch die Catecholamin-O-Methyl-Transferase zu Normetanephrin. Intracellulär wird Noradrenalin durch die Monoaminoxydase, die sich in den Mitochondrien befindet, zu 3,4-Dihydroxymandelsäure und 3,4-Dihydroxyphenylglycol umgewandelt. Weitere sekundäre Metaboliten sind 4-Hydroxy-3-methoxy-mandelsäure (Vanillinmandelsäure, VMA) und 3-Methoxy-4-hydroxy-phenylglycol (MHPG) (s. Abb. 4). Da MHPG der wichtigste Metabolit des Noradrenalins ist, der auch im Urin nachge-

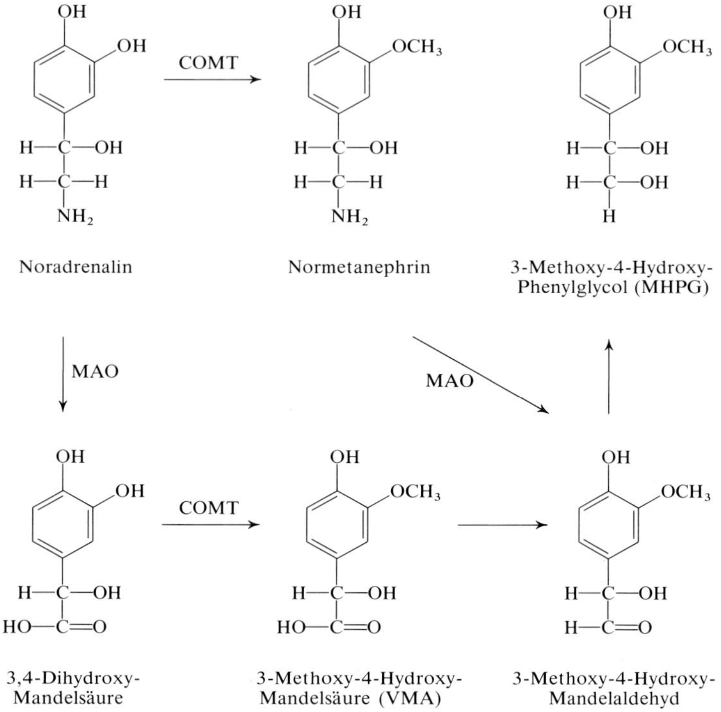

Abb. 4. Abbauwege des Noradrenalins
MAO = Monoaminoxydase; COMT = Catechol-O-Methyltransferase

wiesen werden kann, erlauben Untersuchungen der MHPG-Ausscheidung Aussagen über den Stoffwechselumsatz des Noradrenalins im Gehirn.

Serotonin wird aus der Aminosäure Tryptophan über 5-Hydroxytryptophan gebildet. Serotonin wird ebenso wie Noradrenalin und Dopamin in jeweils gesonderten Granula der Neurone gespeichert. Durch die Monoaminoxydase wird Serotonin zu 5-Hydroxyindolessigsäure (5-HIES) abgebaut (s. Abb. 5).

Die Wirkungen der verschiedenen Psychopharmaka auf diese Transmittersysteme im Zentralnervensystem sind unterschiedlich [61]. Besondere theoretische Bedeutung kommt in diesem Zusammenhang der Wirkung

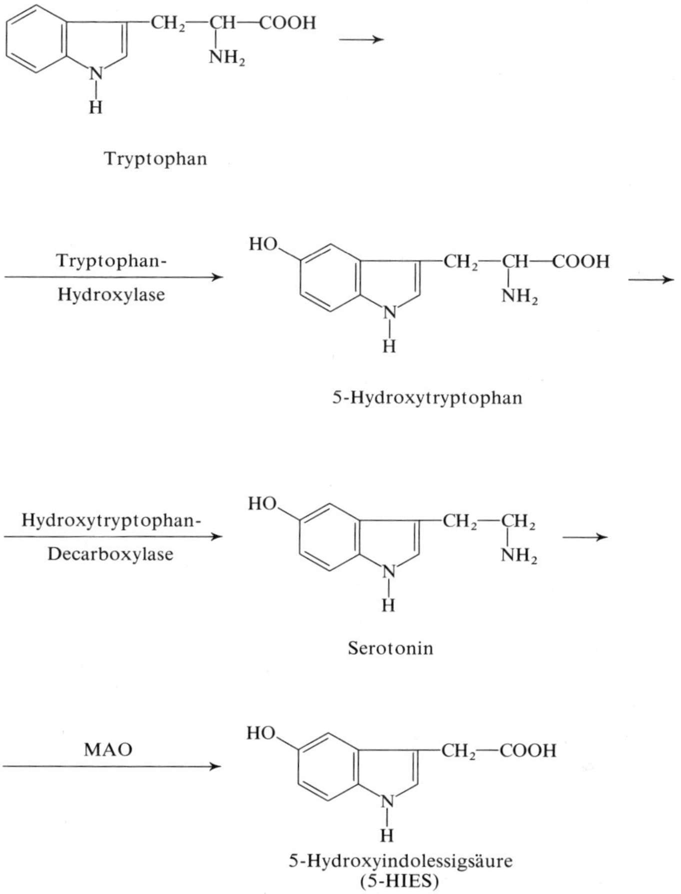

Abb. 5. Biosynthese und Abbau des Serotonins. MAO = Monoaminoxydase

von Reserpin an der Nervenendigung zu, auch wenn dieses Pharmakon in der praktischen psychiatrischen Therapie kaum noch eine Rolle spielt. Da Reserpin einerseits bei Patienten Depressionen hervorrufen kann und andererseits bei Tieren charakteristische Verhaltensänderungen bewirkt, ist vorgeschlagen worden, die Verhaltensänderungen beim Tier als Modell für die Depressionen beim Menschen anzusehen. Reserpin entlädt nun so-

wohl in der Peripherie als auch im Gehirn die neuronalen Speicher für biogene Amine. Nach Gabe von Reserpin ist die Fähigkeit, biogene Amine in den Granula zu speichern, verringert. Nach Reserpin kommt es somit zu einer Erniedrigung der Konzentration von Noradrenalin, Dopamin und Serotonin im Gehirn. Parallel mit dieser Verringerung der biogenen Amine im Gehirn wird im Tierversuch die sog. *„Reserpin-Sedation"* beobachtet, die bei hohen Reserpindosen in eine kataleptische Starre übergehen kann. Diese Reserpin-Sedation ist durch L-DOPA, die Vorstufe des Dopamins, die die Bluthirnschranke durchdringen kann, wieder aufhebbar. Da 5-Hydroxytryptophan, die Vorstufe des Serotonins, die ebenfalls die Bluthirnschranke passieren kann, die Reserpin-Sedation jedoch nicht aufzuheben vermag, ist die Hypothese aufgestellt worden, die Verringerung der Catecholamine im Gehirn sei für die Verhaltensänderungen nach Reserpin verantwortlich. Aus diesen Beobachtungen ist letztlich die sog. *„Catecholamin-Hypothese"* der Depression abgeleitet worden, d.h., daß die Depression beim Menschen ebenfalls auf einen Catecholaminmangel im Gehirn zurückzuführen sei [4, 70].
Im Gegensatz zu Reserpin kommt es nach *Monoaminoxydasehemmern* bei Tieren zu einem Anstieg der Konzentration von Catecholaminen und Serotonin im Gehirn. Während nach Reserpin bei Tieren eine Sedation auftritt, kommt es nach MAOH zu einer Steigerung der motorischen Aktivität. Es ist vermutet worden, daß diese gesteigerte motorische Aktivität bei Tieren der antidepressiven Wirkung der MAOH beim Menschen entspricht. Viele Untersuchungen wurden durchgeführt, um zu klären, welche Amine für die Verhaltensänderungen nach MAOH verantwortlich sind. Eindeutige Befunde liegen jedoch noch nicht vor. Biochemisch wichtig ist die mögliche Aufhebung der Reserpin-Sedation bei Tieren durch MAOH. (Dies geschieht allerdings nur, wenn einem Tier ein MAOH vor Reserpingabe appliziert wird. Werden die MAOH erst nach Eintreten der Reserpin-Sedation gegeben, so kommt es bei den meisten MAOH nicht mehr zu Abschwächung oder Umkehr der Reserpin-Sedation.) In fluorescenz-histochemischen Untersuchungen konnte gezeigt werden, daß durch MAOH vorwiegend die Fluorescenzintensität in den Serotoninneuronen angereichert wird, während die zentralen Catecholaminneurone nur einen gering vermehrten Fluorescenzanstieg zeigen. Diese Befunde wurden mit der Hypothese in Verbindung gebracht, daß die antidepressive Wirkung der MAOH auf der vermehrten Freisetzung von Serotonin beruhen könnte.
Aus Tierversuchen und in vitro-Studien geht nun hervor, daß *tricyclische Antidepressiva* den aktiven neuronalen *Rücktransport von Noradrenalin* hemmen, so daß es zu einer Vermehrung des Noradrenalinangebotes am Receptor kommt [70] (s. Abb. 6). Dieser Befund wurde zuerst mit

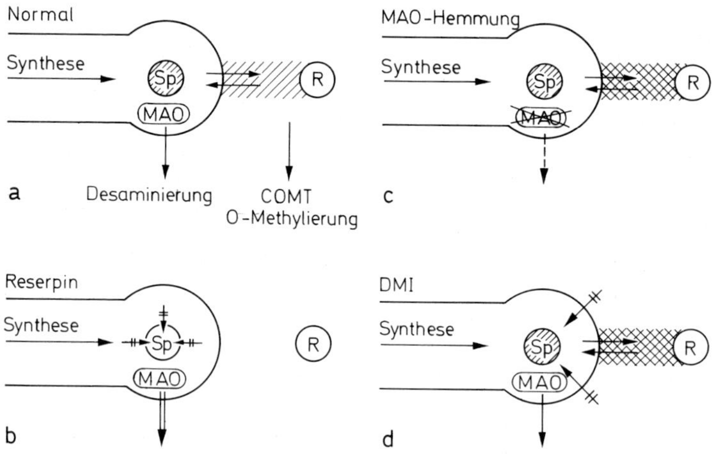

Abb. 6. Schematische Darstellung einer *noradrenergen* Nervenendigung Sp = Aminspeicher; R = Receptor; MAO = Monoaminoxydase; COMT = Catechol-O-Methyltransferase; DMI = Desmethylimipramin

a) Die biogenen Amine, in diesem Fall Noradrenalin, werden in den Granula (Aminspeicher = Sp) gespeichert. Durch einen physiologischen Reiz wird Noradrenalin aus den Speichern freigesetzt und gelangt an den Receptor (R). Die biologische Inaktivierung erfolgt in der Nervenzelle durch Desaminierung durch die Monoaminoxydase (MAO), die sich vor allem in den Mitochondrien befindet. Außerhalb der Nervenzelle ist die Catechol-O-Methyltransferase (COMT) für den Abbau durch O-Methylierung verantwortlich. Der Hauptabbauweg des Noradrenalins ist der aktive Rücktransport („reuptake") in die Nervenzelle, wo ein Teil wieder in den Granula gespeichert wird und für einen erneuten physiologischen Reiz zur Verfügung steht. Der Rest wird durch die Monoaminoxydase abgebaut.

b) Durch *Reserpin* wird Noradrenalin aus den Speichern freigesetzt; neu synthetisiertes oder aktiv rücktransportiertes Amin kann nicht mehr gespeichert werden. Das Amin wird durch die Monoaminoxydase abgebaut. Am Receptor steht vermindert Noradrenalin zur Verfügung.

c) Durch *Monoaminoxydasehemmer* erfolgt in der Nervenzelle kein Aminabbau. Am Receptor steht *vermehrt* Noradrenalin zur Verfügung.

d) Tricyclische Antidepressiva vom Typ des Imipramin hemmen den aktiven Rücktransport des Amins in die Nervenzelle. Dadurch steht am Receptor *vermehrt* Amin zur Verfügung. *Desmethylimipramin* (DMI) hemmt vor allem den Noradrenalin-Rücktransport

dem Imipramin erhoben, das nicht nur für klinische, sondern unverändert auch für biochemische und pharmakologische Befunde die Bezugs-Substanz innerhalb der Gruppe der tricyclischen Antidepressiva ist. Daher sind auch die meisten biochemischen Untersuchungen, die sich mit tricyclischen Antidepressiva befassen, mit Imipramin durchgeführt worden. Bei diesen Untersuchungen stellte sich heraus, daß der neuronale Rücktransport von Dopamin durch Imipramin nicht gehemmt zu werden scheint. Innerhalb der tricyclischen Antidepressiva gibt es Unterschiede in bezug auf die Stärke der Hemmung des Rücktransportes von Noradrenalin im Gehirn: Zum Beispiel verursachen Desmethylimipramin und Protriptylin eine stärkere Hemmung als Imipramin oder Nortriptylin; Amitriptylin dagegen scheint den Rücktransport von Noradrenalin nicht zu hemmen. Diese Befunde stehen in gutem Einklang mit der klinischen Beobachtung, daß Amitriptylin eine stark sedierende Wirkung hat, dagegen Desmethylimipramin und Protriptylin keine sedierende, sondern eine vorwiegend antriebssteigernde Komponente haben. Imipramin und Nortriptylin stehen in ihrer Wirkung zwischen diesen beiden Substanzgruppen.
Nach einmaliger Gabe von Imipramin verändert sich der Noradrenalingehalt im Gehirn nicht, während nach chronischer Gabe von Imipramin die Noradrenalinkonzentration absinkt. Diese Befunde sprechen dafür, daß es nach chronischer Gabe von Imipramin zu einer Steigerung des Noradrenalin-Umsatzes („turnover“) im Gehirn kommt. Da diese turnover-Steigerung von Noradrenalin auch im Tierversuch erst nach etwa 10tägiger Imipramin-Applikation nachzuweisen ist, ist dieser Befund vielleicht die Erklärung für den späten Eintritt der therapeutischen Wirkung des Imipramin nach einer im allgemeinen 1–2wöchigen Latenzzeit.
Die Interaktion zwischen Imipramin und Noradrenalin wird durch verschiedene pharmakologische Befunde belegt:

1. Potenzierung der peripheren Wirkung von exogen zugefügten Catecholaminen
2. Potenzierung der prä- und postgangliären sympathischen nervalen Stimulation
3. Potenzierung der zentralen Wirkung von Amphetamin und verwandten Psychostimulantien
4. Umkehr der Reserpin-Sedation

Zur Aufhebung der Reserpin-Sedation muß Imipramin *vor* Reserpin injiziert werden; wird Reserpin zuerst appliziert, wird die Sedation nicht aufgehoben. Die Aufhebung der Reserpin-Sedation durch Imipramin ist um so wirkungsvoller, je schneller die Freisetzung der Catecholamine erfolgt. Am schnellsten wird diese Freisetzung durch die Reserpin-ähnliche Substanz Tetrabenazin erreicht. Die schnelle Freisetzung der Catecholamine zur Aufhebung der Reserpin-Sedation ist notwendig, damit es nicht zu einer zu frühzeitigen Desaminierung der Amine kommt. Wird Imipramin nach Reserpin gegeben, so ist die Phase der raschen Freisetzung von Catecholaminen bereits vorüber, und es sind die desaminierten Metaboliten der Catecholamine entstanden. Ähnlich wie bei den Monoaminoxydasehemmern wurde auch beim Imipramin und den anderen tricyclischen Antidepressiva die Aufhebung der Reserpin-Sedation mit der antidepressiven therapeutischen Wirkung beim Menschen in Verbindung gebracht.

Früher wurde vermutet, *Desmethylimipramin* sei der pharmakologisch aktive Metabolit des Imipramin und die Imipramin-Wirkung käme dadurch zustande, daß im Organismus durch Demethylierung Desmethylimipramin entstehe. Es zeigte sich jedoch, daß Desmethylimipramin nicht stärker antidepressiv wirkt und auch nicht den schnelleren Wirkungseintritt im Vergleich zu Imipramin besitzt.

Der neuronale Rücktransport von *Serotonin* im Gehirn wird von den einzelnen tricyclischen Antidepressiva unterschiedlich stark gehemmt. Es gibt Untersuchungen, aus deren Befunden hervorgeht, daß nur Imipramin, nicht jedoch Desmethylimipramin, einen Einfluß auf die Hemmung des Serotonin-Rücktransportes haben soll. Die stärkste Hemmung auf den aktiven Rücktransport des Serotonins hat Clomipramin.

Das *tetracyclische Antidepressivum* Maprotilin hemmt den Rücktransport von Noradrenalin in die Nervenzelle; der Serotoninstoffwechsel scheint durch die Substanz *nicht* beeinflußt zu werden [18, 53].

Nomifensin hemmt den Noradrenalin-Rücktransport ähnlich wie Nortriptylin und Protriptylin; die Hemmung des Serotonin-Rücktransportes ist nur sehr schwach ausgeprägt. Im Unterschied zu den bisher bekannten tricyclischen Antidepressiva scheint Nomifensin eine Dopamin-agonistische Wirkung zu haben.

Gesicherte biochemische Befunde, die den Wirkungsmechanismus des *Lithium* erklären könnten, liegen bisher nicht vor. Sowohl für die Erklärung der prophylaktischen Wirkung als auch für den therapeutischen Effekt bei Manien gibt es bisher lediglich Hypothesen. Lithium ist chemisch mit Natrium und Kalium verwandt, die für die Aufrechterhaltung der Funktion der Nervenzellmembran notwendig sind. Daher liegt die Vermutung nahe, die Wirkung von Lithium beruhe auf einer ebenfalls regulierenden Funktion in diesen Nervenzellmembranen. Diese Annahme wird noch durch den Befund gestützt, daß bei mono- und bipolaren Depressionen Störungen des Elektrolythaushaltes bestehen. Neuere Untersuchungen zeigen nun außerdem, daß Lithium den Noradrenalin-

und Serotoninstoffwechsel im Gehirn beeinflußt [42]. *Hohe Dosen* von Lithium sollen die Freisetzung von Noradrenalin im Neuron hemmen. Es konnte nachgewiesen werden, daß beim Tier und beim Menschen die Metaboliten des im Neuron gespeicherten Noradrenalins (VMA, s. Abb. 4) vermehrt im Urin ausgeschieden werden. Dieser Befund könnte die therapeutische Wirkung bei der Manie erklären. Bei der Manie wird – ausgehend von der Catecholamin-Hypothese der Depression – eine zu hohe Konzentration von Catecholaminen am Receptor vermutet. *Chronische Gabe* von Lithium soll die Verfügbarkeit von Noradrenalin am Receptor erhöhen, wodurch die prophylaktische Lithium-Wirkung erklärt werden könnte.

Klinik

Einige allgemeine Gesichtspunkte sollen der Darstellung der medikamentösen Behandlung depressiver Patienten vorangestellt werden.
In der psychiatrischen Pharmakotherapie hat sich das Vorgehen bewährt, den üblichen Bezugsrahmen der klassischen Psychiatrie, die nosologische Klassifikation, zugunsten des voraussetzungsfreieren Bezugsrahmens der *Zielsymptome* zu verlassen. Als Zielsymptome („target symptoms") wurden von FREYHAN die durch ein bestimmtes Psychopharmakon beeinflußbaren psychopathologischen Symptome bezeichnet [23]. Mit geeigneten klinischen Untersuchungsinstrumenten gelingt es, für jedes Psychopharmakon die Gesamtheit der Zielsymptome, das sogenannte Wirkungsspektrum, genauer zu beschreiben. Dabei zeigt sich, daß die *Wirkung* der modernen Psychopharmaka vorwiegend *symptom- bzw. syndromgerichtet* ist. Aus diesem Grunde ergeben sich die wesentlichen Richtlinien für die differentiellen Indikationen der verschiedenen Psychopharmaka aus symptomatologischen Gesichtspunkten. Der Festlegung differentieller Indikationen der verschiedenen Psychopharmaka müssen im Einzelfall verschiedene Entscheidungsschritte zugrunde liegen, die sowohl die Zielsymptome als auch die *nosologische Zugehörigkeit* des zu behandelnden Syndroms berücksichtigen. Entsprechend diesem Gesichtspunkt wurde von KIELHOLZ empfohlen, bei der Pharmakotherapie der Depression in erster Linie von *drei Zielsymptomen* auszugehen [37], von der ängstlich-psychomotorischen Erregtheit, der vital-depressiven Verstimmung und der psychomotorischen Gehemmtheit. Unter Berücksichtigung dieser Zielsymptome können drei klinisch-therapeutische Wirkungstypen innerhalb der Gruppe der Antidepressiva unterschieden werden: Der „*Amitriptylin-Typ*" mit einer depressionslösenden und dämpfenden Wirkung, der „*Imipramin-Typ*" mit einer depressionslösenden und psychomotorisch leicht aktivierenden

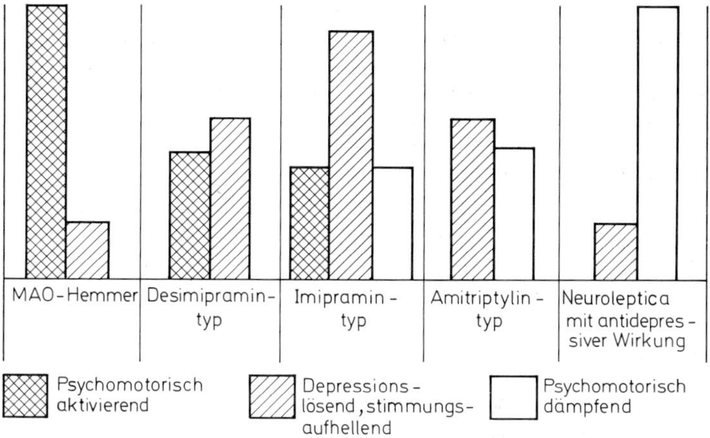

Abb. 7. Drei-Komponenten-Schema (nach KIELHOLZ)

Wirkung und der *„Desimipramin-Typ“* mit einer depressionslösenden und psychomotirsch stark aktivierenden Wirkung. Diese drei Wirkungstypen sind die Grundpfeiler des von KIELHOLZ aufgestellten sog. *„Drei-Komponenten-Schema“* [37]. Es wurde versucht, alle Antidepressiva in dieses Schema einzuordnen.

Je nach dem Grad der zusätzlich neben dem depressionslösenden Effekt vorhandenen hemmungslösend-aktivierenden bzw. angst- und agitationsdämpfenden Wirkung wird ein Psychopharmakon in dieses Schema mehr in die Nähe des Desimipramin bzw. Amitriptylin gerückt. Die stärkste antriebssteigernde Komponente besitzen die Monoaminoxydasehemmer, während die stärkste psychomotorisch dämpfende Wirkung Neuroleptica haben.

Während Imipramin eine Mittelstellung in bezug auf die Beeinflussung der psychomotorischen Aktivität einnimmt, ist die depressionslösende, stimmungsaufhellende Wirkung bei diesem Pharmakon am stärksten ausgeprägt.

Die Darstellung des jeweiligen psychomotorisch aktivierenden, depressionslösenden bzw. psychomotorisch dämpfenden Effektes der Antidepressiva in diesem Drei-Komponenten-Säulenschema stützt sich auf klinische Erfahrung. Das Schema hat sich dennoch für eine erste Orientierung über die therapeutischen Wirkungsspektren der bisher gebräuchlichen Antidepressiva bewährt. Bei der Untersuchung neuer Anti-

Psychomotorische Gehemmtheit	**Vital-depressive Verstimmung**	**Ängstlich-psychomotorische Erregtheit**
Desimipramin	Clomipramin	Amitriptylin
Nortriptylin	Dibenzepin	Doxepin
Protriptylin	Dimetracin	Trimipramin
Tranylcypromin	Imipramin	
	Lofepramin	
	Maprotilin	
	Melitracen	
	Mianserin	
	Nomifensin	
	Noxiptilin	

Abb. 8. Wichtigste Zielsymptome der Antidepressiva

depressiva zeigt sich aber immer deutlicher, daß es in Zukunft zweckmäßig sein wird, das differentielle therapeutische Wirkungsspektrum von Antidepressiva nicht nur an diesen drei Komponenten zu bemessen. Eine gute pragmatische Festlegung von Indikationen für Antidepressiva ergibt sich dadurch, daß man einfach für jedes Antidepressivum das *wichtigste* Zielsymptom angibt (Abb. 8).

Wenn Antidepressiva nach diesen Indikationsrichtlinien verordnet werden sollen, müssen *vor* der an den Zielsymptomen orientierten Auswahl eines besonders geeigneten Antidepressivums in einem vorausgehenden Schritt die Ursachen und die Syndromgenese des zu behandelnden depressiven Krankheitsbildes geklärt worden sein [30]. Anhaltspunkte dafür, inwieweit im Einzelfall psychogene, somatogene bzw. „endogene" Faktoren im Zusammenspiel untereinander ein depressives Krankheitsbild bedingen, ergeben sich aus einem grob vereinfachenden Schema, das für die Vielzahl der depressiven Krankheitsbilder den Schwerpunkt in der Syndromgenese an den beiden Bezugsachsen ablesen läßt (s. Abb. 9).

Aus diesen nosologischen Überlegungen müssen in jedem einzelnen Falle therapeutische Überlegungen erwachsen, die noch *vor* der Auswahl eines speziellen Antidepressivums den Schwerpunkt der einzuschlagenden Behandlung bestimmen. So muß bei organischen und symptomatischen Depressionen (ICD-Diagnose – Nr. 290 bis 294) die Behandlung des Grundleidens im Vordergrund stehen. Auch bei Spätdepressionen sollte

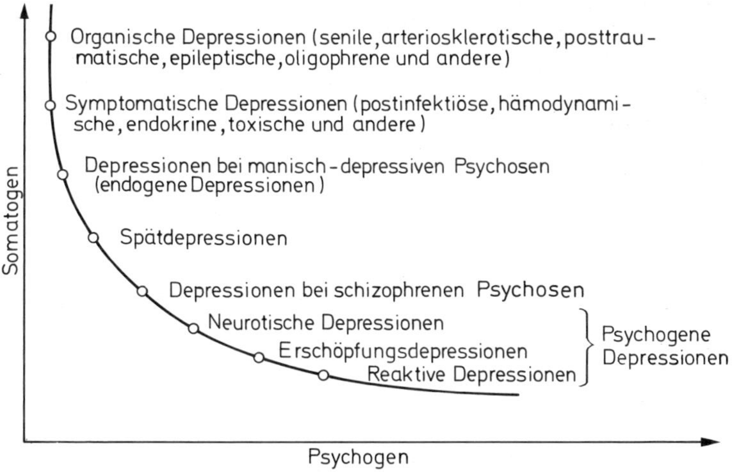

Abb. 9. Nosologische Einteilung der Depressionen

in jedem Falle die internistische Behandlung (z.B. die Behandlung einer kardialen Insuffizienz) im Rahmen des gesamten Behandlungsplanes berücksichtigt werden. Bei Erschöpfungsdepressionen haben Neuroleptica mit antidepressiver Wirkung häufig eine bessere Wirkung als tricyclische Antidepressiva. Bei *larvierten* Depressionen bewähren sich Antidepressiva vom Imipramin- und Amitriptylin-Typ [38]. Bei Depressionen im Rahmen einer manisch-depressiven Psychose muß eine frühzeitige Lithium-Prophylaxe eingeleitet werden.

Besondere Sorgfalt bei der Anwendung von Psychopharmaka ist geboten, wenn es sich um eine *Depression* bei einer *schizophrenen Psychose* handelt. Zuerst muß die Frage geklärt werden, ob es sich womöglich um eine „pharmakogene Depression" nach langfristiger Therapie mit Neuroleptica (s.d.) handelt. In einem solchen Falle müßte in erster Linie die neuroleptische Therapie beendet oder zumindestens in der Dosierung reduziert werden. Wenn dies nicht möglich ist, muß ggf. mit einem Antidepressivum – z.B. mit Imipramin oder mit Dibenzepin – kombiniert werden. Diese Antidepressiva können in vorsichtiger Dosierung auch zur Behandlung der Antriebsdefizite bei Restsymptomen bei schizophrenen Schüben eingesetzt werden. Vorsicht ist bei der Therapie mit Antidepressiva bei Schizophrenie deswegen geboten, weil es vorkommen kann, daß im Zusammenhang mit der antriebssteigernden Wirkung der tricyclischen Antidepressiva oder der MAOH floride schizophrene

Symptome provoziert werden können. Um diese *„Symptomprovokation“* [28] möglichst zu vermeiden, sollte die medikamentöse Kompensation chronischer Antriebsstörungen bzw. depressiver Verstimmungen bei schizophrenen Patienten mit Antidepressiva nur dann versucht werden, wenn es sich mit Sicherheit nicht um floride schizophrene Prozesse oder um die Initialsymptomatik eines schizophrenen Schubes handelt. Ein Antidepressivum bei Schizophrenie sollte nur in Kombination mit einem Neurolepticum verordnet werden. Bei der neuroleptisch-antidepressiven Kombinationstherapie kann man ein Überschießen der Antriebswirkungen des Antidepressivums und zu starke Dämpfungswirkungen des Neurolepticums durch wechselseitige Dosisanpassungen der beiden Pharmaka ausregulieren („Zweizügeltherapie“).

Bei depressiven Zustandsbildern im Rahmen von *endogenen Psychosen* stellen die *Psychopharmaka* das *Kernstück der Therapie* dar. Bei der großen Gruppe der *psychogenen Depressionen* (ICD-Diagnose – Nr. 298.0, 300.4, 301.1) kann den Antidepressiva aus grundsätzlichen Überlegungen nur eine sekundäre Bedeutung zuerkannt werden. Dennoch muß auch bei sehr vielen nicht-psychotischen Depressionen immer wieder auf Antidepressiva zurückgegriffen werden. Dabei hat sich herausgestellt, daß die Therapieerfolge mit Antidepressiva bei diesen reaktiven bzw. neurotischen Depressionen zwar nicht so eindeutig sind wie bei den endogenen Depressionen und Involutionsdepressionen; dennoch ist es durchaus gerechtfertigt, auch bei diesen depressiven Zustandsbildern Antidepressiva im Rahmen eines Gesamtbehandlungsplanes einzusetzen. Man muß sich dabei allerdings stets bewußt bleiben, daß bei diesen Depressionen an sich psychotherapeutische Verfahren die Grundlage der Behandlung sein sollten. Die Anwendung von Antidepressiva, auch bei psychogenen Depressionen, ist vor allem auch deswegen durchaus berechtigt, weil durch verschiedene kontrollierte, methodisch einwandfreie Studien nachgewiesen worden ist, daß

1. die Gabe von Antidepressiva bei einem mehr oder minder großen Teil von Patienten mit psychogenen Depressionen durchaus bereits für sich wirksam ist und
2. die zusätzliche Anwendung von Antidepressiva neben dem psychotherapeutischen Vorgehen die Behandlungsresultate im Vergleich zu Patienten, bei denen auf die zusätzliche Verordnung von Antidepressiva verzichtet wurde, deutlich verbessert.

Diese der Festlegung eines „Gesamtbehandlungsplanes“ bei jedem einzelnen Patienten notwendigerweise vorauszuschickenden Überlegungen lassen sich zusammengefaßt als *Grundprinzipien der Depressionsbehandlung* in einem Schema darstellen [2] (s. Abb. 10).

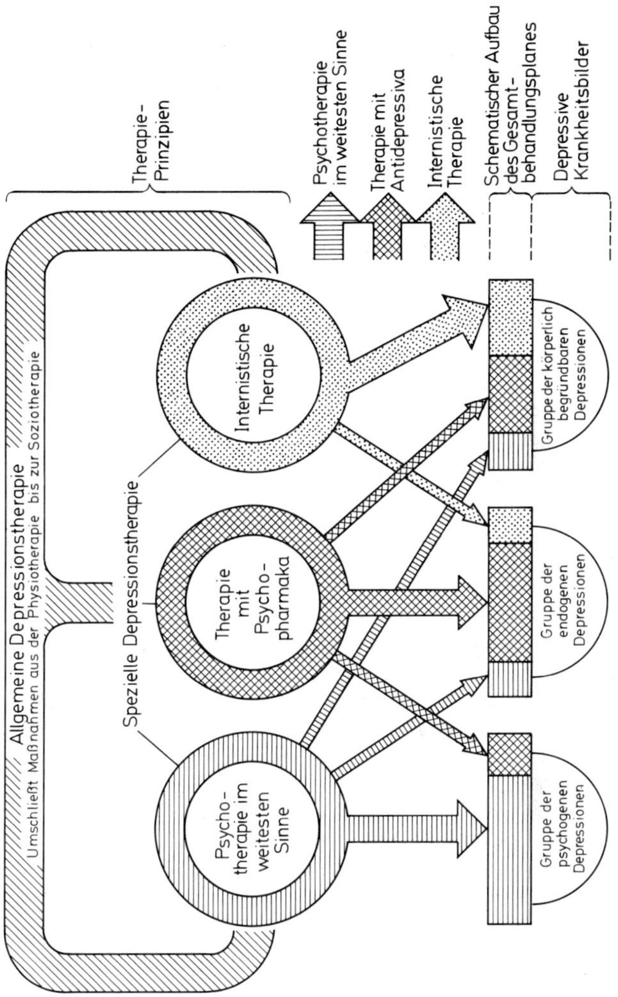

Abb. 10. Depressionstherapien (nach ANGST und HIPPIUS)

Die Behandlung einer Depression auf dem Boden einer *affektiven Psychose* (ICD-Diagnosen – Nr. 296: Involutionsdepressionen 296.0, Depressionen im Rahmen einer manisch-depressiven Psychose 296.2, Depressionen im Rahmen circulärer Verlaufsformen manisch-depressiver Psychosen 296.3) wird in den Mitteleuropäischen Ländern zumeist als *medikamentöse Therapie* mit tricyclischen Antidepressiva begonnen. Im Unterschied hierzu werden in den anglo-amerikanischen Ländern Patienten mit schweren depressiven Syndromen im Rahmen einer endogenen Depression oft von vornherein mit der *Elektrokrampftherapie* behandelt [35]. Dieses Vorgehen stützt sich unter anderem auf kontrollierte Untersuchungen, die in den USA durchgeführt wurden und zu dem Resultat führten, daß die therapeutische Wirksamkeit der Antidepressiva der Elektrokrampfbehandlung nicht überlegen ist und daß der Behandlungserfolg mit dem Elektrokrampf schneller eintritt. Die Gefahren bei der Elektrokrampftherapie liegen in dem Auftreten eines hirnorganischen Psychosyndroms und dem Anaesthesierisiko. Der Elektrokrampf sollte immer erst dann angewandt werden, wenn eine mindestens 4–6wöchige medikamentöse Therapie mit ausreichender Dosierung der Psychopharmaka nicht zum gewünschten Erfolg geführt hat. Die Elektrokrampfbehandlung sollte außerdem nur in der Klinik bei stationär aufgenommenen Patienten durchgeführt werden. Aber auch in der Klinik wird man sich im allgemeinen erst dann zur Elektrokrampftherapie entschließen, wenn die Versuche mit medikamentösen Behandlungsverfahren fehlgeschlagen sind. Allenfalls stationär aufgenommene Patienten mit schwersten Depressionen und höchster Suicidgefahr bilden hier eine Ausnahme. Wenn nun bei der medikamentösen Therapie eines *gehemmt-depressiven Syndroms* nach 20 Tagen ausreichender Dosierung mit einem Antidepressivum vom Imipramin-Typ keine Besserung eingesetzt hat, sollte auf ein Antidepressivum vom Desimipramin-Typ übergegangen werden. Auch ein Versuch mit einer Infusionstherapie (z.B. mit Clomipramin) kann angeschlossen werden. Bevor eine Elektrokrampfbehandlung bei einem gehemmt-depressiven Patienten begonnen wird, ist auch noch die Gabe eines Monoaminoxydasehemmers möglich. Bei der Verordnung von MAOH vor tricyclischen Antidepressiva muß immer an die Einhaltung einer medikamentenfreien Periode gedacht werden (s. Tranylcypromin, spezieller Teil). Bei *ängstlich-depressiven* und bei *agitiert-depressiven* Patienten empfiehlt sich der Beginn der Pharmakotherapie mit einem Antidepressivum vom Amitriptylin-Typ. Bei starker Agitation kann auch ein Neurolepticum mit antidepressiver Wirkung eingesetzt werden. Antidepressiva vom Imipramin- oder Desimipramin-Typ sind bei agitierten Patienten kontraindiziert; somit ist die Möglichkeit der Verordnung verschiedener Grundtypen von Antidepressiva bei agitiert-depressiven Patienten im Vergleich zu gehemmt-depressiven Patienten geringer.

Die Pharmakotherapie kann sowohl bei ängstlich-depressiven und agitiert-depressiven Patienten als auch bei gehemmt-depressiven Patienten durch einen einmaligen oder auch wiederholten *Schlafentzug* unterstützt

werden [50]. Die Patienten werden während einer Nacht unter der Aufsicht von geschultem Pflegepersonal in der Klinik wach gehalten. Wichtig dabei ist, daß während der Schlafentzugsnacht auch nicht eine vorübergehende Schlafperiode eintritt. Ein therapeutischer Erfolg, der meistens einen Tag lang anhält, ist bei etwa der Hälfte der Patienten, bei denen ein Schlafentzug vorgenommen wird, zu beobachten.
Zur *Prophylaxe phasischer Depressionen* wurde früher versucht, tricyclische Antidepressiva über mehrere Jahre zu verordnen. Anfangs sprachen die Befunde gegen die Wirksamkeit dieser Dauertherapie der tricyclischen Antidepressiva. Systematische Langzeituntersuchungen wurden insbesondere auch deshalb nicht durchgeführt, weil mit der Einführung der Lithium-Therapie die „Phasenprophylaxe" bei Depressionen weitgehend gelöst schien. Erst in jüngster Zeit sind Untersuchungen über die langfristige Anwendung von tricyclischen Antidepressiva veröffentlicht worden, aus denen hervorgeht, daß besonders Imipramin offensichtlich doch im Sinne einer Phasenprophylaxe bei periodischen Depressionen, nicht aber bei Depression im Rahmen circulärer Verläufe wirksam ist [65]. Bei chronischen Depressionen ist auch eine langfristige Therapie mit MAOH möglich.
Die *Lithium-Prophylaxe* ist aber – unabhängig von den eben genannten Beobachtungen – der entscheidende Fortschritt in der Behandlung affektiver Psychosen seit Entdeckung der Antidepressiva. Lithium vermag bei langfristiger Anwendung nicht nur depressive und manische Phasen, sondern auch die phasenhaften Manifestationen schizoaffektiver Psychosen zu kupieren oder zumindestens in der Intensität abzuschwächen [72]. Die Intervalle zwischen den einzelnen Phasen werden unter Lithium-Medikation anfangs länger, bis der Rezidiv-Schutz um so deutlicher hervortritt, je länger Lithium zuverlässig eingenommen wird. Eine therapeutische Wirkung auf manifeste Symptomatik hat das Lithium nur bei der Manie, nicht aber bei Depressionen.
Für den Kliniker ist neben der Kenntnis der erwünschten therapeutischen Wirkung von Antidepressiva auch die der therapeutisch *unerwünschten Wirkungen* (Begleitwirkungen, Nebenwirkungen) dieser Pharmaka wichtig. Stehen bei der Behandlung mit den chemisch verwandten Neuroleptica extrapyramidalmotorische Symptome als Nebenwirkungen im Vordergrund, so sind bei Antidepressiva in erster Linie die *vegetativen Nebenwirkungen* vorherrschend. Die klinische Charakteristik der vegetativen Nebenwirkungen hängt ab von dem Wechsel und dem Zusammenspiel zwischen den vielfältigen zentralen und peripheren vegetativen Effekten unterschiedlichster Art (z.B. anticholinergische, adrenolytische, noradrenalinpotenzierende, parasympathicomimetische, spasmolytische, ganglioplegische Effekte). Das erklärt auch, daß die vegetativen Irritations-

phänomene oft von Patient zu Patient unterschiedliche und sogar entgegengesetzte Wirkungen haben:

Blutdrucksenkung oder Blutdrucksteigerung (selten)
Bradykardie oder Tachykardie
Mundtrockenheit oder Hypersalivation
Obstipation oder Diarrhoe
Hypothermie oder Fieber
Schwitzen oder Anhidrosis
Hitzewallungen oder Frösteln
Hautrötung oder Blässe
Müdigkeit oder Schlafstörungen
Polyurie oder Miktionsstörungen
Miosis oder Mydriasis

Auch orthostatische Regulationsstörungen, Übelkeit und Erbrechen, Akkommodationsstörungen, Palpitationen und stenokardische Beschwerden, Kopfschmerzen und Schwindel kommen vor. Diese unterschiedlichen vegetativen Störungen manifestieren sich bevorzugt im Behandlungsbeginn. Bei langfristiger Therapie bilden sie sich meistens weitgehend zurück. Jede dieser Begleitwirkungen kann auch isoliert auftreten.

Selten sind die vegetativen Nebenwirkungen so stark, daß sie zu einem Absetzen oder einer Reduktion der antidepressiven Therapie zwingen. Allerdings muß bei Patienten, die primär an Herz-Kreislaufbeschwerden leiden, an diese möglichen vegetativen Begleitwirkungen stets gedacht werden.

Bei der Therapie mit tricyclischen Antidepressiva kommen Tachykardien (120–160 Schläge/min) vor, die mitunter Reduktion oder Absetzen des Medikamentes erfordern. Bei sehr hohen Dosen kann Arrhythmie auftreten, die sofortiges Absetzen notwendig macht. Stenokardische Beschwerden und auch Herzinfarkte sind nach tricyclischen Antidepressiva und MAOH, insbesondere Iproniazid, beschrieben worden.

Unter der Therapie mit tricyklischen Antidepressiva kann es zu *EKG-Veränderungen* (Repolarisationsstörungen, Rhythmusstörungen) kommen. Überleitungsstörungen werden zumeist bei akuten Vergiftungen gesehen. Da im höheren Lebensalter – unabhängig von der Gabe tricyklischer Antidepressiva – die Häufigkeit der EKG-Veränderungen zunimmt [19], sollte *vor* Beginn einer Behandlung mit tricyklischen Antidepressiva bei Patienten über 50 Jahre und bei Patienten mit Herz-Kreislaufstörungen ein EKG geschrieben werden. In größeren Abständen sind weitere EKG-Ableitungen zu empfehlen (s. Routineuntersuchungen unter einer Therapie mit Antidepressiva S. 37).

Bei länger anhaltender Tachykardie und einer notwendigen Behandlung mit Antidepressiva kann der β-Rezeptorenblocker *Propranolol* (Dociton) zusätzlich verordnet werden (Kontraindikationen: Herz-Kreislauf-Komplikationen, Asthma bronchiale). Bei orthostatischen Regulationsstörungen, Blutdrucksenkung und Tachykardie wurde auch die zusätzliche Gabe von *Dihydroergotamin* (Dihydergot) in einer Dosis von täglich 10 mg empfohlen [12].
Gelegentlich kann unter der antidepressiven Therapie Tremor auftreten. Festzustehen scheint, daß es sich dabei nicht um einen Tremor im Rahmen eines Parkinsonoids, wie bei den Neuroleptica, handelt. Die Ursache für das Entstehen dieses Tremors ist noch unbekannt. In sehr seltenen Einzelfällen kann es auch einmal (nach hohen Dosierungen) zu rigorartigen Tonuserhöhungen kommen; ob diese als extrapyramidalmotorische Wirkungen aufgefaßt werden müssen, ist noch unklar.
Als ernste *Komplikationen,* die allerdings nur selten auftreten, müssen schwere Kollapszustände, paralytischer Ileus, Harnsperren, die extrem seltene Agranulocytose und die o.g. Arrhythmie bewertet werden. Das Auftreten von Komplikation erfordert das sofortige Absetzen der Antidepressiva. Bei Harnsperre hat sich die Injektion des Cholinergicums *Carbachol* (Doryl) (0,25 mg = 1 Amp.) bewährt.
Auch cerebrale Krampfanfälle können unter der Behandlung mit Antidepressiva vorkommen. Cerebrale Vorschädigungen scheinen für das Auftreten dieser Anfälle zu disponieren; sie werden aber auch bei Kranken ohne Hirnschäden beobachtet. Begünstigende Faktoren für das Auftreten der Krampfanfälle sind Behandlungsbeginn mit hohen Dosen, schneller Dosisanstieg und schlagartiges Absetzen hoher Dosen.
Schlagartiges Absetzen langfristig gegebener Antidepressiva soll immer vermieden werden. „*Absetzerscheinungen*“ mit Unruhe, Schweißausbrüchen, Nausea, Erbrechen und Schlafstörungen können die Folge sein.
An *psychischen Nebenwirkungen* kommen akut einsetzende produktiv-delirante Syndrome in den ersten Behandlungstagen unter Antidepressiva vor; auch deren Manifestation wird durch schnelle Dosissteigerungen begünstigt. Unter der Behandlung mit Antidepressiva des Imipramin-Typs und des Desimipramin-Typs (einschließlich Monoaminoxydasehemmer) können sich schizophrenieähnliche Symptome mit Halluzinationen und Wahninhalten entwickeln. Ein solches Zustandsbild ist von einer Schizophrenie häufig nicht zu unterscheiden, und es wurde deshalb von einer „spezifischen *Symptomprovokation*“ gesprochen. Ob Antidepressiva tatsächlich latente schizophrene Psychosen provozieren können, ist bis jetzt noch nicht sicher nachgewiesen. Experimentell wird häufig in der Klinik bei unklarer Diagnose, bei der die Differentialdiagnose

einer Schizophrenie abzuklären ist, eine vorübergehende „Imipramin-Kur" durchgeführt. Da ein solches Vorgehen auf keinen gesicherten empirischen Untersuchungen beruht, sollte eine solche „Symptomprovokation" zu diagnostischen Maßnahmen möglichst vermieden werden. Wenn Patienten mit einer bipolaren endogenen Depression in depressiven Phasen mit Antidepressiva behandelt werden, ist ein „Umkippen" in eine manische Phase möglich. Häufig sind auch hypomanische Nachschwankungen unter oder nach Beendigung antidepressiver Therapie. Besondere Beachtung muß der *Abschätzung der Suicidalität* unter einer antidepressiven Therapie gelten. Werden *gehemmt-depressive* Patienten mit einem Antidepressivum vom Imipramin-Typ oder Desimipramin-Typ behandelt, so kann es zunächst nur zu einer Antriebssteigerung unter der medikamentösen Therapie führen, ohne daß es gleichzeitig zu einer Stimmungsaufhellung kommt. Eine solch ungleiche Wirkung auf Antrieb und Stimmung kann eine starke Suicidgefahr bedeuten. Wenn auch nur das geringste Suicid-Risiko besteht, sollte in den ersten 5–10 Behandlungstagen die antidepressive Therapie mit einem Tranquilizer (z.B. Diazepam 3 × 5–10 mg) oder einem Neurolepticum (z.B. Clozapin 3 × 25 mg) kombiniert werden. Bei schon bestehender Suicidalität oder bei *agitiert-ängstlich-depressiven* Patienten sind prinzipiell Antidepressiva vom Imipramin-Typ und Desimipramin-Typ (einschließlich MAOH) kontraindiziert.

Als weitere *Kontraindikationen* für tricyclische Antidepressiva müssen, wegen der anticholinergen Wirkung, Glaukom, Störungen der Harnentleerung, Pylorusstenose und Prostatahypertrophie angesehen werden. Harnverhalten und Pylorusstenose sind absolute Kontraindikationen. Wenn bei einer bestehenden Prostatahypertrophie bei einem depressiven Patienten eine antidepressive Behandlung notwendig ist, müssen fortlaufend urologische Kontrollen durchgeführt werden. Dann ist ein Antidepressivum mit geringer anticholinerger Wirkung (z.B. Mianserin, Nomifensin) indiziert. Beim primären *Glaukom* kann die Erhöhung des intraoculären Druckes durch tricyclische Antidepressiva auf zwei Wegen erfolgen: einmal ist die Verlegung des Kammerwinkels bei Pupillenerweiterung möglich, dadurch kann ein akuter Glaukomanfall ausgelöst werden. Zum anderen kann es durch die anticholinerge Wirkung der tricyclischen Antidepressiva zu einer Zunahme des Widerstandes des Kammerabflusses in den Trabekelmaschen kommen. Eine hierbei entstehende mäßige Steigerung des intraoculären Druckes ist durch Miotica zu kompensieren. Die ständige Kontrolle des intraoculären Druckes und die Verordnung der Miotica muß durch den Augenarzt erfolgen. Bei möglicher Kompensation des intraoculären Druckes kann ebenfalls ein Antidepressivum mit gering anticholinerger Wirkung verordnet werden.

Bei schwerer Arteriosklerose und kardiovasculären Komplikationen, besonders Reizleitungsstörungen, weiterhin bei Leberschädigungen, Diabetes mellitus und bei Neigung zu Thrombophlebitis muß eine antidepressive Behandlung unter sorgfältiger internistischer Kontrolle durchgeführt werden.
Weitere Kontraindikationen ergeben sich aus der Berücksichtigung der medikamentösen Vorbehandlung und der möglichen Kombinations- und Wechselwirkungen. So ist es an sich selbstverständlich, daß Antidepressiva nicht bei Alkohol- und Schlafmittelvergiftungen gegeben werden dürfen. Wenn im Rahmen der vorausgehenden Behandlung MAOH verordnet wurden, muß eine Behandlungspause von 7–10 Tagen eingehalten werden. Besonders berücksichtigt werden muß die Unverträglichkeit tyraminhaltiger Nahrungsmittel unter einer Behandlung mit MAOH (s. S. 17).

Routineuntersuchungen unter einer Therapie mit Antidepressiva

Routineuntersuchungen unter einer Therapie mit Antidepressiva sind notwendig, weil es in sehr seltenen Fällen zu einer Blutzellschädigung und zu einer vorübergehenden Nieren- und Leberfunktionsstörung kommen kann. Blutzellschädigungen sind bisher nur von tricyklischen Antidepressiva beschrieben worden. Eine blutzellschädigende Wirkung ist von den nicht-tricyklischen Antidepressiva (Maprotilin, Mianserin, Nomifensin, Tranylcypromin) nicht bekannt. Dennoch ist es zweckmäßig, auch bei diesen Antidepressiva regelmäßige Blutbildkontrollen durchzuführen. Obwohl das Risiko einer Blutzellschädigung unter Antidepressiva sehr viel geringer ist als unter Neuroleptica, sollten die gleichen Vorsichtsmaßnahmen getroffen werden, wie sie im Kapitel über die Routineuntersuchungen bei der Therapie mit Neuroleptica dargestellt sind (s. S. 111). Häufiger als unter tricyklischen Neuroleptica kommt es unter tricyklischen Antidepressiva zu EKG-Veränderungen (s. S. 34). Deshalb sind EKG-Kontrollen bei Patienten über 50 Jahre und bei Patienten mit Herz-Kreislaufstörungen unerläßlich.

Allgemeine Dosisregeln

Prinzipiell ist zu empfehlen, zu Beginn der Behandlung für 3 Tage mit einer niedrigen Dosis zu beginnen (Ausnahme: Dibenzepin); z.B. bei tricyclischen Antidepressiva wie Imipramin und Amitriptylin mit 3 × 25 mg täglich. Im Laufe der ersten Woche erfolgt Erhöhung auf 3 × 50 mg täglich. In der 2. bis 3. Behandlungswoche kann die Dosis auf 3 × 75 mg und danach – falls notwendig – auf die Höchstdosis, im allgemeinen 3 × 100 mg, gesteigert werden. Bei älteren Patienten und bei Patienten mit Risikofaktoren in bezug auf die Nebenwirkungen der Antidepressiva sollte eine mittlere Dosierung möglichst nicht überschritten werden. Zur initialen Beruhigung von agitiert-ängstlich-depressiven Patienten und bei Suicidalität hat sich die anfängliche parenterale Applikationsform bewährt. Bei ausgeprägten Schlafstörungen kann zusätzlich abends die Retardform von Amitriptylin verordnet werden. Prinzipiell ist auch eine Dosiserhöhung der Antidepressiva vom Amitriptylin-Typ am Abend bei Schlafstörungen möglich (z.B. Amitriptylin 50-50-150 mg täglich oral). Die Abenddosis kann anstatt nach der Abendmahlzeit erst kurz vor dem Schlafengehen gegeben werden (in der Klinik um 21 Uhr). Wenn diese Möglichkeiten ohne Erfolg erprobt wurden, kann abends, um die Schlafstörungen zu beheben, zusätzlich ein „schlafanstoßendes Neurolepticum" (z.B. Clozapin oder Laevomepromazin 25–50 mg oral) verschrieben werden. Nur wenn nach solchen Versuchen weiterhin hartnäckige Schlafstörungen bestehen bleiben, sollten zusätzlich Schlafmittel verordnet werden.

Von der Wirkungslosigkeit eines bestimmten Antidepressivums sollte frühestens nach mindestens 3wöchiger Therapie gesprochen werden. Eine Behandlungsdauer von 3 Wochen ist schon deshalb notwendig, weil experimentelle Befunde (s.S. 24) darauf hinweisen, daß die Wirkung eines Antidepressivums erst nach 10 bis 14 Tagen einsetzen kann. Aber auch dann kann das „Nichtansprechen" u.U. auf unzureichende Dosierung zurückzuführen sein. Ist trotz genügend hoher Dosierung nach mehreren Behandlungswochen kein Therapieerfolg erzielt worden, so kann auf ein anderes Antidepressivum umgesetzt werden (s.o.).

Von SJÖQUVIST wurde festgestellt, daß bei Gabe gleicher Dosen von Antidepressiva starke individuelle Unterschiede im therapeutischen Effekt entstehen [74]. Es zeigten sich am Beispiel des Nortriptylins starke Schwankungen in der Plasmakonzentration der Substanz bei verschiedenen Patienten bei gleicher Dosis. SJÖQUVIST hält es für möglich, daß mittlere Plasmakonzentrationen die beste antidepressive Wirkung zeigen; niedrige und sehr hohe Dosen haben jedoch eine vergleichsweise deutlich schwächere Wirkung. Diese Beobachtungen sollte man sich zunutze machen, indem man bei unzureichenden therapeutischen Resultaten die Dosis des Antidepressivums nach 1–2 Wochen erhöht (s.o.). Umgekehrt darf aber auch nicht mit einer zu hohen Dosis gleich am Anfang der antidepressiven Therapie begonnen werden. Der Nachweis einer gesicherten Beziehung zwischen Plasmakonzentration und klinischer Wirkung von Antidepressiva ist aber bisher noch nicht gelungen [56].

Wenn bei phasischen Depressionen eine Rezidivprophylaxe mit *Lithium-Salzen* durchgeführt werden soll, so kann die Behandlung parallel mit der antidepressiven Therapie eingeleitet werden. Oft wird jedoch die Lithium-Prophylaxe erst dann begonnen, wenn mit der Behandlung mit Antidepressiva die depressive Verstimmung bereits abgeklungen ist. Ein solch später Beginn der Lithium-Prophylaxe ist nicht anzuraten, da der volle prophylaktische Effekt des Lithiums erst nach etwa einem halben Jahr einsetzt.

Bei der antidepressiven Behandlung wird man im allgemeinen versuchen, mit *einem* Medikament auszukommen. Die zusätzliche Verordnung von Schlafmitteln ist fast immer vermeidbar (s.o.). Oft werden zwei Antidepressiva nebeneinander verordnet; ob diese Kombination tatsächlich therapeutische Vorteile bietet, ist bisher nicht bewiesen. Die Kombination von Amitriptylin mit einem Tranquilizer kann – besonders bei ambulanter Therapie – bei ängstlich-depressiven Patienten eine günstige Wirkung zeigen. Kombinationen im Sinne der „Zweizügeltherapie" mit Neuroleptica und Antidepressiva (s.o.) sollten nur in Ausnahmefällen gemacht werden. Die zusätzliche Gabe eines schlafanstoßenden Neurolepticums (z.B. Clozapin oder Laevomepromazin) bei einer antidepressiven Basistherapie ist möglich. Die Gefahr bei der Kombination mehrerer Psychopharmaka liegt daran, daß vermehrt Nebenwirkungen auftreten können, ohne daß die Therapie-Erfolge günstiger sind. Besonders bei der ambulanten Behandlung sollte auf eine Psychopharmaka-Kombination weitgehend verzichtet werden.

Spezieller Teil

I.a Antidepressiva

Tri- und tetracyclische Antidepressiva

Tricyclische Antidepressiva

1. AMITRIPTYLIN

Laroxyl (Roche)

oral:	Drg. –	10 mg (OP 50)
	Drg. –	25 mg (OP 50)
parenteral:	Amp. –	50 mg/2 ml (OP 5)

Saroten (Tropon)

oral:	Drg. –	10 mg (OP 50)
	Drg. –	25 mg (OP 50)
	Kps. –	25 mg (OP 50) **(Saroten retard)**
	Kps. –	75 mg (OP 20, 50) **(Saroten retard)**
parenteral:	Amp. –	50 mg/2 ml (OP 5)

Tryptizol (Sharp & Dohme)

oral:	Drg. –	10 mg (OP 50)
	Drg. –	25 mg (OP 30, 100)
	Sirup –	10 mg = 5 ml (OP 100)
parenteral:	Injektionsfl. –	10 mg/1 ml (OP 10)

Kombinationspräparate:

Limbatril (Roche)

oral:	Kps. –	12,5 mg Amitriptylin + 5 mg Chlordiazepoxid (OP 20, 50)
	Kps. –	25 mg Amitriptylin + 10 mg Chlordiazepoxid (OP 20, 50) **(Limbatril F)**

Chemie

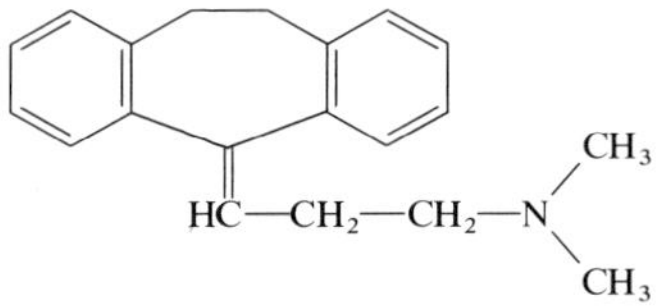

5-[3-Dimethylamino-propyliden]-10,11-dihydro-5H-dibenzo[a, d]cyclohepta-dien; Dibenzocycloheptadienderivat; tricyclisches Antidepressivum.

Eigenschaften

Innerhalb der Gruppe der tricyclischen Antidepressiva ist Amitriptylin nach Imipramin die am eingehendsten pharmakologisch, biochemisch und klinisch untersuchte Substanz. Amitriptylin ist der Hauptvertreter der Gruppe der Antidepressiva mit depressionslösender und dämpfender Wirkung („Amitriptylin-Typ"). Die peripher- und zentralanticholinerge Wirkung der tricyclischen Antidepressiva ist beim Amitriptylin sehr stark ausgeprägt.

Indikationen

Amitriptylin ist ein hochwirksames Antidepressivum, bei dem die depressionslösende Wirkung mit einem ausgeprägten, rasch einsetzenden Dämpfungseffekt verbunden ist. Bei ängstlich-depressiven und agitiert-depressiven Syndromen ist Amitriptylin das meist gebrauchte Pharmakon. Während Amitriptylin bei agitiert-depressiven Patienten gut wirksam ist, ist es für die Behandlung gehemmter Depressionen nur in niedriger Dosierung geeignet. Die sedierende Komponente kann auch bei Suicidalität leichten Grades ausgenutzt werden. (Bei hochgradiger Suicidalität muß ggf. ein initial dämpfendes Neurolepticum angewandt werden.) Auch „larvierte Depressionen" sprechen gut auf Amitriptylin an. Wenn Depressionen mit Schlafstörungen verknüpft sind, ist es bei der Anwendung von Amitriptylin weit seltener als bei Antidepressiva vom Imipramin-Typ notwendig, zusätzlich ein Schlafmittel oder ein schlafanstoßendes Neurolepticum zu verordnen. Amitriptylin kann auch bei wahnhaften und hypochondrischen Depressionen gegeben werden. Bei der ambulanten Behandlung hat sich die Kombination von Amitriptylin

mit einem Tranquilizer, besonders bei ängstlichen Depressionen, bewährt (Kombinationspräparat Limbatril).
Bei Enuresis soll Amitriptylin ähnlich wie Imipramin eine gute therapeutische Wirkung haben.

Dosierung

In den ersten 3 Tagen mit 3 × 25 mg oral täglich beginnen, dann Erhaltungsdosis mindestens 3 × 50 mg täglich. In der Klinik ist eine Erhöhung bei oraler Medikation bis auf 300 mg täglich möglich. Bei ängstlich-agitierten Erregungszuständen kann die Therapie mit 50 mg i.m. begonnen werden. Bei älteren Patienten und Patienten mit Herz-Kreislaufbeschwerden sollte die Erstinjektion nicht mehr als 25 mg Amitriptylin enthalten. 150 mg sollten bei parenteraler Applikation in den ersten 24 Std nicht überschritten werden. Auch bei Suicidalität leichteren Grades werden anfängliche Injektionen wegen der initial besonders stark ausgeprägten sedierenden Wirkung empfohlen. Bei Schlafstörungen hat sich eine Erhöhung der Abenddosis bewährt; z.B. 50-50-150 mg Amitriptylin oral. Die abendliche Dosiserhöhung kann auch durch zusätzliche Verordnung von Retard-Kapseln (Saroten retard 75 mg) erreicht werden.

Nebenwirkungen

Vegetative Symptome sind unter der Amitriptylin-Therapie häufiger als bei anderen tricyclischen Antidepressiva. Vorsicht ist bei älteren Patienten geboten, bei denen Herz-Kreislaufbeschwerden bestehen. Amitriptylin-Injektionen dürfen nicht ohne Blutdruckkontrollen verabreicht werden. Delirante Syndrome kommen sehr selten vor. Routineuntersuchungen s. *Allgemeiner Teil.*

Kontraindikationen

Akute Alkohol-, Schlafmittel-, Analgetica- und Psychopharmaka-Intoxikationen. Kombination mit MAO-Hemmern. Relative Kontraindikationen: Glaukom, Prostatahypertrophie, Harnverhalten, schwere Leber- und Nierenschäden, kardiale Vorschädigung. (Unter Amitriptylin kann es bei vorgeschädigtem Herzen zum plötzlichen Herztod kommen!)

2. CLOMIPRAMIN

Anafranil (Geigy)
oral: Drg. – 25 mg (OP 30, 60)
parenteral: Amp. – 25 mg/2 ml (OP 5)

Chemie

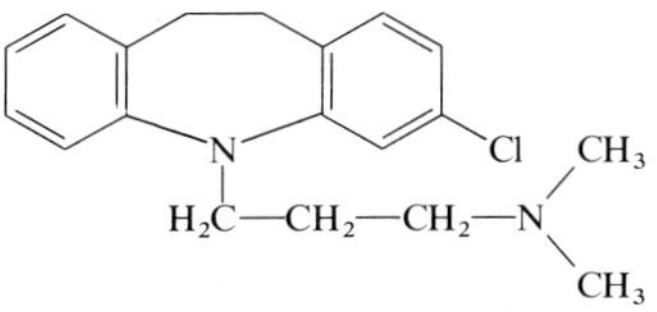

3-Chlor-5-[3-dimethylamino-propyl]-10,11-dihydro-5H-dibenzo[b, f]azepin;
Dibenzazepinderivat;
tricyclisches Antidepressivum;
Clomipramin = Chlorimipramin.

Eigenschaften

Clomipramin ist das chlorierte Imipramin. Das Wirkungsbild ähnelt dem Imipramin.

Indikationen

Die antriebssteigernde Wirkung ist beim Clomipramin geringer als beim Imipramin ausgeprägt, so daß Clomipramin sowohl bei gehemmten als auch bei leicht agitierten Depressionen gegeben werden kann. Eine Indikation für eine Clomipramin-Infusionstherapie kann sich dann ergeben, wenn eine orale Medikation mit Amitriptylin oder Imipramin ohne Erfolg war. Es wird vermutet, daß eine therapeutische Wirkung nicht auf einer Überlegenheit der Substanz, sondern vielmehr auf der schnellen Applikationsmöglichkeit der Infusionstherapie beruht. Bei Zwangssyndromen wurde die Kombination Clomipramin (bis 300 mg) und Periciazin (bis 150 mg) empfohlen (s.S. 92).

Dosierung

Oral: In den ersten 3 Tagen mit 3 × 25 mg täglich beginnen; dann Erhöhung auf 3 × 50 mg bzw. später auf 3 × 75 mg täglich.

Intravenös: Als Tropfinfusion 2–3 Ampullen (50–75 mg) in 500 ml Infusionslösung (5%ige isotone Glucoselösung, 0,9%ige physiologische Kochsalzlösung), später Übergang auf orale Medikation.
Intramuskuläre Injektion ist möglich.

Nebenwirkungen

Die Nebenwirkungen sind bei gleich hoher Dosierung stärker als beim Imipramin ausgeprägt. Besonders bei der Infusionstherapie ist eine Blutdrucksenkung möglich. Routineuntersuchungen s. *Allgemeiner Teil.*

Kontraindikationen

Suicidalität. Akute Alkohol-, Schlafmittel-, Analgetica- und Psychopharmaka-Intoxikationen. Kombination mit MAO-Hemmern. Relative Kontraindikationen: Glaukom, Prostatahypertrophie, Harnverhalten, kardiale Vorschädigung, schwere Leber- und Nierenschäden.

3. DESIMIPRAMIN

Pertofran (Geigy)

oral:	Drg.	–	25 mg (OP 30, 100)
parenteral:	Amp.	–	25 mg/2 ml (OP 10)

Chemie

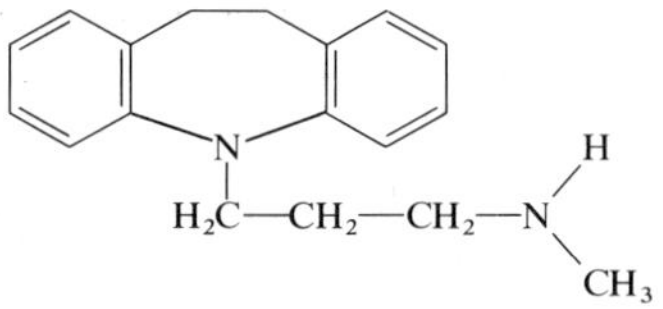

5-[3-Methylamino-propyl]-10,11-dihydro-5H-dibenz[b, f]azepin;
Dibenzazepinderivat;
tricyclisches Antidepressivum;
Desimipramin = Desmethylimipramin.

Eigenschaften

Desimipramin ist die desmethylierte Verbindung des Imipramin. Desimipramin hat fast keine anticholinergen Eigenschaften. Klinisch ist die antriebssteigernde Wirkung beim Desimipramin sehr stark ausgeprägt. Antidepressiva, die ebenfalls eine starke Antriebssteigerung bei gleichzeitiger Depressionslösung zeigen, werden als Antidepressiva vom „Desimipramin-Typ" zusammengefaßt. Im „Drei-Komponenten-Schema" nach KIELHOLZ wird Desimipramin zwischen Imipramin und den MAO-Hemmern eingegliedert (Biochemie der desmethylierten Verbindungen: s. Allgemeiner Teil).

Indikationen

Gehemmt-depressive Syndrome. Der Indikationsbereich gleicht dem Imipramin; nur die antriebssteigernde Wirkung ist stärker. Desimipramin sollte erst dann verordnet werden, wenn die Therapie mit einem Antidepressivum vom Imipramin-Typ erfolglos geblieben ist.

Dosierung

In den ersten 3 Tagen mit 3×25 mg oral täglich beginnen. Erhaltungsdosis im allgemeinen 3×50 mg tägl.; Höchstdosis 200 mg täglich. Bei gleichzeitig bestehenden Schlafstörungen soll Desimipramin nicht nach 15 Uhr verordnet werden. Eine parenterale Verabreichungsform steht zur Verfügung.

Nebenwirkungen

Vegetative Symptome treten in gleichem Ausmaße wie unter der Behandlung mit Imipramin auf. Zu Beginn der Behandlung können Erregungszustände und Schlafstörungen vorkommen. Die krampfpotenzierende Wirkung muß beachtet werden. Routineuntersuchungen s. *Allgemeiner Teil.*

Kontraindikationen

Suicidalität. Ängstlich-agitierte Depressionen. Depressive Verstimmungen bei Schizophrenie. Akute Alkohol-, Schlafmittel-, Analgetica- und Psychopharmaka-Intoxikationen. Kombination mit MAO-Hemmern. Relative Kontraindikationen: Glaukom, Prostatahypertrophie, Harnverhalten, kardiale Vorschädigung, schwere Leber- und Nierenschäden.

4. DIBENZEPIN

Noveril (Wander)

oral:	Drg.	–	40 mg mite (OP 50, 100)
	Drg.	–	80 mg (OP 50)
	Long.	–	240 mg (OP 24, 60) **(Noveril 240)**
parenteral:	Amp.	–	40 mg/2 ml (OP 10)
	Amp.	–	120 mg/6 ml (OP 10)

Chemie

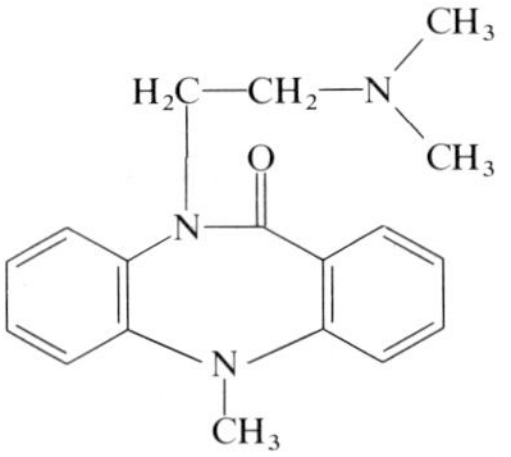

5-Methyl-10-[2-dimethylamino-äthyl]-10,11-dihydro-11-oxo-5H-dibenzo[b, e] [1,4]diazepin;
Dibenzodiazepinderivat;
tricyclisches Antidepressivum.

Eigenschaften

Die pharmakologischen Eigenschaften des Dibenzepins ähneln bis auf die geringer ausgeprägten anticholinergen Eigenschaften dem Imipramin. Das klinische Wirkungsbild des Dibenzepins kann zwischen Amitriptylin und Imipramin eingegliedert werden.

Indikationen

Vital-depressive Verstimmung. Dibenzepin hat eine stärker antriebssteigernde als sedierende Wirkung. Die antriebssteigernde Komponente ist allerdings geringer als beim Imipramin. Dibenzepin ist wegen der geringeren Nebenwirkungen besonders gut für die ambulante Therapie und für die Behandlung älterer Patienten geeignet. Bei Depressionen im Rahmen einer schizophrenen Psychose kann Dibenzepin in Kombination mit einem Neurolepticum (z.B. Perazin) im Sinne der „Zweizügeltherapie“ verordnet werden.

Dosierung

Bei oraler Applikation liegt die Dosis höher als bei den übrigen tricyclischen Antidepressiva. Wegen der geringeren Nebenwirkungen kann gleich mit einer höheren Dosis begonnen werden: Ambulant 240 mg täglich, in der Klinik 2 × 240 mg täglich. Höchstdosis: 3 × 240 mg täglich. Bei ausschleichender Therapie kann auf 80 mg Dragees umgesetzt werden. Injektionsformen stehen zur Verfügung. Bei gleichzeitig bestehenden Schlafstörungen sollte die letzte Dosis nicht nach 15 Uhr verabreicht werden. (Allerdings wird gelegentlich nach Dibenzepin eine schlaffördernde Wirkung beobachtet.) Ampullen zur intravenösen Infusionsbehandlung stehen zur Verfügung.

Nebenwirkungen

Vegetative Symptome kommen vor, sind aber geringer als beim Imipramin. Krampfpotenzierung ist möglich. Routineuntersuchungen s. *Allgemeiner Teil.*

Kontraindikationen

Akute Alkohol-, Schlafmittel-, Analgetica- und Psychopharmaka-Intoxikationen. Kombination mit MAO-Hemmern. Relative Kontraindikationen: Glaukom, Prostatahypertrophie, Harnverhalten, kardiale Vorschädigung, schwere Leber- und Nierenschäden.

5. DIMETACRIN

Istonil (Siegfried)

oral:	Drg.	–	25 mg (OP 50)
	Drg.	–	50 mg (OP 50)
	Drg.	–	100 mg (OP 50) **(Istonil 100)**
parenteral:	Amp.	–	25 mg/2 ml (OP 5)
	Amp.	–	100 mg/8 ml (OP 5, 25)

Chemie

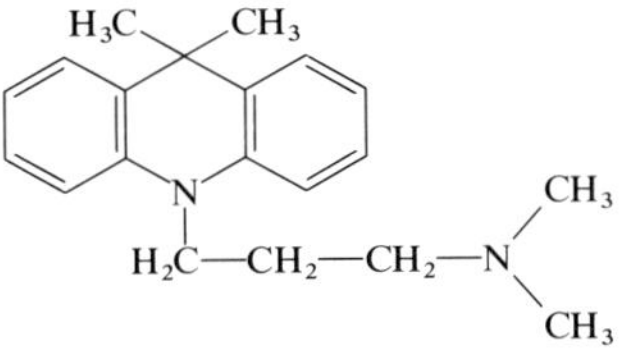

9,9-Dimethyl-10-[3-dimethylamino-propyl]-acridan;
Acridanderivat;
tricyclisches Antidepressivum.

Eigenschaften

In Tierversuchen konnte eine gegenüber Imipramin geringere anticholinerge Eigenschaft nachgewiesen werden. Entsprechend treten klinisch weniger vegetative Nebenwirkungen auf.

Indikationen

Dimetacrin kann in dem „Drei-Komponenten-Schema" zwischen Amitriptylin und Imipramin eingeordnet werden. Auch die ängstlich-depressive Symptomatik wird gut beeinflußt. Dimetacrin hat aber, ebensowenig wie Amitriptylin, eine spezifisch angstlösende Komponente. Wegen vergleichsweise geringer Nebenwirkungen ist Dimetacrin auch bei ambulanten Patienten geeignet.

Dosierung

Oral: Einschleichend in den ersten Tagen mit 3 × 25 mg beginnen; dann ist eine Steigerung bis auf maximal 600 mg täglich möglich.
Parenteral: 75–250 mg i.v. täglich. Tropfinfusion: 100 mg in 250 ml 5%iger Glucoselösung oder physiologischer Kochsalzlösung im Verlauf

einer halben Stunde bzw. bis 600 mg in 500 ml Lösung im Verlauf von 3 Std.

Nebenwirkungen

Vegetative Symptome sind geringer ausgeprägt als beim Amitriptylin. Routineuntersuchungen s. *Allgemeiner Teil.*

Kontraindikationen

Akute Alkohol-, Schlafmittel-, Analgetica- und Psychopharmaka-Intoxikationen. Kombination mit MAO-Hemmern. Relative Kontraindikationen: Glaukom, Prostatahypertrophie, Harnverhalten, kardiale Vorschädigung, schwere Leber- und Nierenschäden.

6. DOXEPIN

Aponal (Boehringer Mannheim)

oral:	Drg.	–	5 mg (OP 20, 50)
	Drg.	–	10 mg (OP 20, 50)
	Drg.	–	25 mg (OP 20, 50)
	Tbl.	–	50 mg **(Aponal forte)** (OP 20, 50)
parenteral:	Amp.	–	25 mg/2 ml (OP 5)

Sinquan (Pfizer)

oral:	Kps.	–	10 mg (OP 30, 60)
	Kps.	–	25 mg (OP 30, 60)
	Kps.	–	50 mg (OP 30, 60)

Chemie

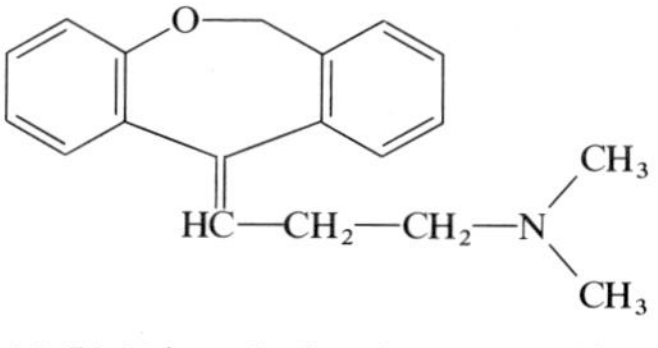

11-[3-Dimethylamino-propyliden]-6,11-dihydro-dibenz[b, e]oxepin;
Dibenzoxepinderivat;
tricyclisches Antidepressivum.

Eigenschaften

Doxepin ist mit Amitriptylin der wichtigste Vertreter der Antidepressiva mit depressionslösender und gleichzeitig dämpfender Wirkung („Amitriptylin-Typ"). Pharmakologisch ähnelt es dem Amitriptylin; die sedierende Wirkung ist im Tierversuch aber stärker ausgeprägt.

Indikationen

Ängstlich-depressive und agitiert-depressive Syndrome. Besonders nach Injektionen (i.m. oder i.v.) kommt es zu einer raschen Sedierung, so daß Doxepin in der psychiatrischen Akutsituation bei schweren ängstlich-depressiven Erregungszuständen und Suicidalität gut geeignet ist. Auch nach oraler Medikation kommt es zu einer stärkeren Sedierung als nach Amitriptylin. Weiterhin sprechen larvierte Depressionen oftmals auf Doxepin an.

Dosierung

Oral: Einschleichend mit 3 × 25 mg beginnen. Erhaltungsdosis 3 × 50 mg bis 3 × 75 mg täglich. Höchstdosis 300 mg täglich.
Parenteral: In psychiatrischen Akutsituationen soll bei kreislauflabilen oder älteren Patienten mit 25 mg-Injektionen begonnen werden, sonst mit 50 mg-Injektionen. Ein- bis zweimalige Wiederholung im Abstand von 30 min ist möglich. 150 mg sollten in den ersten 24 Std nicht überschritten werden.

Nebenwirkungen

Anticholinerge Wirkungen (Mundtrockenheit, Akkommodationsstörungen, Obstipation etc.) können auftreten. Auf kardiovasculäre Wirkungen, besonders bei parenteralen Injektionen, muß geachtet werden (Hypotonie, Tachykardie). Initiale Müdigkeit wird häufiger beobachtet. Krampfpotenzierung ist möglich. Routineuntersuchungen s. *Allgemeiner Teil.*

Kontraindikationen

Akute Alkohol-, Schlafmittel-, Analgetica- und Psychopharmaka-Intoxikationen. Kombination mit MAO-Hemmern. Relative Kontraindikationen: Glaukom, Prostatahypertrophie, Harnverhalten, kardiale Vorschädigung, schwere Leber- und Nierenschäden.

7. IMIPRAMIN

Tofranil (Geigy)

oral:	Drg.	–	10 mg (OP 60, 250) **(Tofranil mite)**
	Drg.	–	25 mg (OP 50, 200)
	Drg.	–	50 mg (OP 50) **(Tofranil 50)**
	Sirup	–	25 mg = 5 ml (1 Meßlöffel) (OP 100) **(Tofranil Sirup)**
parenteral:	Amp.	–	25 mg/2 ml (OP 10)

Chemie

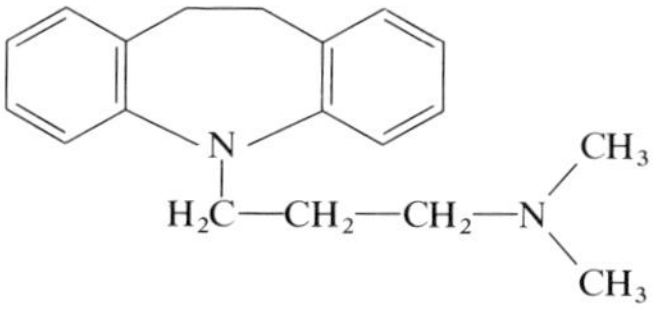

N-[3-Dimethylamino-propyl]-iminodibenzyl;
Dibenzazepinderivat;
tricyclisches Antidepressivum.

Eigenschaften

Seit der Entdeckung der antidepressiven Wirkung des Imipramin 1957 ist dieses Pharmakon eines der wichtigsten und am weitest verbreiteten Antidepressiva geblieben. Das beruht darauf, daß das Indikationsgebiet von Imipramin durch die depressionslösenden und leicht psychomotorisch aktivierenden Eigenschaften sehr weitgesteckt ist. Antidepressiva, die in ihrem Wirkungsbild Imipramin ähneln, werden als Antidepressiva vom „Imipramin-Typ" zusammengefaßt; sie nehmen zwischen den Antidepressiva vom Amitriptylin-Typ und Desimipramin-Typ eine Mittelstellung ein. Von allen tricyclischen Antidepressiva wurde Imipramin am eingehendsten biochemisch, pharmakologisch und insbesondere klinisch untersucht.

Indikationen

Vital-depressive Verstimmung und gehemmt-depressive Syndrome stellen den wesentlichen Indikationsbereich von Imipramin dar. Die antriebssteigernde Wirkung des Imipramin ist schwächer als bei den MAO-

Hemmern; der antriebssteigernde Effekt ist aber, im Gegensatz zu den MAO-Hemmern, mit einer deutlichen stimmungsaufhellenden Wirkung verknüpft. Gehemmt-depressive Syndrome im Rahmen einer endogenen Depression oder Involutionsdepression sprechen gut auf Imipramin an. Besondere Vorsicht ist immer zu Beginn einer Therapie mit Imipramin bei stark gehemmt-depressiven Patienten geboten, weil es zunächst nur zu einer Antriebssteigerung kommen kann, ohne daß gleichzeitig die Stimmung aufgehellt wird. Eine solch ungleiche Wirkung auf Antrieb und Stimmung kann Suicidgefahr bedeuten. Es sollte dann in den ersten 5–10 Behandlungstagen Imipramin mit einem Tranquilizer (z. B. Diazepam 3 × 5–10 mg) oder mit einem Neurolepticum (z. B. Clozapin 3 × 25 mg) kombiniert werden. Die stimmungsaufhellende Wirkung macht Imipramin auch bei solchen depressiven Verstimmungen geeignet, bei denen keine Antriebsverarmung vorliegt. Depression bei Schizophrenie können neben der neuroleptischen Basistherapie zusätzlich mit Imipramin behandelt werden.
Spezielle Indikationen stellen Enuresis und Kataplexie bei Narkolepsie dar.

Dosierung

Oral: In den ersten 3 Tagen 3 × 25 mg täglich; Erhaltungsdosis 3 × 50 mg bis 3 × 75 mg täglich. Bei älteren Patienten und in der ambulanten Therapie sollten 3 × 50 mg täglich nicht überschritten werden. Bei schweren depressiven Zuständen liegt die Höchstdosis bei 3 × 100 mg täglich.
Parenteraler Therapiebeginn ist möglich („Tofranilkur“).
Bei *Enuresis*: Beginn mit 10 mg täglich; dann Erhaltungsdosis bei 5–7jährigen Kindern: 20 mg täglich, bei 8–14jährigen Kindern: 50 mg täglich.
Bei *Narkolepsie*: 3 × 50 mg bis 3 × 75 mg täglich oral.

Nebenwirkungen

In den ersten Behandlungstagen können Nebenwirkungen, die auf die anticholinergen Eigenschaften zurückzuführen sind, auftreten: Trockenheit der Schleimhäute, Akkommodationsstörungen, Obstipation, Harnverhalten. Auch Blutdrucksenkung, Tachykardie, Schwindel und Kopfschmerzen werden zu Beginn beobachtet. Innere Unruhe und Schlafstörungen sind seltene Nebenwirkungen. Schweißausbrüche kommen vor. Krampfpotenzierung ist beschrieben worden. Routineuntersuchungen s. *Allgemeiner Teil.*

Kontraindikationen

Stark agitiert-ängstliche Depressionen und Suicidalität. Akute Alkohol-, Opiat- und Schlafmittelintoxikation. Kombination mit MAO-Hemmern. Relative Kontraindikationen: Glaukom, Prostatahypertrophie, Harnverhalten, kardiale Vorschädigung, schwere Leber- und Nierenschäden.

8. LOFEPRAMIN (ab 1976/77 im Handel)

Gamonil (Merck)

oral: Tbl. – 35 mg (OP 50, 100)
Tbl. – 70 mg (OP 30, 100)

Chemie

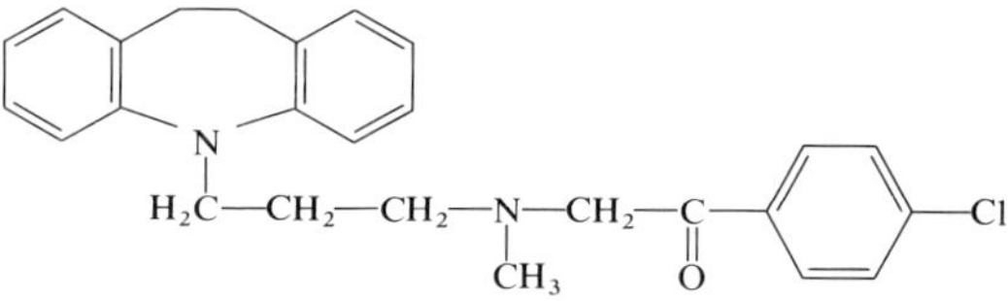

4'-Chlor-2{[3-(10,11-dihydro-5H-dibenz[b,f]azepin-5-yl)-propyl]-methylamino}-acetophenon;
tricyclisches Antidepressivum.

Eigenschaften

Lofepramin ist ein neu entwickeltes tricyclisches Antidepressivum. Im Tierversuch zeichnet es sich, im Vergleich zu Imipramin, durch geringere Toxizität und schwächere anticholinerge Eigenschaften aus.

Indikationen

In je einer Doppelblind-Studie gegen Imipramin und Amitriptylin wurden keine Wirkungsunterschiede beobachtet. Weitere Studien zur Darstellung des Wirkungsprofils sind notwendig.

Dosierung

Einschleichend mit 2–3 × 35 mg täglich oral in den ersten 3 Tagen beginnen, dann bis auf 3 × 70 mg steigern.

Nebenwirkungen

Der Nachweis einer besseren Verträglichkeit von Lofepramin im Vergleich zu Imipramin muß noch in weiteren klinischen Studien erbracht werden. Routineuntersuchungen s. *Allgemeiner Teil.*

Kontraindikationen

Suicidalität (grundsätzlich sollen bei suicidalen Patienten keine erst kurzfristig im Handel befindlichen – nicht dämpfenden – Antidepressiva verordnet werden). Akute Alkohol-, Schlafmittel-, Analgetica- und Psychopharmaka-Intoxikationen. Relative Kontraindikationen: Glaukom, Prostatahypertrophie, Harnverhalten, kardiale Vorschädigung, schwere Leber- und Nierenschäden.

9. MELITRACEN

Trausabun (Byk-Gulden)

oral:	Drg.	–	10 mg (OP 60)
	Drg.	–	25 mg (OP 50)
parenteral:	Amp.	–	20 mg/2 ml (OP 5)

Chemie

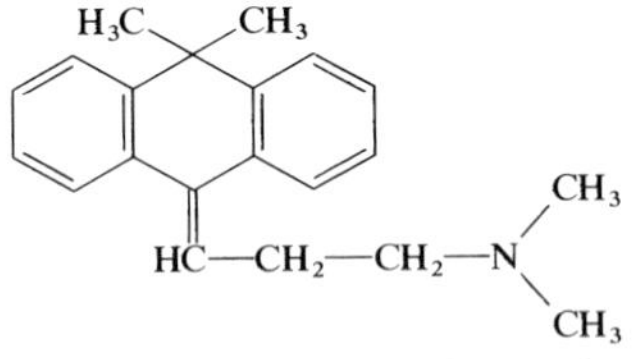

9,9-Dimethyl-10-[3-dimethylamino-propyliden]-
9,10-dihydroanthracen;
Dihydroanthracenderivat;
tricyclisches Antidepressivum.

Eigenschaften

Melitracen hat strukturchemische Ähnlichkeit mit Dimetracin. In bezug auf das fehlende bzw. vorhandene Stickstoffatom am mittleren Ring des Moleküls verhalten sich Melitracen und Dimetacrin wie Chlorprothixen und Chlorpromazin.

Indikationen

Melitracen läßt sich dem Wirkungstyp nach zwischen Amitriptylin und Imipramin einordnen. In niedriger Dosierung ist Melitracen bei vitalgehemmten Depressionen indiziert, in höherer Dosierung ist es bei leicht agitiert-depressiven Patienten anwendbar (nicht bei Suicidalität). Wegen geringer Nebenwirkungen ist Melitracen für die ambulante Therapie und für die Behandlung älterer Patienten geeignet.

Dosierung

Einschleichender Beginn mit 3×25 mg täglich; Erhaltungsdosis 3×50 bis 3×75 mg täglich oral. In der Geriatrie einschleichend mit 3×10 mg täglich beginnen.

Nebenwirkungen

Die Nebenwirkungen sind im Vergleich zu Amitriptylin geringer, besonders die anfängliche Sedierung. Routineuntersuchungen s. *Allgemeiner Teil.*

Kontraindikationen

Suicidalität. Akute Alkohol-, Schlafmittel-, Analgetica- und Psychopharmaka-Intoxikationen. Kombination mit MAO-Hemmern. Relative Kontraindikationen: Glaukom, Prostatahypertrophie, Harnverhalten, kardiale Vorschädigung, schwere Leber- und Nierenschäden.

10. NORTRIPTYLIN

Acetexa (Lilly)
oral: Kps. – 10 mg (OP 50)
Kps. – 25 mg (OP 25)

Nortrilen (Tropon)
oral: Drg. – 10 mg (OP 50)
Drg. – 25 mg (OP 50)

Kombinationspräparat:

Benpon (Tropon)
oral: Drg. – 10 mg Nortriptylin + 1 mg Flupenthixol (OP 50)

Chemie

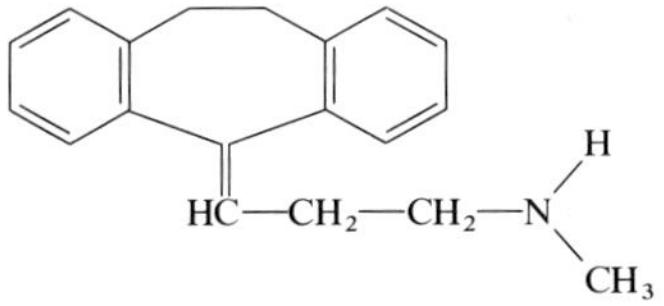

5-[3-Methylamino-propyliden]-10,11-dihydro-
5 H-dibenzo[a, d]cyclohepta-dien;
Dibenzocycloheptadienderivat;
tricyclisches Antidepressivum.

Eigenschaften

Als desmethylierte Verbindung hat Nortriptylin eine stärkere, antriebssteigernde Wirkung als die Muttersubstanz Amitriptylin (s.S. 12).

Indikationen

Gehemmt-depressives Syndrom. Der Indikationsbereich von Nortriptylin liegt zwischen Imipramin und Desimipramin. Feste Kombinationen mit einem Neurolepticum sind nicht zu empfehlen.

Dosierung

In den ersten 3 Tagen mit 3 × 10 mg bis 3 × 25 mg täglich oral beginnen. Erhaltungsdosis 150 mg, Höchstdosis 300 mg täglich oral.

Nebenwirkungen

Die vegetativen Symptome sind ähnlich wie beim Amitriptylin. Routineuntersuchungen s. *Allgemeiner Teil.*

Kontraindikationen

Suicidalität. Ängstlich-agitierte Depressionen. Akute Alkohol-, Schlafmittel-, Analgetica- und Psychopharmaka-Intoxikationen. Kombination mit MAO-Hemmern. Relative Kontraindikationen: Glaukom, Prostatahypertrophie, Harnverhalten, kardiale Vorschädigung, schwere Leber- und Nierenschäden.

11. NOXIPTILIN

Agedal (Bayer)

oral:	Tbl.	–	25 mg (OP 50)
	Tbl.	–	50 mg (OP 30, 100)
parenteral:	Amp.	–	50 mg/2 ml (OP 5)

Chemie

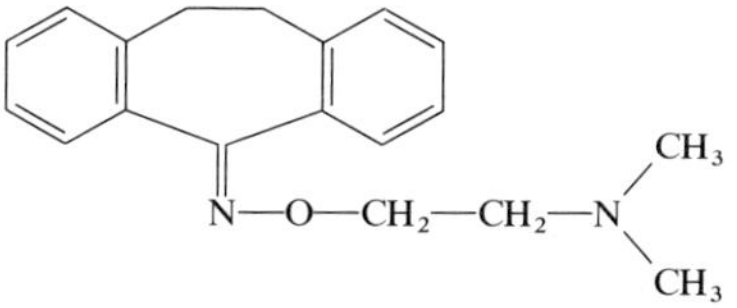

5-[2-Dimethylamino-äthoxyimino]-10,11-dihydro-
5H-dibenzo[a, d]cyclohepta-dien;
Dibenzocycloheptadienderivat;
tricyclisches Antidepressivum.

Eigenschaften

Noxiptilin unterscheidet sich von Imipramin und Amitriptylin durch geringere zentral anticholinergische Wirkung. Im klinischen Wirkungsprofil ähnelt es dem Imipramin.

Indikationen

Noxiptilin hat breite Anwendungsmöglichkeiten: Sowohl gehemmt-depressive, als auch leichte ängstlich-agitierte Syndrome sprechen gut auf dieses Pharmakon an; Suicidalität muß aber ausgeschlossen sein. Wegen geringer Nebenwirkungen eignet es sich auch für die ambulante Therapie.

Dosierung

In den ersten 3 Tagen 3 × 25 mg täglich oral beginnen; Erhaltungsdosis: 3 × 50 mg bis 3 × 75 mg; Höchstdosis: 450 mg täglich oral.
Parenterale Applikation ist möglich.

Nebenwirkungen

Die üblichen vegetativen Symptome nach tricyclischen Antidepressiva kommen vor: Mundtrockenheit, Akkommodationsstörungen, Schwitzen, Harnverhalten, Kopfdruck, Schwindelgefühl, Fingertremor, Hypotonie, Tachykardie. Selten ist initiale Unruhe. Routineuntersuchungen s. *Allgemeiner Teil.*

Kontraindikationen

Suicidalität. Akute Alkohol-, Schlafmittel-, Analgetica- und Psychopharmaka-Intoxikationen. Kombination mit einem MAO-Hemmer. Relative Kontraindikationen: Glaukom, Prostatahypertrophie, Harnverhalten, kardiale Vorschädigung, schwere Leber- und Nierenschäden.

12. PROTRIPTYLIN

Maximed (Sharp & Dohme)
oral: Tbl. – 5 mg (OP 30, 100)
Tbl. – 10 mg (OP 30, 100)

Chemie

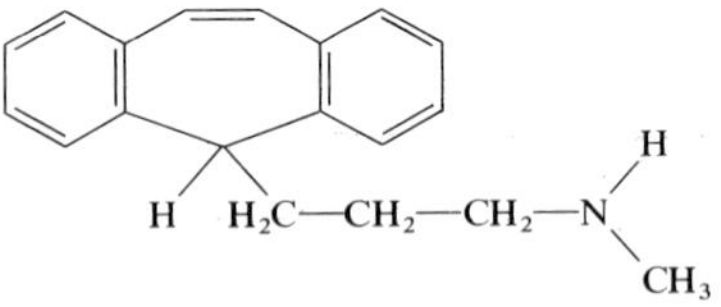

5-[3-Methylamino-propyl]-10,11-dihydro-5H-dibenzo[a, d]cycloheptatrien;
Dibenzocycloheptatrienderivat;
tricyclisches Antidepressivum.

Eigenschaften

Im Gegensatz zu Amitriptylin handelt es sich hier um ein Dibenzocycloheptа*trien*derivat. Die Verbindung ist desmethyliert. Protriptylin hat – wie Desimipramin – eine noradrenalinpotenzierende Wirkung am Receptor.

Indikationen

Gehemmt-depressives Syndrom. Keine sedierenden Eigenschaften. Das Wirkungsspektrum ähnelt dem Imipramin; die antriebssteigernde Komponente ist aber noch stärker ausgeprägt. Wenig Nebenwirkungen.

Dosierung

Beginn mit 3 × 5 mg täglich oral. Erhaltungsdosis 3 × 10 mg, Höchstdosis 60 mg täglich oral. Wegen der antriebssteigernden Wirkung sollte die letzte Tagesdosis nicht nach 15 Uhr gegeben werden. Morgendliche Dosen können auch bei älteren Patienten empfohlen werden.

Nebenwirkungen

In mittleren Dosen treten vegetative Symptome in geringerem Ausmaße als nach Imipramin auf. Routineuntersuchungen s. *Allgemeiner Teil.*

Kontraindikationen

Suicidalität. Ängstlich-agitierte Depressionen. Akute Alkohol-, Schlafmittel-, Analgetica- und Psychopharmaka-Intoxikationen. Kombination mit MAO-Hemmern. Relative Kontraindikationen: Glaukom, Prostatahypertrophie, Harnverhalten, kardiale Vorschädigung, schwere Leber- und Nierenschäden.

13. TRIMIPRAMIN

Stangyl (Rhodia-Pharma)

oral:	Tbl.	–	25 mg (Op 50)
	Tbl.	–	100 mg (OP 20)
	Trpf.	–	40 mg = 40 Trpf. = 1 ml (OP 30)
parenteral:	Amp.	–	25 mg/2 ml (OP 10)

Chemie

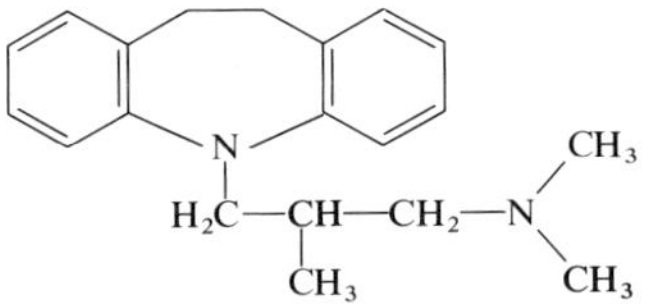

5-[3-Dimethylamino-2-methyl-propyl]-10,11-dihydro-5 H-dibenz[b, f]azepin;
Dibenzazepinderivat;
tricyclisches Antidepressivum.

Eigenschaften

Trimipramin hat eine stark sedierende Wirkung, die vermutlich durch die verzweigte Seitenkette des Moleküls hervorgerufen wird. Auch das Neurolepticum Laevomepromazin, mit ebenfalls stark sedierender Komponente, besitzt im Molekül eine verzweigte Seitenkette. Tierpharmakologisch werden stärker zentral dämpfende Eigenschaften als beim Imipramin beobachtet.

Indikationen

Ängstlich-agitierte Depressionen. Trimipramin ähnelt dem Wirkungsspektrum vom Amitriptylin, hat aber weniger Nebenwirkungen. Trimipramin hat, ebensowenig wie Amitriptylin, eine spezifisch angstlösende Komponente. Die Substanz kann auch im Rahmen einer Infusionstherapie verabreicht werden.

Dosierung

Einschleichend mit 3 × 25 mg täglich oral beginnen. Erhaltungsdosis 3 × 50 mg bis 3 × 100 mg, Höchstdosis 400 mg täglich oral. Bei intramuskulärer Injektion können bis zu 100 mg täglich (4 Amp.) appliziert werden. Zur intravenösen Tropfinfusion kann 5 %ige isotone Glukoselösung oder 0,9 %ige physiologische Kochsalzlösung verwendet werden.

Nebenwirkungen

Die Nebenwirkungen sind ähnlich wie beim Imipramin, im Ausmaß aber weniger intensiv ausgeprägt. Routineuntersuchungen s. *Allgemeiner Teil.*

Kontraindikationen

Akute Alkohol-, Schlafmittel-, Analgetica- und Psychopharmaka-Intoxikationen. Kombination mit MAO-Hemmern. Relative Kontraindikationen: Glaukom, Prostatahypertrophie, Harnverhalten, kardiale Vorschädigung, schwere Leber- und Nierenschäden.

14. MAPROTILIN

Ludiomil (Ciba)

oral: Drg. – 10 mg (OP 30, 50) **(Ludiomil mite)**
Drg. – 25 mg (OP 30, 50)
Drg. – 50 mg (OP 30, 50)
Drg. – 75 mg (OP 30, 50) **(Ludiomil 75)**

Chemie

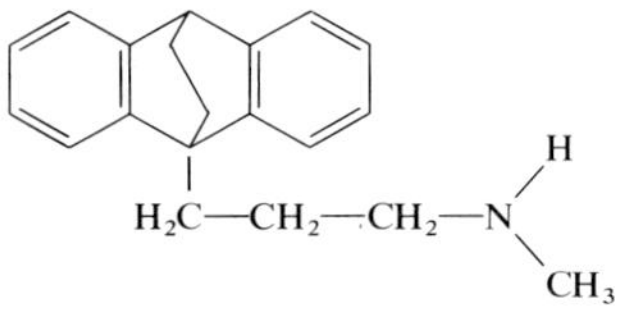

N-[3-(Dibenzo[b, e]bicyclo[2,2,2]octa-2,5-dien-1-yl)-propyl]-N-methyl-amin;
tetracyclisches Antidepressivum.

Eigenschaften

Maprotilin ist die erste tetracyclische Verbindung, die als Antidepressivum angewandt wurde. Von dem Tranquilizer Benzoctamin unterscheidet sich Maprotilin nur durch die längere Seitenkette. In biochemischen Untersuchungen wurde eine Hemmung des Noradrenalin-Rücktransportes nachgewiesen (s. S. 25). Pharmakologie s. S. 17.

Indikationen

Das Wirkungsspektrum ähnelt dem Imipramin. In Doppelblindversuchen zeigte sich aber auch gegenüber Amitriptylin kein wesentlicher Unterschied.

Dosierung

Einschleichend mit 3 × 25 mg täglich oral in den ersten 3 Tagen beginnen. Erhaltungsdosis 2 × 75 mg täglich oral. Auch 3 × 75 mg täglich werden gut vertragen; diese höhere Dosis scheint allerdings seltener notwendig zu sein als z.B. beim Amitriptylin.

Nebenwirkungen

Vegetative Symptome sind im Vergleich zu Amitriptylin und Imipramin geringer. Zu Beginn einer Behandlung kann stärkere Müdigkeit auftreten. Krampfpotenzierung ist möglich. Routineuntersuchungen s. *Allgemeiner Teil.*

Kontraindikationen

Akute Alkohol-, Schlafmittel-, Analgetica- und Psychopharmaka-Intoxikationen. Kombination mit MAO-Hemmern. Relative Kontraindikationen: Glaukom, Prostatahypertrophie, Harnverhalten, kardiale Vorschädigung, schwere Leber- und Nierenschäden, Epilepsie.

15. MIANSERIN

Tolvin (Organon)
oral: Tbl. – 10 mg (OP 30, 90)

Chemie

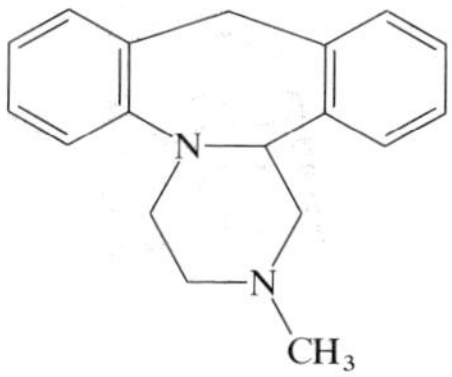

1,2,3,4,10,14-b-Hexahydro-2-methyl-dibenzo[c, f]pyrazino-(1,2-a)-azepin;
Dipyrazino-azepin-Derivat;
tetracyclisches Antidepressivum.

Eigenschaften

Mianserin ist, ebenso wie Maprotilin, eine tetracyclische Verbindung. Mianserin zeichnet sich durch einige besondere pharmakologische Eigenschaften aus. Es hat eine im Tierversuch nachgewiesene antiserotonerge Wirkung, die bei keinem der anderen bisher bekannten Antidepressiva so stark ausgeprägt ist. Mianserin zeigt auch im Gegensatz zu den anderen Antidepressiva keinen Reserpin-Antagonismus. Die nur in geringem Maße auftretenden Nebenwirkungen werden auf die weitgehend fehlende anticholinerge Wirkung von Mianserin zurückgeführt.

Indikationen

Das Wirkungsspektrum ähnelt dem Imipramin. Mianserin kann bei depressiven Syndromen verschiedenster Ätiologie eingesetzt werden. Vorsicht ist bei Patienten mit Suicidalität geboten. Bei Glaukom-Patienten mit depressiver Symptomatik kann, unter sorfältiger augenärztlicher Kontrolle, zu Beginn einer Behandlung mit Antidepressiva, Mianserin verordnet werden.

Dosierung

Beginn mit 3 × 10 mg täglich oral. Bei einer ambulanten Behandlung älterer Patienten kann mit einer niedrigeren Dosis begonnen werden. Erhaltungsdosis 30–60 mg täglich oral. Höchstdosis 120 mg.

Nebenwirkungen

In den ersten Behandlungstagen tritt häufiger Müdigkeit auf. Vegetative Symptome werden nur sehr selten beobachtet. Routineuntersuchungen s. *Allgemeiner Teil.*

Kontraindikationen

Akute Alkohol-, Schlafmittel-, Analgetica- und Psychopharmaka-Intoxikationen. Kombination mit MAO-Hemmern. Suicidalität schweren Grades. Relative Kontraindikationen: Depressive Symptomatik bei Schizophrenie; kardiale Vorschädigung, schwere Leber- und Nierenschäden.

Nicht klassifizierte Antidepressiva

16. NOMIFENSIN

Alival (Hoechst)

oral: Kps. – 25 mg (OP 30, 50) **(Alival 25)**
Kps. – 50 mg (OP 30, 50) **(Alival 50)**

Chemie

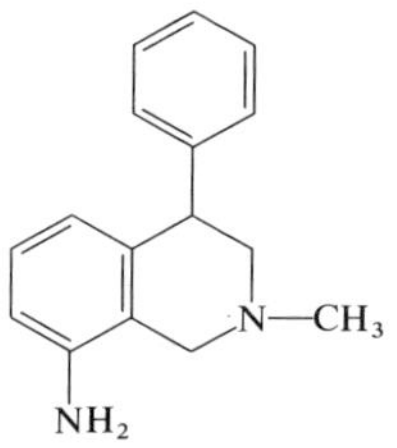

8-Amino-2-methyl-4-phenyl-1,2,3,4-tetrahydroisochinolin; Tetrahydroisochinolin-Derivat.

Eigenschaften

Nomifensin ist ein neu entwickeltes Antidepressivum, das auf Grund der chemischen Struktur nicht in die Gruppe der tri- und tetracyclischen Antidepressiva eingereiht werden kann. In den meisten pharmakologischen Untersuchungen zeigt Nomifensin einen ähnlichen Wirkungsmechanismus wie die tricyclischen Antidepressiva. Im Unterschied zu diesen wird aber bei Tieren in höherer Dosierung eine zentral erregende Wirkung beobachtet (s. S. 17). Die in biochemischen Untersuchungen (s. S. 25) festgestellte Hemmung der Noradrenalin-Aufnahme und die Dopamin-agonistische Wirkung wird im Zusammenhang mit einer antriebssteigernden Wirkung von Nomifensin gebracht. Die Nebenwirkungen scheinen geringer als beim Imipramin zu sein. Diese Eigenschaft kann auf die im Tierversuch nur gering ausgeprägten kardiovaskulären Wirkungen und die nur sehr schwache anticholinerge Wirkung von Nomifensin zurückgeführt werden.

Indikationen

In mehreren Doppelblind-Studien konnte die antidepressive Wirkung von Nomifensin nachgewiesen werden. Das Wirkungsprofil scheint dem Imipramin zu ähneln. Nomifensin darf nicht bei agitiert depressiven Patienten verordnet werden. Der Nachweis eines – im Vergleich zu den bisher bekannten Antidepressiva – schnelleren Wirkungseintrittes muß noch in weiteren klinischen Studien erbracht werden.

Dosierung

In den ersten 3 Tagen mit 3 × 25 mg, bei älteren Patienten mit 1–2 × 25 mg oral täglich beginnen. Erhaltungsdosis 3 × 50 mg täglich. Höchstdosis 200 mg täglich. Bei gleichzeitig bestehenden Schlafstörungen sollte Nomifensin nicht nach 15 Uhr verordnet werden.

Nebenwirkungen

Nebenwirkungen sollen im Vergleich zu tricyclischen Antidepressiva geringer sein. Routineuntersuchungen s. *Allgemeiner Teil.*

Kontraindikationen

Ängstlich-agitierte Depressionen. Suicidalität (grundsätzlich sollen bei suicidalen Patienten keine erst kurzfristig im Handel befindlichen – nicht dämpfenden – Antidepressiva verordnet werden). Akute Alkohol-, Schlafmittel-, Analgetica- und Psychopharmaka-Intoxikationen. Relative Kontraindikationen: Glaukom, Prostatahypertrophie, Harnverhalten, kardiale Vorschädigung, schwere Leber- und Nierenschäden.

Monoaminoxydasehemmer

17. TRANYLCYPROMIN

Parnate (Röhm & Haas)
oral: Tbl. – 5 mg (OP 50)

Kombinationspräparat:

Jatrosom (Röhm & Haas)
oral: Drg. – 13,7 mg Tranylcypromin + 1,18 mg Trifluoperazin (OP 14, 50)

Chemie

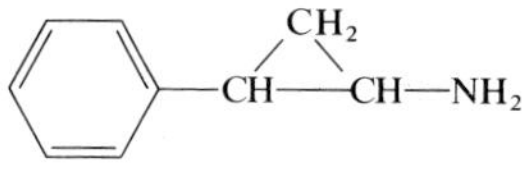

trans-2-Phenylcyclopropylamin;
Cyclopropylaminderivat;
Monoaminoxydasehemmer.

Eigenschaften

Tranylcypromin ist der einzige in der BRD z.Z. im Handel befindliche MAO-Hemmer. Tranylcypromin hat chemische Strukturähnlichkeit mit Amphetamin (Amphetamin hemmt aber nicht die Monoaminoxydase). Die antriebsstimulierende Wirkung ist bei Tranylcypromin noch intensiver als bei den Antidepressiva vom Desmethylimipramin-Typ. Biochemie und Pharmakologie werden ausführlich im Allgemeinen Teil besprochen.

Indikationen

Gehemmte Depressionen, bei denen Antriebsstörungen oder allgemeiner Aktivitäts- und Initiativ-Verlust im Vordergrund stehen. Tranylcypromin sollte nur in der Kombination mit Trifluoperazin, sowohl ambulant als auch in der Klinik, angewandt werden. Nebenwirkungen bei alleiniger Gabe von Tranylcypromin sind sonst vergleichsweise größer. Trotz der Kombination mit dem Neurolepticum Trifluoperazin ist das Risiko bei der Anwendung von MAO-Hemmern größer als bei den tricyclischen Antidepressiva. Auch konnte in vergleichenden Studien eine Überlegenheit der MAO-Hemmer gegenüber den tricyclischen Antidepressiva nicht nachgewiesen werden. Dennoch ist es unbestritten, daß in einigen Fällen MAO-Hemmer eine gute antidepressive Wirkung zeigen, wo vorher tricyclische Antidepressiva versagt hatten. Aus diesen Gründen sollte es zur Regel werden, daß vor Beginn der Behandlung mit Tranylcypromin bei gehemmten Depressionen ein Versuch mit tricyclischen Antidepressiva steht. Der Wirkungseintritt nach MAO-Hemmern erfolgt nicht so rasch wie nach tricyclischen Antidepressiva. Es muß mit einer Latenzzeit von 10 bis 20 Tagen gerechnet werden; allerdings ist ein Ansprechen auf die Therapie auch schon nach 3 Tagen beobachtet worden.

Dosierung

1–2 Drg. (1 Drg. enthält 13,7 mg Tranylcypromin im Jatrosom). Letzte Verordnung nicht nach 15 Uhr.

Nebenwirkungen

Zu Beginn der Therapie können Erregungssteigerungen und Unruhezustände mit Schlafstörungen auftreten. Es ist auch möglich, daß Unruhezustände mit plötzlicher Apathie abwechseln. Krampfanfälle wurden nach MAO-Hemmern beobachtet. Häufigste Nebenwirkungen sind Hypotonie, Schwindel und Kopfschmerzen. Möglich sind hypertone Blutdruckkrisen!

Die Ursache der antihypertensiven Wirkung der MAO-Hemmer ist bis jetzt noch nicht geklärt. Es wurde vermutet, daß die Wirkung auf Ganglienblockade oder auf der Wirkung eines „falschen Transmitters", der durch MAO-Hemmer entstanden ist, beruht. Eine weitere Hypothese erklärt den antihypertensiven Effekt der MAO-Hemmer folgendermaßen: Die Biosynthese des Noradrenalins wird durch einen „feed-back-Mechanismus" geregelt, indem das durch die MAO-Hemmung vermehrt zur Verfügung stehende Noradrenalin selbst die Tyrosin-Hydroxylase hemmt. Durch MAO-Hemmer könnte also die Noradrenalin-Biosynthese reduziert werden; die Folge wäre eine Blutdrucksenkung.

Bei auftretender Hypotonie unter der Behandlung mit Tranylcypromin eignet sich, sofern ein Kreislaufmittel benötigt wird, am besten Noradrenalin (z.B. Levarterenol). Andere Kreislaufmittel, einschließlich Adrenalin (Ephedrin), sind weniger geeignet. Bei der paradoxen hypertonischen Blutdruckkrise ist Absetzen von Tranylcypromin ausreichend. Der Blutdruck normalisiert sich dann gewöhnlich innerhalb von einigen Stunden. Bei sehr schweren Blutdruckkrisen hat sich die langsame i.v-Injektion von Phentolamin (Regitin) bis zu 5 mg bewährt.
Routineuntersuchungen s. *Allgemeiner Teil.*

Kontraindikationen

Suicidalität. Ängstlich-agitierte Depressionen. Schwere Leber- und Nierenschäden.
Gleichzeitiger Genuß von *tyraminhaltigen Nahrungsmitteln* kann zu schwersten Krisen führen. Während einer Behandlung mit Tranylcypromin dürfen folgende Nahrungsmittel und Getränke nicht eingenommen werden: *Käse*, *Bier*, Salzheringe, Hefehydrolysate, Saubohnen, Rotwein, Fleischextrakte, Hühnerleber, Joghurt, Wild. Bei der Behandlung mit Tranylcypromin sollte es zur Regel werden, daß überhaupt keine Zusatzmedikation verordnet wird. Unverträglichkeiten sind mit folgenden Substanzen beschrieben worden: *Alkohol*, Narkotica, Barbituraten, Amphetamin, Ephedrin, Methyldopa, Chinin, Diuretica, Acetylsalicylsäure, Vasoconstrictoren, Anticholinergica, Neuroleptica – besonders Reserpin, *tricyclischen Antidepressiva.* Vor der Verordnung einer anderen Medikation soll eine Übergangszeit von 7–10 Tagen eingehalten werden.

Die Gabe von tricyclischen Antidepressiva *nach* MAO-Hemmern ohne die eingehaltene Übergangszeit von 7–10 Tagen ist obsolet. Die umgekehrte Reihenfolge (tricyclische Antidepressiva *vor* MAO-Hemmern) stellt ein geringeres Risiko dar. Bei nachfolgender Therapie mit Neuroleptica besteht höchstens bei Verordnung von Phenothiazin-Derivaten ein leicht erhöhtes Risiko.

I. b Lithium-Salze

In diesem Abschnitt sollen die Kapitel Chemie, Eigenschaften, Indikationen, Nebenwirkungen und Kontraindikationen gemeinsam für die 5 Lithium-Salze: Lithium-Acetat, Lithium-Aspartat, Lithium-Carbonat, Lithium-Orotat und Lithium-Sulfat besprochen werden.

Chemie

Lithium ist ein einwertiges Metall. Es kommt in der Natur nicht frei vor, sondern nur als Salz in Mineralien, Mineralwasser, Seewasser, Pflanzen und Tiergeweben. Auch im menschlichen Gewebe befinden sich Spuren von Lithium, dessen physiologische Rolle bisher nicht bekannt ist.

Eigenschaften

Der Fortschritt, der durch die Einführung des Lithiums in der psychiatrischen Pharmakotherapie gemacht wurde, ist im Allgemeinen Teil ausführlich beschrieben worden. Heute ist die Lithium-Therapie eine Routinemaßnahme zur Rezidivverhütung bei manisch-depressiven Psychosen und bei schizoaffektiven Psychosen geworden. Weder veränderte Toleranz noch Wirkungsabschwächung oder Sensibilisierung werden nach langjähriger Lithium-Gabe beobachtet. Abstinenz-Symptome sind nach Beendigung einer Lithium-Therapie nicht aufgetreten.

Indikationen

Lithium-Salze sind *prophylaktisch* wirksam bei rezidivierenden manischen und/oder depressiven Phasen im Rahmen einer endogenen Depression und bei schizo-affektiven Psychosen. In den letzten Jahren konnte gezeigt werden, daß eine Lithium-Therapie auch bei depressiven Phasen nicht-psychotischer Genese in einzelnen Fällen eine prophylaktische Wirkung hat. Nicht immer wird es zu einer völligen Rezidivverhütung kommen. Von einem Therapie-Erfolg kann aber schon dann gesprochen werden, wenn die Intervalle zwischen den Phasen verlängert werden oder die Phasen in ihrer Intensität abgeschwächt werden. Da die prophylaktische Wirkung erst sechs Monate nach Therapie-Beginn einsetzt, empfiehlt es sich, gerade bei klinischer Behandlung eines Patienten, möglichst frühzeitig die Lithium-Behandlung einzuleiten. Eine Lithium-Prophylaxe sollte nach einer gesicherten zweiten depressiven und/oder manischen Phase begonnen werden, wenn der Abstand zu ersten Phase weniger als 1 Jahr beträgt. Allerdings darf diese Regel nicht zu einem starren Schema werden. Vorrangig ist die Einsicht des Patienten, daß aufgrund der Schwere der Krankheit eine prophylaktische Therapie vorgenommen werden muß. Vor Einleitung einer Lithium-Prophylaxe muß immer daran gedacht werden, daß sehr häufig zu Beginn der Therapie, aber auch später noch, zum Teil unangenehme Nebenwirkungen auftreten können (s.u.). Die Patienten müssen auch die Fähigkeit besitzen, diese Nebenwirkungen von Überdosierungserscheinungen (s.u.) zu unterscheiden. Die gewissenhafte Einnahme und die regelmäßige Kontrolle der Lithium-Plasma-Konzentration sind grundsätzliche Voraussetzungen für den Beginn einer Lithium-Prophylaxe.

Lithium-Salze haben nicht nur prophylaktische Wirkung, sondern können auch bei hypomanischen und manischen Zuständen *therapeutisch* verordnet werden. Meistens wird man bei diesen Krankheitsbildern zusätzlich ein Neurolepticum geben. Bei akuten Manien sollte Lithium nur in Kombination mit Neuroleptica verordnet werden, da die antimanische Wirkung der Lithium-Salze nicht so stark wie bei den Neuroleptica ausgeprägt ist, und weil die antimanische Wirkung erst nach ca. 8–10 Tagen einsetzt. In jüngster Zeit sind *EEG-Veränderungen* unter der Kombination von Lithium und Haloperidol mitgeteilt worden. Auch wurden nach zusätzlicher Gabe von Haloperidol bei einer Lithium-Serum-Konzentration zwischen 0,8 und 1,2 mval/l Symptome einer Lithium-Intoxikation beobachtet, die nach Absetzen von Haloperidol wieder verschwanden. Bevor die Zusammenhänge zwischen EEG-Veränderungen und einer stärkeren Neigung zu Nebenwirkungen unter der Kombination von Lithium und Neuroleptica nicht geklärt sind, sollten häufigere EEG- und Lithium-Kontrollen unter der Kombinationsbehandlung durchgeführt werden. Besondere Vorsicht bei der Kombination von Lithium und Neuroleptica scheint bei älteren Patienten geboten zu sein.

Dosierung

Allgemeine Richtlinien über die Höhe der täglichen Tabletten-Einnahme können nicht gegeben werden, da eine individuelle Dosierung, entsprechend der Serumkonzentration, erfolgen muß.

Prophylaktisch:	0,8	–	1,2 mval/l
Therapeutisch:	1,0	–	1,4 mval/l

Bei einer Lithium-Serum-Konzentration unter 0,8 mval/l besteht im allgemeinen keine prophylaktische Wirkung. Nur bei älteren Patienten kann häufig schon eine geringere Lithium-Serum-Konzentration ausreichend sein. Bei starken Nebenwirkungen (s.u.) wird der Arzt manchmal gezwungen sein, die Dosierung zu senken. Kommt es bei einer solchen Dosisreduktion nicht wieder zum Auftreten einer depressiven oder manischen Phase, kann mit der reduzierten Dosis die prophylaktische Therapie fortgeführt werden. Bei Wiederauftreten einer Krankheitsphase muß die Lithium-Dosis dann erhöht werden.
Es wird mit einer niedrigen Dosis begonnen (ca. 10–25 mval Lithium/Tag). Nach einer Woche erfolgt die erste Lithium-Serum-Kontrolle. Zu diesem Zeitpunkt hat sich ein Gleichgewicht (steady state) eingestellt. Die erreichte Lithium-Serum-Konzentration wird dann individuell korrigiert, bis die Lithium-Konzentration im prophylaktischen Bereich liegt. Das praktische Vorgehen wird bei jedem einzelnen Präparat getrennt dargestellt.

Nebenwirkungen

1. Initial bei Beginn der Medikation

Sehr häufig treten zu Beginn einer Lithium-Verordnung initiale Nebenwirkungen auf, die später wieder spontan verschwinden. Das mögliche Auftreten dieser Nebenwirkungen muß dem Patienten vorher mitgeteilt werden. Keinesfalls sollten die folgenden Nebenwirkungen zu einer Unterbrechung bzw. Absetzen der begonnenen Lithium-Medikation führen: Relativ häufig ist der *feinschlägige Tremor*, der auch später unter der Therapie anhalten kann. Antiparkinsonmittel sind dabei wirkungslos. Beim Lithium-Tremor kann ein Therapieversuch mit dem β-Receptorenblocker *Propranolol* (Dociton) gemacht werden. Die Dosis liegt bei 3×10 bis 3×30 mg täglich oral. Kontraindikation für Propanolol sind Herz-Kreislauf-Komplikationen und Asthma bronchiale. Eine Dauermedikation mit Propranolol sollte möglichst nicht erfolgen (Absetzversuche!).
Weiterhin können folgende Nebenwirkungen auftreten: Gastrointestinale Beschwerden (Übelkeit, Völlegefühl, vermehrter Stuhlgang, Appetit-

verlust), Polyurie, Durstgefühl, Muskelschwäche, leichte Müdigkeit. Auch kurzdauernde EKG-Veränderungen zwingen nicht zur Unterbrechung der Lithium-Gabe.

2. Später unter der Medikation

Auch wenn zu Beginn einer Lithium-Therapie noch kein Tremor aufgetreten ist, kann später ein feinschlägiger Tremor hinzukommen. Unter der Therapie wird häufiger über Gewichtszunahme, Polyurie und Durstgefühl geklagt. Bei etwa 10% der Patienten, die unter einer Lithium-Medikation stehen, entwickelt sich eine euthyreote *Struma* oder selten ein *Myxödem*. Deshalb sollte vor Beginn einer Lithium-Prophylaxe und später in größeren Abständen die Schilddrüsenfunktion überprüft werden und der Halsumfang gemessen werden. Bei Auftreten euthyreoter Strumen soll der Internist hinzugezogen werden (Verordnung von Thyroxin; z.B. $\frac{1}{2}-1$ Tbl. Novothyral). Nur in Ausnahmefällen führt diese Nebenwirkung zum Absetzen der Lithium-Medikation. Gesichts- und Knöchelödem werden gelegentlich beobachtet; dann muß die Lithium-Serum-Konzentration in kurzen Abständen überprüft werden; Dosisreduktion kann notwendig werden.

3. Hinweise für Lithium-Intoxikation

Bei einer Lithium-Überdosierung (Lithium-Serum-Konzentration über 1,6 mval/l), bei Kalium- oder Kochsalzmangel und ausnahmsweise auch bei einer Serumkonzentration unter 1,6 mval/l kann es zu einer Lithium-Intoxikation kommen: Erbrechen, Durchfälle, grobschlägiger Tremor der Hände, Abgeschlagenheit, Schläfrigkeit, Schwindel, dysarthrische Störungen; später Rigor, Reflexsteigerung, fasciculäre Muskelzuckungen, Schreibkrämpfe, Krampfanfälle, Bewußtseinstrübung bis zum Koma. Bei Verdacht auf eine Lithium-Intoxikation muß der Patient sofort in eine Medizinische Klinik eingewiesen werden.

4. Ursachen einer Lithium-Intoxikation

Neben einer *Überdosierung* muß bei einer Lithium-Intoxikation an eine mögliche *natriumarme Diät*, an eine *Kombination mit Diuretika* und an *interkurrente Erkrankungen* gedacht werden. Interkurrente Erkrankungen können bei einer Lithium-Medikation besonders dann schwerwiegende Folgen haben, wenn sie mit einer Störung der Nierenfunktion oder mit Veränderungen des Elektrolythaushaltes (z.B. bei langanhaltenden Durchfällen) einhergehen. Lithium-Intoxikationen bei zusätzlicher Gabe von Diuretika beruhen auf einer verminderten Lithium-Ausscheidung bei verstärkter Natriurese. Weiterhin stellen Narkosen und Operationen ein erhöhtes Risiko für eine Lithium-Intoxikation dar.

5. Therapie bei Lithium-Überdosierung

Reduzierung bzw. vorübergehendes Absetzen der Lithium-Medikation und Verhinderung von internistischen Komplikationen sind die wichtigsten Maßnahmen bei Lithium-Überdosierung. Die symptomatische Behandlung erfolgt wie bei einer Barbituratvergiftung: Ausgleich des Wasser- und Elektrolythaushaltes, Regulierung der Nierenfunktion, Korrigierung des Blutdruckes, Überprüfung der Atem- und Lungenfunktion und Infektionsprophylaxe. Komplikationen bei einer Lithium-Intoxikation können über zwei Wochen andauern, durch mehrfache Hämodialyse ist die Dauer der Vergiftung aber deutlich zu verkürzen. Bei einer Lithium-Serum-Konzentration von über 4,0 mvol/l ist eine sofortige Hämodialyse indiziert. Nach Lithium-Intoxikationen sind bis jetzt keine dauernden Schäden beobachtet worden.

6. Verhütung von Überdosierungen

Die wichtigste Maßnahme zur Verhütung von Überdosierungen ist die routinemäßige Kontrolle der Lithium-Serum-Konzentration und die Aufklärung des Patienten über Überdosierungserscheinungen. In größeren Abständen sollten EKG-Kontrollen, Blutdruckmessungen und Harnstoff- bzw. Kreatininbestimmungen im Serum erfolgen. Bei älteren Patienten muß die Nierenfunktion häufiger überprüft werden. Die Patienten sollen darauf hingewiesen werden, daß keine Änderungen in der Nahrungs- und Flüssigkeitszufuhr eintreten sollen; es muß immer für eine ausreichende Kochsalz- und Flüssigkeitszufuhr gesorgt werden. Keinesfalls dürfen drastische Diätkuren unternommen werden.

7. Lithium-Serum-Kontrollen

Die Lithium-Bestimmung muß *morgens vor* Einnahme der Medikation erfolgen. Die Blutentnahme soll möglichst genau 12 Std nach der letzten Tabletten-Einnahme erfolgen. Die flammen-photometrische Bestimmung der Lithium-Konzentration im Plasma sollte in den ersten 4 Wochen wöchentlich vorgenommen werden, danach sind im ersten halben Jahr monatliche Kontrollen und später Kontrollen im Abstand von 2–3 Monaten angebracht. Nur in Ausnahmefällen sollten längere Zwischenräume toleriert werden. Bei Rezidiven muß die Lithium-Serum-Konzentration häufiger bestimmt werden.

Kontraindikationen

Schwere Nieren-, Herz- und Kreislaufkrankheiten. Störungen des Natriumhaushaltes mit notwendiger kochsalzarmer Diät. Addisonsche

Krankheit. Gravidität in den ersten 4 Monaten. Vorsicht ist bei hohem Lebensalter, stark reduziertem Ernährungs- und Kräftezustand und cerebraler Krampfbereitschaft geboten. Wenn in solchen Fällen eine Lithium-Prophylaxe durchgeführt wird, ist eine häufigere Lithium-Plasma-Kontrolle notwendig.

1. LITHIUM-ACETAT

Quilonum (Dauelsberg)
oral: Oblong Tbl. (OP 50)
Menge des Salzes pro Tbl.: 536 mg
Lithium-Gehalt pro Tbl.: 8,1 mval

Chemie CH_3COOLi
Eigenschaften
Indikationen
} s. Lithium-Salze S. 69.

Dosierung (s. auch S. 71)

Der Behandlungsbeginn erfolgt mit 3 × 1 Tablette, bei älteren Patienten mit 2 × 1 Tablette täglich. Wenn nach einer Woche die Lithium-Serum-Konzentration über 0,8 mval/l liegt, wird die Dosis um 1 Tablette reduziert; wenn die Lithium-Serum-Konzentration unter 0,8 mval/l liegt, wird die Medikation um 1 Tablette erhöht. Bei späteren Kontrollen erfolgt entsprechende Dosisanpassung.

Nebenwirkungen
Kontraindikationen
} s. Lithium-Salze S. 71 und 73.

2. LITHIUM-ASPARTAT

Lithium-Aspartat (Köhler)
oral: Drg. (OP 120)
Menge des Salzes pro Drg.: 500 mg
Lithium-Gehalt pro Drg.: 3,2 mval

Chemie

COOHCH$_2$CHNH$_2$COOLi; s. Lithium-Salze S. 69.

Eigenschaften

Nach Angaben des Herstellers soll Lithium-Aspartat eine höhere Affinität zum Intrazellulärraum haben. Aus diesem Grunde wurde empfohlen, bei einer Lithium-Prophylaxe mit Lithium-Aspartat, die Patienten mit einer niedrigeren Lithium-Serum-Konzentration einzustellen als es mit den übrigen Lithium-Salzen notwendig ist. Dieser Befund konnte aber weder in pharmakokinetischen Studien [23] noch in ausreichenden klinischen Untersuchungen bestätigt werden.

Indikationen **Dosierung** **Nebenwirkungen** **Kontraindikationen**	Erst nach Vorliegen weiterer physiologischer und und klinisch-pharmakologischer Untersuchungen sollte Lithium-Aspartat zur Prophylaxe phasisch verlaufender Depressionen eingesetzt werden.

3. LITHIUM-CARBONAT

Hypnorex (Delalande)
oral: Tbl. (OP 100)
Menge des Salzes pro Tbl.: 400 mg
Lithium-Gehalt pro Tbl.: 10,8 mval

Quilonum retard (Dauelsberg)
oral: Oblong Tbl. (OP 60)
Menge des Salzes pro Tbl.: 450 mg
Lithium-Gehalt pro Tbl.: 12,2 mval

Chemie Li$_2$CO$_3$; s. Lithium-Salze S. 69.

Eigenschaften

Durch die Retard-Tablette ist eine Verabreichungsform hergestellt worden, die eine gleichmäßige Abgabe des Lithium-Salzes über den Tag gewährleistet. Dadurch entfallen die plötzlichen hohen Lithium-Serum-Konzentrationen sofort nach Einnahme der Medikation wie sie nach Gabe von Lithium-Acetat beobachtet werden. Die Möglichkeit des Auftretens von Nebenwirkungen wird somit verringert.

Indikationen s. Lithium-Salze S. 69.

Dosierung (s. auch S. 71)

Hypnorex: Beginn mit 2 × 1 Tablette täglich, bei älteren Patienten mit 1 Tablette täglich. Nach einer Woche Überprüfung der Lithium-Serum-Konzentration: Ein Wert von über 0,8 mval/l wird durch 2 Tabletten nur in Ausnahmefällen auftreten (dann Reduktion oder Umsetzen auf ein anderes Präparat); bei einer Serum-Konzentration unter 0,8 mval/l: Erhöhung um 1 Tablette.

Quilonum retard: Beginn mit 2 × 1 Tablette täglich, bei älteren Patienten mit 1 Tablette täglich. Erhöhung bzw. Reduktion der Dosis entsprechend der Lithium-Serum-Konzentration unter bzw. über 0,8 mval/l.

Nebenwirkungen
Kontraindikationen } s. Lithium-Salze S. 71 und 73.

4. LITHIUM-OROTAT

Lithium-Orotat (Nadrol)

oral: Tbl. (OP 30, 100)
Menge des Salzes pro Tbl.: 150 mg
Lithium-Gehalt pro Tbl.: 0,832 mval.

Chemie

$C_5H_3N_2O_4Li$; s. Lithium-Salze S. 69.

Eigenschaften

Nach Angaben des Herstellers soll Lithium-Orotat, ebenso wie Lithium-Aspartat, eine höhere Affinität zum Intrazellulärraum haben. Im Tierversuch konnte aber ein Unterschied in der Verteilung von Lithium zwischen Serum und Gewebe im Vergleich zu den bisher bekannten Lithium-Salzen nicht festgestellt werden [75]. Es fehlen auch ausreichende klinisch-pharmakologische Untersuchungen, die beweisen, daß eine niedrige Lithium-Serum-Konzentration eine prophylaktische Wirkung hat.

Indikationen
Dosierung
Nebenwirkungen
Kontraindikationen } Erst nach Vorliegen weiterer physiologischer und klinisch-pharmakologischer Untersuchungen sollte Lithium-Orotat zur Prophylaxe phasisch verlaufender Depressionen eingesetzt werden.

5. LITHIUM-SULFAT

Lithium-Duriles (Astra)
oral: Tbl. (OP 100, 250)
Menge des Salzes pro Tbl.: 330 mg
Lithium-Gehalt pro Tbl.: 6,0 mval

Chemie Li_2SO_4: s. Lithium-Salze S. 69.

Eigenschaften

Es handelt sich beim Lithium-Duriles um Retard-Tabletten mit verzögerter Wirkstoffabgabe (s. auch unter Lithium-Carbonat).

Indikationen

Ebenso wie die Retard-Form des Lithium-Carbonats ist die Retard-Form des Lithium-Sulfats als Dauermedikation zu empfehlen.

Dosierung (s. auch S. 71)

Beginn mit 2 × 2 Tabletten täglich, bei älteren Patienten mit 2 × 1 Tablette täglich; Erhöhung bzw. Reduktion der Dosis entsprechend der Lithium-Serum-Konzentration unter bzw. über 0,8 mval/l.

Nebenwirkungen
Kontraindikationen } s. Lithium-Salze S. 71 und 73.

II. NEUROLEPTICA

Tricyclische Neuroleptica

Phenothiazin-Derivate

a) Phenothiazin-Derivate mit aliphatischer Seitenkette

1.	Alimemazin	(Theralene)
2.	Chlorpromazin	(Megaphen, Kombinationspräparat mit Promethazin und Reserpin: Megaphen Comp.)
3.	Laevomepromazin	(Neurocil)
4.	Promazin	(Protactyl, Verophen)
5.	Promethazin	(Atosil)
6.	Trifluopromazin	(Psyquil)

b) Phenothiazin-Derivate mit Piperidyl-Seitenkette

7.	Mepazin	(Pacatal)
8.	Periciazin	(Aolept)
9.	Sulforidazin	(Inofal)
10.	Thioridazin	(Melleril-Sandoz)

c) Phenothiazin-Derivate mit Piperazinyl-Seitenkette

11.	Butyrylperazin	(Randolectil)
12.	Dixyrazin	(Esucos)
13.	Fluphenazin	(Dapotum, Lyogen, Omca)
14.	Imiclopazin	(Ponsital)
15.	Perazin	(Taxilan)
16.	Perphenazin	(Decentan)
17.	Thioproperazin	(Mayeptil)
18.	Thiopropazat	(Kombinationspräparat mit Chlorphencyclan: Tonoquil, Vesitan)

19. Trifluoperazin	(Jatroneural, Kombinationspräparat mit Isopropamid: Stelabid, Kombinationspräparat mit Äthylisopentylbarbitursäure: Jalonac, Kombinationspräparat mit Tranylcypromin: Jatrosom)

Thioxanthen-Derivate

20. Chlorprothixen	(Taractan, Truxal)
21. Clopenthixol	(Ciatyl)
22. Flupenthixol	(Fluanxol, Kombinationspräparat mit Nortriptylin: Benpon)
23. Thiothixen	(Orbinamon)

Andere tricyclische Neuroleptica

24. Clozapin	(Leponex)
25. Homofenazin	(Pasaden)
26. Prothipendyl	(Dominal)

Butyrophenon-Derivate und strukturverwandte Neuroleptica

27. Benperidol	(Glianimon)
28. Floropipamid	(Dipiperon)
29. Fluanison	(Sedalande)
30. Fluspirilene	(Imap)
31. Haloperidol	(Haldol-Janssen, Kombinationspräparat mit Isopropamid: Vesalium)
32. Methylperidol	(Luvatrena)
33. Penfluridol	(Semap)
34. Pimozide	(Orap)
35. Trifluoperidol	(Triperidol)

Rauwolfia-Alkaloide und andere Indol-Derivate

36. Reserpin	(Helfoserpin, Reserpin, Sedaraupin, Serpasil, Kombinationspräparat mit Orphenadrin: Phasein)
37. Oxypertin	(Forit)

Nicht klassifizierte Neuroleptica

38. Sulpirid	(Dogmatil)

Allgemeiner Teil

Definition und historische Entwicklung

Die Entdeckung der Neuroleptica geht darauf zurück, daß in Frankreich unmittelbar nach 1945 im Rahmen von umfangreichen Forschungsarbeiten über antihistaminisch wirksame Substanzen auch die an sich schon lange bekannten Phenothiazine berücksichtigt wurden. Die Phenothiazine waren seit über 50 Jahren als Anthelminthica und Antiseptica bekannt. Später hatte sich dann herausgestellt, daß verschiedene Phenothiazin-Derivate auch hochwirksame Antihistaminica sind. Die bislang bekannt gewordenen Vertreter dieser Substanzgruppe waren aber zu toxisch, um klinisch angewandt zu werden. Erst eines der von französischen Chemikern und Pharmakologen entwickelten Phenothiazin-Derivate, das Promethazin, erwies sich als ein therapeutisch auch heute noch brauchbares Präparat. Es wird als stark wirksames Antihistaminicum und wegen seiner gleichzeitig bestehenden sedativ-hypnotischen Wirkung auch als Sedativum und Schlafmittel eingesetzt. Bei den Bemühungen, diesen Pharmakontyp durch systematische Strukturabwandlungen zu variieren, wurde unter vielen anderen Substanzen schließlich auch das *Phenothiazin-Derivat Chlorpromazin* entwickelt. Diese Substanz hatte im Tierversuch im Vergleich zum Promethazin nur noch eine schwache Antihistamin-Wirkung, hingegen eine noch deutlicher ausgeprägte sedative Wirkung. 1951 wurde Chlorpromazin dann von LABORIT in die Klinik eingeführt [45], weil es sich bei der Suche nach neuen Verfahren der Anaesthesie für die Erzeugung eines „künstlichen Winterschlafs" („hibernation artificielle") eignete. Der mit der Anwendung des sog. „cocktail lytique" eingeleitete Entwicklungsschritt der Anaesthesiologie hat später zu dem heute so breiten Gebiet der *Neuroleptanalgesie* geführt. Bis 1956 nahm man an, daß für die in diesem Bereich einzusetzenden Pharmaka die temperatursenkende und die schlafmachende Wirkung die wichtigsten Charakteristika seien. Man war sogar der Ansicht, die Verwendbarkeit dieser Substanzen in der Anaesthesiologie hänge direkt mit diesen Wirkungsqualitäten zusammen. Eine weit größere Bedeutung bekam Chlorpromazin dann aber durch die klinischen Beobachtungen der französischen Psychiater DELAY und DENIKER. Sie teilten 1952 mit [17], daß durch die alleinige Verabreichung von Chlorpromazin (ohne Zusatz weiterer Medikamente – wie es bei vorausgegangenen Versuchen etwa mit dem cocktail lytique noch üblich gewesen war) manische und schizophrene Psychosen nachhaltig therapeutisch zu beeinflussen waren. Diesen Befunden von DELAY und

Deniker begegnete man anfangs mit Skepsis; dann wurden aber sehr bald die Befunde an vielen Kliniken nachgeprüft und bestätigt. Daher kam es nach der Einführung des Chlorpromazins in die psychiatrische Therapie in Frankreich sehr schnell zu einer Verbreitung dieses neuartigen medikamentösen Behandlungsverfahrens bei psychotischen Zuständen. Kurze Zeit später stellte es sich dann heraus, daß das 1952 isolierte *Rauwolfia-Alkaloid Reserpin* in mancherlei Hinsicht ähnlich wie verschiedene Phenothiazin-Derivate wirkte. 1954 wurde das Reserpin dann von dem amerikanischen Psychiater Kline ebenfalls zur Behandlung von Psychosen angewandt [41]. Damit stand schon sehr bald ein weiteres Pharmakon zur Verfügung, das eine dem Chlorpromazin vergleichbare therapeutische Wirksamkeit besaß.

Eine bedauerliche Folge der sehr schnellen Verbreitung von Chlorpromazin und Reserpin war es, daß in vielen Ländern von verschiedenen Forschergruppen zahlreiche Begriffe und Gruppenbezeichnungen für diese beiden Pharmaka vorgeschlagen wurden (z.B. Neurolytica, Neuroplegica, Psycholeptica, Neuroleptica). So kam es schon sehr bald zu einer erheblichen Begriffsverwirrung mit vielen Mißverständnissen, die bis heute noch nicht überwunden worden sind. Kennzeichnend hierfür ist, daß in den englisch sprechenden Ländern für diese und die vielen ihnen nachfolgenden wirkungsähnlichen Pharmaka immer noch der Begriff „major tranquilizer" gebraucht wird. Das führt immer wieder zu Verwechslungen mit der Gruppe der Tranquilizer (im englischen Sprachgebrauch: „minor tranquilizer"). In Mitteleuropa hat sich jetzt weitgehend der Begriff Neuroleptica durchgesetzt, den Delay 1955 für die Bezeichnung von Chlorpromazin und allen wirkungsähnlichen Pharmaka vorgeschlagen hatte.

1952 beschrieben Delay und Deniker das durch Injektion von 15 bis 100 mg Chlorpromazin hervorgerufene Wirkungsbild. Es wird durch psychomotorische Verlangsamung, emotionale Ausgeglichenheit und affektive Indifferenz charakterisiert. Sehr bald folgte der klinisch-therapeutischen Wirkungsanalyse eine genaue Charakterisierung dieser Substanz im pharmakologischen Tierversuch (s. Pharmakologie). Das geschah in erster Linie deswegen, weil man sich erhoffte, auf diesem Wege pharmakologische Wirkungseigentümlichkeiten aufzudecken, die für das Auffinden weiterer Neuroleptica richtungsweisend sein könnten.

Dieses Konzept des „screenings" potentieller Neuroleptica führte 1958 zur Entdeckung der Gruppe der *Butyrophenone* [33]. Auf der Suche nach neuen morphinähnlichen Analgetica mit zentraler Wirkung beobachtete Janssen in pharmakologischen Tierversuchen, daß der Hauptvertreter dieser Butyrophenone – Haloperidol – ähnliche Eigenschaften wie die Phenothiazine besaß [32]. Diese aufgrund der tierexperimentellen

Befunde vorausgesagte „neuroleptische" Wirksamkeit wurde in klinischen Untersuchungen bald bestätigt. Heute sind die Butyrophenone neben den tricyclischen Neuroleptica eine nicht mehr entbehrliche Gruppe der Neuroleptica.

Die neuroleptische Wirkung der Phenothiazine, des Reserpins und der Butyrophenone geht mit einer *extrapyramidalmotorischen* Symptomatik einher. Wenn auch Manifestationszeitpunkt der psychotischen Symptomatik, Ausprägung und Intensität der extrapyramidalmotorischen Wirkung einerseits von „Dispositions-Faktoren" und andererseits von „Pharmakon-Faktoren" (z.B. Art des Pharmakons, Dosis, Dosis-Gradient) abhängen, so setzte sich doch sehr bald die Überzeugung durch, daß der klinische Effekt der Neuroleptica eng mit der extrapyramidalmotorischen Wirkung zusammenhänge. Die feste Koppelung zwischen extrapyramidalmotorischen Nebenwirkungen und therapeutischer Wirksamkeit galt sogar als so zuverlässig, daß die Wirkungsintensität der Pharmaka primär nicht am therapeutischen Wirkungsbild, sondern an der Ausprägung bzw. der Dosis-Wirkungs-Relation der extrapyramidalmotorischen Effekte bemessen wurde (*neuroleptische Potenz*; s. Pharmakologie und Klinik) [26]. Dieses Konzept der festen Koppelung zwischen therapeutischer Wirksamkeit und extrapyramidalmotorischen Symptomen führte dazu, daß die psychopharmakologische Forschung bei ihren Bemühungen um die Fortentwicklung der Neuroleptica nur solchen Substanzen ihre Aufmerksamkeit widmete, von denen fest stand, daß sie extrapyramidalmotorisch wirksam waren. In den letzten Jahren hat sich aber nun herausgestellt, daß es Pharmaka gibt, die das gleiche klinisch-therapeutische Wirkungsbild wie die bisher bekannten Neuroleptica besitzen, ohne jedoch gleichzeitig extrapyramidalmotorische Wirkungen hervorzurufen (Clozapin; s. Pharmakologie und Klinik). Diese Befunde zwingen zu einer Revision des *Begriffes „Neurolepticum"* in der bisher von Pharmakologen und Psychiatern anerkannten Fassung [81]. Der klinisch-therapeutische Effekt der Neuroleptica beruht auf ihrer dämpfenden Wirkung auf psychomotorische Erregtheit, aggressives Verhalten, affektive Spannungen, psychotische Trugwahrnehmungen, psychotisches Wahndenken, katatone Verhaltensstörungen und schizophrene Ich-Störungen. Wenn ein Pharmakon dieses Wirkungsprofil besitzt, sollte es unabhängig davon, ob es extrapyramidalmotorisch wirksam ist oder nicht, als Neurolepticum bezeichnet werden.

Einteilung

Die Neuroleptica lassen sich strukturchemisch in 4 Haupt-Gruppen aufgliedern:

1. Tricyclische Neuroleptica
2. Butyrophenon-Derivate und strukturverwandte Neuroleptica
3. Rauwolfia-Alkaloide und andere Indol-Derivate
4. Nicht klassifizierte Neuroleptica

Bei den tricyclischen Neuroleptica handelt es sich in der ganz überwiegenden Mehrzahl um Phenothiazin- und Thioxanthen-Derivate. Die enge chemische Verwandtschaft dieser beiden Pharmakon-Typen ergibt sich aus Abb. 11.

Grundskelet

Seitenkette

Basischer Substituent

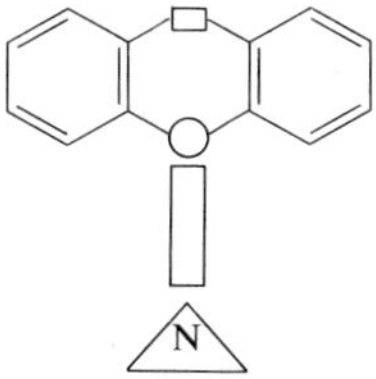

	○	□	
Phenothiazin	N	S	Neuroleptica
Thioxanthen	C	S	
Dibenzazepin	N	$CH_2—CH_2$	Antidepressiva
Dibenzocycloheptadien	C	$CH_2—CH_2$	

Abb. 11. Aufbau der Tricyclus-Pharmaka (nach WILHELM)

Die tricyclischen Psychopharmaka bestehen aus einem Ring-System (Tricyclus) und einer Seitenkette mit basischen Substituenten. Die verschiedenen Gruppen der tricyclischen Psychopharmaka unterscheiden sich voneinander durch Veränderungen am Zentralring im Tricyclus. Der Vergleich der verschiedenen Ring-Systeme zeigt übrigens auch, wie eng die strukturchemischen Beziehungen zwischen den Neuroleptica (Phenothiazine, Thioxanthene) und den Antidepressiva (Dibenzazepine, Dibenzcycloheptadiene) sind. Das wird durch die Abb. 12 noch verdeutlicht, in der strukturanaloge Paare von Neuroleptica und Antidepressiva

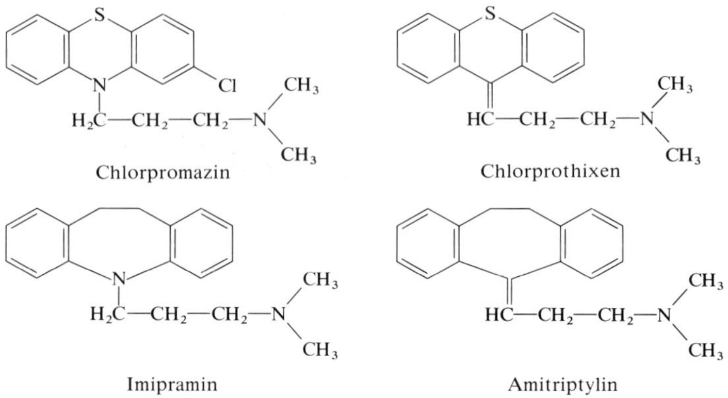

Abb. 12. Gegenüberstellung der Strukturformeln von Chlorpromazin-Chlorprothixen und Imipramin-Amitriptylin

einander gegenübergestellt worden sind (weitere Einzelheiten über Struktur-Wirkungsbeziehungen bei Neuroleptica und Antidepressiva im Einleitungskapitel des Abschnittes über Antidepressiva).
Nach den verschiedenen Seitenketten können bei den Phenothiazin-Derivaten noch Untergruppen unterschieden werden:

1. Phenothiazin-Derivate mit aliphatischer Seitenkette
2. Phenothiazin-Derivate mit Piperidyl-Seitenkette
3. Phenothiazin-Derivate mit Piperazinyl-Seitenkette

Die Einteilung dieser 3 Gruppen ist vor allem auch deswegen berechtigt, weil sich die pharmakologischen und klinisch-therapeutischen Wirkungsbilder von Gruppe zu Gruppe unterscheiden. Die *Phenothiazin-Derivate mit aliphatischer Seitenkette* haben eine stärkere sedierende Wirkung; außerdem ist bei diesen Präparaten die vegetative Symptomatik, insbesondere die Hypotonie, vergleichsweise stärker ausgeprägt. Die extrapyramidalmotorischen Symptome sind jedoch geringer als bei den Pharmaka der beiden anderen Gruppen. Die *Phenothiazin-Derivate mit einer Piperidyl-Seitenkette* wirken mittelgradig sedierend. Die *Phenothiazin-Derivate mit einem Piperazin-Ring in der Seitenkette* zeigen im Vergleich zu den Phenothiazinen mit aliphatischer Seitenkette eine geringere Sedation und vegetative Begleitsymptomatik, haben jedoch im Vergleich zu den beiden anderen Gruppen die stärksten extrapyramidalmotorischen Symptome, dafür aber auch die stärkste antipsychotische Wirkung. Im Handel befinden sich folgende Phenothiazin-Derivate:

Phenothiazin-Derivate mit aliphatischer Seitenkette:

Alimemazin	(Theralene)
Chlorpromazin	(Megaphen, Kombinationspräparat mit Promethazin und Reserpin: Megaphen Comp.)
Laevomepromazin	(Neurocil)
Promazin	(Protactyl, Verophen)
Promethazin	(Atosil)
Trifluopromazin	(Psyquil)

Phenothiazin-Derivate mit Piperidyl-Seitenkette:

Mepazin	(Pacatal)
Periciazin	(Aolept)
Sulforidazin	(Inofal)
Thioridazin	(Melleril-Sandoz)

Phenothiazin-Derivate mit Piperazinyl-Seitenkette:

Butyrylperazin	(Randolectil)
Dixyrazin	(Esucos)
Fluphenazin	(Dapotum, Lyogen, Omca)
Imiclopazin	(Ponsital)
Perazin	(Taxilan)
Perphenazin	(Decentan)
Thioproperazin	(Mayeptil)
Thiopropazat	(Kombinationspräparat mit Chlorphencyclan: Tonoquil, Vesitan)
Trifluoperazin	(Jatroneural, Kombinationspräparat mit Isopropamid: Stelabid, Kombinationspräparat mit Äthylisopentylbarbitursäure: Jalonac, Kombinationspräparat mit Tranylcypromin: Jatrosom)

Aus der Gruppe der *Thioxanthen-Derivate* sind zur Zeit vier Substanzen im Handel erhältlich:

Chlorprothixen	(Taractan, Truxal)
Clopenthixol	(Ciatyl)
Flupenthixol	(Fluanxol, Kombinationspräparat mit Nortriptylin: Benpon)
Thiothixen	(Orbinamon)

Tricyclische Neuroleptica sind auch:

Clozapin	(Leponex) und
Homofenazin	(Pasaden)
Prothipendyl	(Dominal)

Das Grundskelet wurde aber bei diesen beiden Substanzen stärker als bei den Phenothiazin-Derivaten und Thioxanthen-Derivaten abgewandelt, so daß Clozapin und Prothipendyl in einer eigenen Gruppe zusammengefaßt werden.
Die Muttersubstanz der Butyrophenone ist Haloperidol. Die chemischen Unterschiede zwischen den einzelnen Butyrophenon-Derivaten sind gering. Zusammen mit Fluspirilene und Pimozide stellen sie die Gruppe der *Butyrophenon-Derivate und strukturverwandten Neuroleptica* dar.

Von dieser Gruppe sind folgende Pharmaka im Handel:

Benperidol	(Glianimon)
Floropipamid	(Dipiperon)
Fluanison	(Sedalande)
Fluspirilene	(Imap)
Haloperidol	(Haldol-Janssen, Kombinationspräparat mit Isopropamid: Vesalium)
Methylperidol	(Luvatrena)
Penfluridol	(Semap)
Pimozide	(Orap)
Trifluoperidol	(Triperidol)

Zur Gruppe der *Rauwolfia-Alkaloide und andere Indol-Derivate* sind zu zählen:

Reserpin	(Helfoserpin, Reserpin, Sedaraupin, Serpasil, Kombinationspräparat mit Orphenadrin: Phasein)
Oxypertin	(Forit)

Bisher noch *nicht klassifiziert* wurde das Neurolepticum

Sulpirid	(Dogmatil)

Neben dem gemeinsamen strukturchemischen Charakteristikum des Indolkerns zeichnen diese beiden Substanzen sich dadurch aus, daß sie die Aminspeicher im Gehirn und in den sympathischen Nervenfasern entleeren (s. Biochemie).

Da die gebräuchlichste Einteilung der Neuroleptica ebenso wie die der Antidepressiva von chemischen Strukturmerkmalen ausgeht, hat man versucht, auch bei den Neuroleptica Wirktypen zu unterscheiden, wie dies bei den Antidepressiva durch die Abgrenzung des Amitriptylin-, Imipramin- und des Desimipramin-Typs geschehen ist. Die Wirkungsqualitäten der verschiedenen Neuroleptica unterscheiden sich aber nicht so sehr voneinander, als daß sich eine eindeutige klinische Einteilung hätte durchsetzen können. Am ehesten lassen sich Neuroleptica noch nach der Ausprägung ihrer initial dämpfenden, schlafanstoßenden Wirkung und nach der Intensität ihrer „antipsychotischen" Wirkung charakterisieren. Beispiele für initial stark dämpfende Neuroleptica sind Laevomepromazin und Clozapin; sie wirken vor allem auf ausgeprägte psychomotorische Erregungen. Bei den Butyrophenonen und den Phenothiazin-Derivaten mit einer Piperazinyl-Seitenkette ist dieser dämpfende Effekt im allgemeinen sehr viel schwächer ausgeprägt; diese Pharmaka wirken vor allem auf paranoid-halluzinatorische Syndrome, auf Antriebs- und Affektstörungen, ohne daß es initial zu einer ausgeprägten Sedierung kommt. Durch ausreichend hohe Dosierungen kann man aber auch mit diesen Präparaten eine initial dämpfende Wirkung erzielen. Aus solchen Beobachtungen ergibt sich die Schwierigkeit, innerhalb der Gruppe der Neuroleptica scharfe Unterscheidungen und Typen-Abgrenzungen vorzunehmen. Daher ist versucht worden, alle Neuroleptica als

Tabelle 1. Abstufung des neuroleptischen Wirkungsgrades in Beziehung zur Dosierung

	Neuroleptische Potenz
Chlorpromazin	1
Promazin Thioridazin	$^1/_3 - {}^1/_2$
Prothipendyl Chlorprothixen Laevomepromazin	$^2/_3 - {}^4/_5$
Perazin	2
Reserpin Fluphenazin Haloperidol Thioproperazin	20- bis 50fach
Trifluoperidol	200fach
Benperidol	350fach

eine einheitliche Gruppe zu betrachten und alle Substanzen in einer fortlaufenden Reihe mit steigender neuroleptischer Wirksamkeit („neuroleptische Potenz“) anzuordnen [27]. In dieser Reihe wird Chlorpromazin als Bezugspunkt angesehen, dessen neuroleptische Potenz gleich 1 gesetzt wird (s. Tabelle 1).
Aber auch diese Reihung der Neuroleptica leistet nur begrenzte Hilfe bei der praktischen Verordnung eines Neurolepticums: Einmal ist die Streubreite der durchschnittlichen Tagesdosen so groß, daß eindeutige therapeutische Richtlinien aus dieser Reihe nicht abzuleiten sind; zum anderen ist gerade die Bezugssubstanz Chlorpromazin keineswegs mehr so allgemein im Gebrauch, als daß sie tatsächlich in praxi als Bezugspunkt dienen könnte.
Schließlich soll noch ein Klassifikationsversuch erwähnt werden, bei dem jedes Neurolepticum durch seine Wirkungsintensität hinsichtlich folgender 6 Parameter charakterisiert wird: Ataraktische, antimanische, antiautistische, wahndämpfende, extrapyramidalmotorische und adrenolytische Wirkung. Der Vorteil einer solchen Klassifizierung liegt in der Möglichkeit der schnellen und differenzierten Charakterisierung eines Neurolepticums. Problematisch ist bei diesem Klassifikationsversuch die qualitative Gradabstufung hinsichtlich der einzelnen Parameter bei den verschiedenen Neuroleptica.
Schließlich ist zu erwähnen, daß immer wieder Beobachtungen über die *antidepressive Wirkung von Neuroleptica* gemacht werden. So wurde schon im Kapitel über die Antidepressiva auf die vier Neuroleptica hingewiesen, bei denen eine antidepressive Wirkung nachgewiesen wurde: Laevomepromazin, Chlorprothixen, Thioridazin und Mepazin. Ob tatsächlich weitere Neuroleptica antidepressive Eigenschaften besitzen, muß in kontrollierten Studien untersucht werden.
Eine *Tranquilizer-Wirkung* ist von zahlreichen Neuroleptica in niedriger Dosierung bekannt. Später (s. Klinik) wird darauf eingegangen, ob überhaupt Neuroleptica als Antidepressiva bzw. Tranquilizer in der Klinik Anwendung finden sollten.

Pharmakologie

Im Kapitel über die Antidepressiva wurde ausführlich erörtert, wie problematisch es ist, zur ersten Kennzeichnung von Psychopharmaka nur tierexperimentell erhobene Befunde zu verwerten. Trotzdem ist zuzugestehen, daß es eine ganze Reihe von pharmakologischen Kriterien gibt, durch die Antidepressiva im Tierexperiment gut zu charakterisieren sind: z.B. Hemmung der Spontanaktivität bei Steigerung der Erregbarkeit, Reserpin-Antagonismus und Potenzierung der Catecholaminwirkung. Entsprechende pharmakologische Charakteristika gibt es nun auch für die Neuroleptica [79].

Neue Substanzen, die auf ihre Eigenschaft als Neurolepticum untersucht werden sollen („screening“), müssen vor allem folgende drei Versuchsanordnungen durchlaufen:

1. Untersuchung der *kataleptogenen Wirkung:* Die Katalepsie von Versuchstieren ist dadurch gekennzeichnet, daß Spontanbewegungen fehlen. Die Tiere sitzen bewegungslos mit stark gekrümmtem Rücken und strecken die steifen Hinterextremitäten mit weitgespreizten Zehen von sich. Der Muskeltonus ist gesteigert. Die Tiere sperren sich gegen jede aufgezwungene Bewegung und behalten aufgezwungene, unnatürliche Haltungen bei. Äußere Reize ändern diesen Zustand nicht.
2. Untersuchung des *Apomorphin-Antagonismus:* Apomorphin verursacht bei Nagetieren ein zwanghaftes Nagen (Stereotypien), das sich durch Verabreichung von Neuroleptica hemmen läßt. Bei anderen Tier-Species kann die Brechwirkung des Apomorphins durch Neuroleptica gehemmt werden. Diese antiemetische Wirkung der Neuroleptica wird bei Hunden getestet, da Nagetiere kein Brechzentrum besitzen.
3. Untersuchung des *bedingten Fluchtreflexes:* Bei der Prüfung des bedingten Fluchtreflexes werden Ratten zunächst trainiert, einem elektrischen Schlag in einem Käfig zu entgehen. Es wird dann diesem elektrischen Schlag ein optisches oder akustisches Signal vorausgeschickt, und die Tiere lernen sehr bald, bei Auftreten des Signals dem elektrischen Schlag zu entweichen. Neuroleptica heben diese bedingte Reaktion bereits in Dosen auf, die noch nicht die Motorik der Versuchstiere beeinflussen. Die Tiere entfliehen nach der Injektion von Neuroleptica nicht mehr bei dem Signal, sondern erst dann, wenn der elektrische Schlag erfolgt.

Neben diesen drei wichtigsten pharmakologischen Versuchsanordnungen zur Charakterisierung der neuroleptischen Wirkung einer neuen Substanz gibt es auch elektrophysiologische und weitere Verhaltensuntersuchungen, durch die eine Substanz als Neurolepticum (im pharmakologischen Sinn) charakterisiert wird.

Bei allen bisher bekannten Neuroleptica ließ sich die kataleptogene Wirkung, die Hemmung der Apomorphin-Stereotypien und die Hemmung bedingter Fluchtreflexe in unterschiedlicher Ausprägung nachweisen. So zeigt z.B. Haloperidol diese Wirkungen schon in verhältnismäßig niedriger Dosierung, während andererseits z.B. nach Thioridazin im Tierversuch nur ein schwacher Apomorphin-Antagonismus gefunden wird und eine kataleptogene Wirkung und eine Hemmung des bedingten

Fluchtreflexes nur nach sehr hohen Dosen beobachtet wird. Die kataleptogene Wirkung der Neuroleptica im Tierversuch wird in Beziehung gebracht zu den extrapyramidalmotorischen Symptomen beim Menschen. So hat z.B. Haloperidol, das im Tierversuch eine starke kataleptogene Wirkung hat, in der Klinik deutlich stärkere extrapyramidalmotorische Nebenwirkungen als Thioridazin, das nur eine geringe kataleptogene Wirkung im Tierversuch zeigt. Beim Menschen kommt es bei klinischer Anwendung von Thioridazin zur Manifestation extrapyramidalmotorischer Symptomatik nur nach sehr hohen Dosen. Der weitere Schritt in der Beobachtung der Beziehung zwischen der Wirkung der Neuroleptica beim Tier und beim Menschen führte dann dazu, daß angenommen wurde, daß kataleptogene Wirkung beim Tier bzw. extrapyramidalmotorische Wirkung beim Menschen einerseits und antipsychotische Wirkung andererseits unabdingbar miteinander verbunden seien (s.S. 82). Schließlich wurde sogar die Hypothese aufgestellt, daß das Auftreten von extrapyramidalmotorischen Symptomen nach Neuroleptica nicht nur als Indicator, sondern als Voraussetzung und Gradmesser für die „antipsychotische" Wirksamkeit anzusehen sei [26]. Diese postulierten Zusammenhänge sind in Frage gestellt worden, seit es sich erwiesen hat, daß das tricyclische Pharmakon *Clozapin* therapeutisch wie ein starkes Neurolepticum wirkt, ohne gleichzeitig auf das extrapyramidalmotorische System einen Einfluß zu haben. Beim pharmakologischen screening des Clozapins [81] zeigte es sich, daß diese Substanz *keine* kataleptogene Wirkung hat, keinen nennenswerten Einfluß auf pharmakogene Stereotypien zeigt und daß die Hemmung des bedingten Fluchtreflexes erst nach Dosen auftritt, die bereits die Aktivität der Tiere stark herabsetzen. Demgegenüber sind im Tierversuch beim Clozapin die Hemmung der Weckreaktion, die zentrale und periphere anticholinerge Wirkung und die periphere α-adrenolytische Wirkung stärker ausgeprägt als bei anderen Neuroleptica. In klinischen Untersuchungen konnte – in Analogie zu den fehlenden kataleptogenen Wirkungen im Tierversuch – festgestellt werden, daß Clozapin keine extrapyramidalmotorische Nebenwirkungen verursacht. Aus diesen Befunden können zwei Schlußfolgerungen abgeleitet werden:

1. Die Hypothese der Indicatorfunktion der extrapyramidalmotorischen Symptome für die „antipsychotische" Wirksamkeit eines Neurolepticums muß fallen gelassen werden.
2. Das bisher bekannte pharmakologische screening für ein Neurolepticum bedarf einer Revision. Bei der Suche nach neuen antipsychotisch wirkenden Substanzen darf nicht mehr wie bisher die extrapyramidalmotorische Wirksamkeit als entscheidend wichtiges Kriterium angesehen werden.

Für die pharmakologische Charakterisierung der Neuroleptica ist weiterhin wichtig, wie sich diese Substanzen gegen Tranquilizer und Hypnotica abgrenzen lassen. Allen 3 Substanzklassen gemeinsam ist eine dosisabhängige sedative Wirkung. Diese sedative Wirkung tritt nach Hypnotica ein, wenn niedrige Dosierungen eingehalten werden; bei höherer Dosierung kann das gleiche Pharmakon eine hypnotische bzw. narkotische Wirkung enthalten. Eine narkotische Wirkung tritt nach Neuroleptica kaum auf, allenfalls nach sehr hohen, toxischen Dosen. Auch wird nach Neuroleptica, im Gegensatz zu Hypnotica, das Atemzentrum nur unwesentlich beeinflußt. Bei den Hypnotica handelt es sich nicht um eine pharmakologisch scharf abgrenzbare Substanzgruppe, sondern um eine Vielzahl chemisch sehr unterschiedlicher Substanzen. Die Gruppe der Neuroleptica und die Gruppe der Tranquilizer hingegen sind chemisch sehr viel einheitlicher und erfassen jeweils nur einzelne Substanz-Typen. Dabei ist natürlich zu beachten, daß man letztlich jedes Pharmakon, das Schlaf erzeugt, als Hypnoticum bezeichnen kann. Bei der klinischen Differenzierung zwischen Neuroleptica und Tranquilizern ist die fehlende extrapyramidalmotorische Wirkung und die fehlende antipsychotische Wirkung der Tranquilizer einerseits, die fehlende Sucht-machende Wirkung der Neuroleptica andererseits hervorzuheben.

Biochemie

Die Darstellung der Biochemie der Neuroleptica schließt sich eng an die Darstellung der biochemischen Wirkmechanismen der Antidepressiva an (s.S. 18). Hier wie dort erleichtert die Kenntnis der Funktion des Receptors und der Stoffwechselschritte der biogenen Amine im Zentralnervensystem das Verständnis für die biochemischen Abläufe unter Psychopharmaka. Die Wirkung der Antidepressiva im Zentralnervensystem läßt sich in erster Linie durch Beeinflussung des Noradrenalins und des Serotonins erklären; bei den Untersuchungen über die Wirkung der Neuroleptica steht die Überträger-Substanz *Dopamin* im Mittelpunkt des Interesses [59, 69].

Es konnte bisher festgestellt werden, daß mehrere Phenothiazine und Butyrophenone – die Experimente beziehen sich hauptsächlich auf Chlorpromazin bzw. Haloperidol – eine *Dopamin-Receptor-Blockade* hervorrufen und dadurch die Wirksamkeit des Dopamins als Überträgersubstanz verringern. Man vermutet, daß infolge dieser Dopamin-Receptor-Blockade die Catecholamin-Biosynthese durch einen kompensatorischen „feed-back"-Mechanismus gesteigert wird. Es resultiert eine Synthese- und „turnover"-Steigerung des Dopamins, die sich im Tierversuch u.a. dadurch nachweisen läßt, daß es nach Chlorpromazin bzw. Haloperidol zu einer Verminderung der Dopamin-Konzentration und zu einem Anstieg der Dopamin-Metaboliten (Homovanillinsäure) im Gehirn kommt (s. Abb. 13).

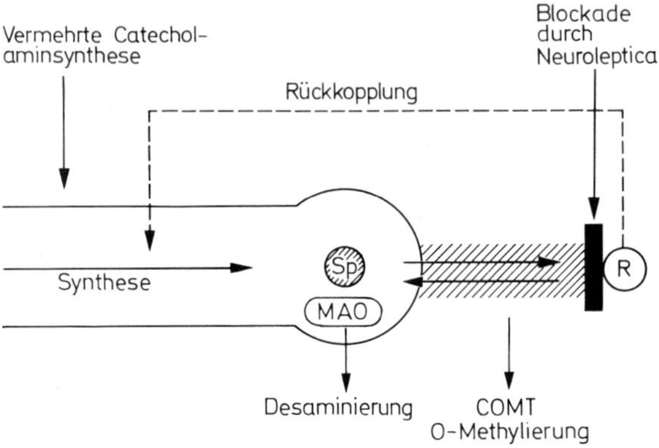

Abb. 13. Schematische Darstellung einer *dopaminergen* Nervenendigung
Sp = Aminspeicher; R = Receptor; MAO = Monoaminoxydase; COMT = Catechol-O-Methyltransferase
Die Funktion des Receptors wurde am Beispiel einer noradrenergen Nervenendigung im Einleitungskapitel der Antidepressiva (s. S. 23, Abb. 6) dargestellt. Die Synthese und die biologische Inaktivierung des Dopamins entsprechen dem Noradrenalin.
Durch Neuroleptica (z.B. Phenothiazin-Derivate und Butyrophenon-Derivate) wird der Dopamin-Receptor blockiert. Diese Blockade kann über einen Rückkoppelungs(„feed-back")-Mechanismus zu einer gesteigerten Catecholamin-Synthese führen. Das dann vermehrt zur Verfügung stehende Dopamin wird für den hyperkinetischen Teil der extrapyramidalmotorischen Symptome unter Neuroleptica-Therapie verantwortlich gemacht.
Über die Wirkung des Reserpins an der Nervenendigung s. Abb. 6b

Die Receptorblockade und „turnover"-Steigerung der Catecholamine finden vorwiegend im Corpus striatum statt. Für dieses Hirnareal ist bei verschiedenen Tierarten und beim Menschen nachgewiesen worden, daß es im Vergleich zu allen anderen Hirnstrukturen den höchsten Gehalt an Dopamin hat [59]. Auch histochemische Arbeiten deuten darauf hin, daß es sich bei den nigro-striatalen Verbindungen um dopaminhaltige Neurone handelt. Diese Bahnen üben eine hemmende Funktion auf das Striatum aus. Auf die Hemmung dieser Neurone durch Neuroleptica wird (neben cholinergen Mechanismen) die kataleptogene Wirkung im Tierversuch und die extrapyramidalmotorische Symptomatik beim Menschen zurückgeführt.

Weiterhin konnte gezeigt werden, daß Dopamin-Neurone nicht nur in dem nigro-striatalen System, sondern auch in dem meso-limbischen System vorhanden sind [82]. Diese Beobachtung führte zu der Hypothese, daß die unterschiedliche Wirkungsweise einiger Neuroleptica (z.B. von Clozapin und Haloperidol) auf eine spezifische Blockade der Dopamin-Rezeptoren in diesen beiden Systemen zurückzuführen sei [1]. Ein anderer Befund weist darauf hin, daß nicht nur ein unterschiedlicher Wirkort eine mögliche Erklärungsursache für verschiedene Wirkungsweisen einiger Neuroleptica darstellt, sondern daß auch biochemische Unterschiede zwischen den einzelnen Neuroleptica bestehen: Clozapin beeinflußt, im Gegensatz zu Haloperidol, nicht nur den Dopamin-, sondern auch den Serotonin-Stoffwechsel im ZNS [69].
Die extrapyramidalmotorische Symptomatik als Nebenwirkung nach Neuroleptica-Gabe imponiert beim Menschen als pharmakogenes Parkinson-Syndrom (sog. Parkinsonoid) [40]. Von der Parkinsonschen Krankheit selbst ist nun bekannt, daß sie durch einen Dopaminmangel im Striatum hervorgerufen wird. Es ist weitgehend gesichert, daß bei allen Parkinson-Syndromen (z.B. beim Morbus Parkinson, bei den Parkinson-Syndromen des höheren Lebensalters, bei postencephalitischen Parkinson-Syndromen und auch bei den pharmakogenen, durch Neuroleptica hervorgerufenen Parkinson-Syndromen) ein Dopamin-Defizit im nigro-striatalen System vorliegt. Alle Parkinson-Syndrome können daher als ein *Dopamin-Mangel-Syndrom* aufgefaßt werden [31]. Durch exogene Zufuhr von L-DOPA, das dann im Gehirn zu Dopamin umgewandelt wird, kann allerdings nur der Dopaminmangel bei den krankheitsbedingten Parkinson-Syndromen behoben werden. Beim pharmakogenen Parkinson-Syndrom nach Neuroleptica wird dagegen bei Fortsetzung der neuroleptischen Therapie der Dopamin-Receptor weiterhin blokkiert, so daß eine exogene Dopamin-Zufuhr nicht sinnvoll ist. Da sich das pharmakogene Parkinson-Syndrom nach Neuroleptica durch Anticholinergica therapeutisch gut beeinflussen läßt, müssen auch cholinerge Mechanismen bei der Entstehung des pharmakogenen Parkinson-Syndroms eine Rolle spielen. Diese Zusammenhänge sind aber noch nicht ausreichend erforscht.
Während das Parkinson-Syndrom als Nebenwirkung nach Neuroleptica noch verhältnismäßig einfach durch die Dopamin-Receptor-Blockade erklärt werden kann, beruhen die Erklärungsversuche für die übrigen extrapyramidalmotorischen Nebenwirkungen nach Neuroleptica (Frühdyskinesien, Akathisie und Spätdyskinesien) vorläufig weitgehend auf Hypothesen. Es wird vermutet, daß die Spätdyskinesien teilweise durch die kompensatorische Dopamin-„turnover“-Steigerung bedingt sind, so daß es zu einer secundären vermehrten Stimulierung der Dopamin-

Receptoren kommt. Da aber nicht bekannt ist, ob und wieweit dieses vermehrt synthetisierte Dopamin an den durch die Neuroleptica blokkierten Receptoren wirken kann, werden zwei verschiedene Dopamin-Receptor-Typen im Gehirn postuliert. Wenn eine „turnover"-Steigerung der Catecholamine als Ursache für die Spätdyskinesien nach Neuroleptica angenommen wird, ist biochemisch erklärbar, daß ein plötzliches Absetzen einer langjährigen Neuroleptica-Gabe zu einer Verschlimmerung der extrapyramidalmotorischen Symptomatik führt, während in vielen Fällen die Erhöhung der Neuroleptica-Dosis zu einem Sistieren der Dyskinesien führen kann.

Den Frühdyskinesien muß ein anderer Mechanismus zugrunde liegen, da diese einerseits schon nach einer einzigen Gabe einer Neuroleptica-Dosis auftreten können, andererseits durch Reduzierung oder Absetzen der Neuroleptica verschwinden und durch Anticholinergica therapeutisch gut zu beeinflussen sind. Bemerkenswert ist die Feststellung, daß offenbar die Patienten, die während einer neuroleptischen Dauertherapie gleichzeitig langfristig Anticholinergica erhalten haben, in besonderem Maße für die Manifestation von Spätdyskinesien disponiert sind. Außerdem sind Anticholinergica bei Spätdyskinesien therapeutisch unwirksam oder verschlechtern sogar das klinische Bild [21].

Man hat versucht, die bisher bekannten biochemischen Wirkungsmechanismen der Neuroleptica im Zusammenhang mit deren klinisch bewiesenen therapeutischen Wirksamkeit bei Schizophrenie für die Erklärung einer biochemischen Pathogenese der Schizophrenie heranzuziehen [76]. Es gibt jedoch noch keine allgemeinen anerkannten, klar umrissenen Hypothesen über biochemische Basisstörungen bei der Schizophrenie. Im Vergleich zur Depressionsforschung ist die von der Pharmakopsychiatrie ausgehende biologische Schizophrenie-Forschung noch im Rückstand. Die biochemische Wirkung des *Reserpins* wurde bereits im Rahmen der Besprechung der Catecholamin-Mangelhypothese der Depression erläutert („Entspeicherung der Catecholamine" durch Reserpin führt zum Catecholamin-Mangel am Receptor). Dieser Befund zeigt, daß zwischen den Wirkungsmechanismen von Reserpin und den Phenothiazinen bzw. Butyrophenonen insofern eine enge Beziehung besteht, als alle Substanzen eine Verminderung des am Dopamin-Receptor verfügbaren Dopamins im Striatum verursachen. Bei den Phenothiazinen bzw. Butyrophenonen erfolgt dieser Effekt durch Receptor-Blockade, während Reserpin die Dopamin-Speicher im Neuron entleert (s. S. 23, Abb. 6). Das macht es auch verständlich, daß in pharmakologischen Tierversuchen zwischen Reserpin und den Phenothiazinen bzw. Butyrophenonen keine prinzipiellen Wirkungsunterschiede bestehen und daß auch bei der klinischen Anwendung Reserpin und die anderen Neuroleptica wirkungsähn-

lich sind. So kommt es nach Reserpin wie nach den übrigen Neuroleptica zu einem pharmakogenen Parkinson-Syndrom. Spätdyskinesien werden allerdings nach Reserpin nicht beobachtet. Das mag daran liegen, daß es wegen der fehlenden Dopamin-Receptor-Blockade nicht zu einer kompensatorischen „turnover"-Steigerung von Dopamin kommen kann.
Das Neurolepticum *Oxypertin* ähnelt in der biochemischen Wirkungsweise dem Reserpin [39]. Beide Pharmaka entleeren die Aminspeicher im Gehirn; allerdings kommt es durch Oxypertin nur zu einer vergleichsweise geringen Entspeicherung des Dopamins im Striatum. Diese tierexperimentellen Befunde haben zu der Vermutung geführt, daß auch beim Menschen die Dopamin-Speicher im Striatum durch Oxypertin nur wenig beeinflußt werden und daß daher nach Oxypertin auch kaum extrapyramidalmotorische Nebenwirkungen zu erwarten seien. Klinisch konnte diese Vermutung allerdings noch nicht bestätigt werden.
Wenn sich zur Zeit auch alle Bemühungen um eine Erklärung der biochemischen Wirkungsmechanismen der Neuroleptica ganz auf das Dopamin konzentrieren, so sollten darüber andere, vielleicht nicht weniger wesentliche Wirkungsqualitäten der Neuroleptica nicht vernachlässigt werden. So besitzen die Neuroleptica in verschieden starker Ausprägung u.a. auch antihistaminische, anticholinerge und antiadrenerge Wirkungen. In der Klinik wird man gerade auf diese Eigenschaften durch die zahlreichen therapeutisch unerwünschten Begleiterscheinungen immer wieder hingewiesen. Auch darf nicht übersehen werden, daß einige Neuroleptica gerade wegen der antihistaminischen oder antiemetischen Wirkung häufiger in der Inneren Medizin als in der psychiatrischen Pharmakotherapie Verwendung finden.

Klinik

Die Darstellung der klinischen Wirkung der Neuroleptica geht, wie die Beschreibung der klinisch-therapeutischen Effekte der Antidepressiva, davon aus, daß die therapeutischen Wirkungen in erster Linie *syndromgerichtet* sind [23]. Eine Abgrenzung der Indikationsgebiete der Neuroleptica nach *Krankheitsursachen* wird erst in zweiter Linie berücksichtigt. Bei den Antidepressiva fällt die Differenzierung verschiedener Indikations-Syndrome allerdings leichter, da gerade die beiden wichtigsten depressiven Syndrome, das ängstlich-agitiert depressive Syndrom und das gehemmt-depressive Syndrom, durch jeweils einen Hauptvertreter der Antidepressiva (Antidepressiva vom Amitriptylin-Typ bzw. Antidepressiva vom Imipramin/Desimipramin-Typ) weitgehend gezielt beeinflußt werden können. Dagegen sind die „Zielsymptome" für Neuroleptica breiter gefächert, und therapeutisch ist eine spezifische Zuordnung eines Neurolepticums zu nur einem Zielsymptom nicht möglich. Schon bei der Definition der Neuroleptica wurde deren Indikationsgebiet durch die Zielsymptome psychomotorische Erregtheit, affektive Spannung, psychotische Trugwahrnehmungen, psychotisches Wahndenken, katatone Verhaltensstörungen und schizophrene Ich-Störungen u.a. abgesteckt. Aus der nosologischen Aufschlüsselung dieser Zielsymptome ergibt es sich, daß der Indikationsbereich für die neuroleptische Therapie außer dem weiten Feld der schizophrenen Psychosen auch viele nicht-schizophrene Verhaltensstörungen umfaßt (z.B. Erregungszustände bei Psychopathien und Schwachsinn, manische Syndrome, agitiert-depressive Syndrome).

Drei Schwerpunkte können als wichtigste *Indikationsgebiete* für die neuroleptische Therapie angesehen werden:

1. Psychomotorische Erregtheit
2. Psychotische Zustandsbilder mit Wahnsymptomatik, Trugwahrnehmungen und formalen schizophrenen Denkstörungen
3. Chronisch verlaufende schizophrene Psychosen und „Endzustände" wie Hebephrenien, Schizophrenia simplex, psychotische Residualzustände („Defekt"-Syndrom)

Neuroleptica mit vorwiegend initial dämpfender und schlafanstoßender Wirkung eignen sich besonders für die Behandlung von psychomotorischen Erregungszuständen. Neuroleptica mit gering ausgeprägter dämpfender Wirkung bewähren sich in erster Linie bei psychotischen Zustandsbildern und bei der Langzeit-Behandlung chronisch verlaufender schizophrener Psychosen und „Endzuständen". Sowohl bei der Behandlung von Psychosen mit Wahnideen, Trugwahrnehmungen und Denkstörungen als auch besonders bei der Langzeit-Behandlung chronisch-schizophrener Patienten, bei denen neben neuroleptischer Therapie sozialpsychiatrische Maßnahmen im Vordergrund der Therapie stehen müssen, wird man immer versuchen, auf sedierende Neuroleptica möglichst weitgehend zu verzichten. Bei langandauernder Applikation von Neuroleptica mit initial dämpfender Wirkung läßt die Sedierung zwar im Laufe der Zeit nach; trotzdem sollten solche Neuroleptica im allgemeinen nur bei psychomotorischen Erregungszuständen verordnet werden.

Ein Blick auf die Übersichts-Tabelle der Neuroleptica (s.S. 78) gibt einen Hinweis auf die Vielzahl der auf dem Markt befindlichen Pharmaka dieser Gruppe. Deswegen ist zu empfehlen, daß jeder Arzt eigene therapeutische Erfahrungen bei der Behandlung der drei o.g. Syndrome mit jeweils höchstens 2 bis 3 Pharmaka erwirbt. So lassen sich z.B. im augenblicklichen Stand der Entwicklung psychomotorische Erregungszustände mit Laevomepromazin oder Clozapin, psychotische Zustandsbilder mit Haloperidol, Perazin oder Chlorprothixen und chronisch-psychotische

Zustände mit Fluphenazin oder Fluanxol beherrschen. Selbstverständlich können die hier genannten Neuroleptica durch eine Vielzahl der im speziellen Teil abgehandelten Pharmaka ausgetauscht werden.

Wird der Arzt vor die Aufgabe gestellt, eine *psychomotorische Erregtheit* zu behandeln, so wird er vor allem initial sehr stark dämpfende Neuroleptica anwenden. Laevomepromazin und in jüngster Zeit Clozapin haben sich bei dieser Akutbehandlung gut bewährt. Zur schnellen Dämpfung sind intramuskuläre Injektionen (Anfangsdosis 50 mg; bei älteren Patienten 25 mg Laevomepromazin oder Clozapin) empfehlenswert. Diese Injektionen können im Abstand von 30 min zwei- bis dreimal wiederholt werden. In den ersten 24 Std sollte auch bei extremsten Erregungen die Laevomepromazin-Dosis 200 mg und die Clozapin-Dosis 500 mg nicht überschreiten (s. auch Akuttherapie).

Bei Injektionen von Neuroleptica muß vor der ersten Injektion und auch im Verlaufe der Injektionsbehandlung der Blutdruck kontrolliert und der Puls gemessen werden; nach Möglichkeit ist Bettruhe einzuhalten. Wünschenswert ist eine EKG-Kontrolle vor Beginn der Behandlung. Wenngleich die Nebenwirkungen auf Herz und Kreislauf nach Neuroleptica geringer als bei Antidepressiva sind, kann es doch gerade nach Injektionen höherer Dosen dämpfender Neuroleptica zu schweren Hypotonien und zu orthostatischen Regulationsstörungen kommen. Bei sehr schnellem Dosisanstieg und bei sehr hohen Dosen initial dämpfender Neuroleptica kann in einigen Fällen ein delirantes Syndrom provoziert werden. Dosisreduktion bzw. Umsetzen auf Haloperidol führt zu einem raschen Abklingen des pharmakogenen Delirs. Nur im Notfall muß Chlormethiazol verordnet werden.

Durch die Anwendung hoher Dosen Laevomepromazin lassen sich extreme Erregungszustände soweit dämpfen, daß die Patienten schließlich in eine Art Dämmerschlaf kommen; bei diesem Vorgehen wird die sedativ-hypnotische Wirkung des Laevomepromazins ausgenutzt. Man nimmt jedoch in Kauf, daß die Wirkung z.B. auf gleichzeitig bestehendes psychotisches Wahndenken anfangs ziemlich gering ist und in der Regel erst nach etwa 10 bis 15 Tagen einsetzt.

Eine zweite Möglichkeit der Behandlung psychomotorischer Erregungszustände ist die Gabe hoher Dosen stark wirksamer – jedoch nicht sehr stark dämpfender Neuroleptica (z.B. Haloperidol, Fluphenazin). Der Vorteil dieses Vorgehens ist die bereits in den ersten Tagen einsetzende „antipsychotische" Wirkung. Bei der Wahl dieser Neuroleptica sollte der Beginn der Therapie mit intramuskulären Injektionen (bei Haloperidol auch mit intravenösen Injektionen) erfolgen. Nachteilig wirken sich bei diesen stark wirksamen Neuroleptica schon zu Behandlungsbeginn extrapyramidalmotorische Nebenwirkungen aus.

Haloperidol wird man bei psychomotorischer Erregtheit dann vorziehen, wenn besondere Gefährdung durch Kreislaufkomplikationen vermutet werden, da Haloperidol die geringsten Wirkungen auf den Kreislauf hat. Weiterhin ist bei geriatrischen Patienten und bei Patienten mit Hirnerkrankungen eine Ersttherapie mit Haloperidol zu empfehlen. Eine Mittelstellung zwischen den initial dämpfend wirkenden Neuroleptica (Laevomepromazin und Clozapin) einerseits und den in erster Linie antipsychotisch wirkenden Neuroleptica (z.B. Haloperidol und Fluphenazin) andererseits nimmt das Perazin ein, das sich ebenfalls sehr gut für die Initialbehandlung von Erregungszuständen eignet und gleichzeitig einen relativ rasch einsetzenden antipsychotischen Effekt hat. Auch Perazin kann zur Beschleunigung des Wirkungseintritts parenteral appliziert werden (i.m. Injektionen: Einzelgaben 50–100 mg; Gesamtdosis bis zu 500 mg täglich).

Die Behandlungsrichtlinien für psychotische Erregungszustände allgemein gelten auch für die Therapie psychomotorischer Erregungszustände bei Katatonien. Wenn bei einem katatonen Schub einer Schizophrenie jedoch nicht Symptome der Antriebssteigerung, sondern Symptome der mehr oder minder vollständigen Antriebssperrung das klinische Bild beherrschen (*stuporöse Syndrome*), empfiehlt sich ein in einigen Punkten abweichendes therapeutisches Vorgehen. Da die Antriebssperrung bei katatonen Symptomen wie Stupor, Negativismus oder Mutismus als Antriebsdefizit imponiert, wird manchmal die Anwendung von antriebsstimulierenden Pharmaka erwogen. Vor solchen Therapieversuchen muß gewarnt werden, da es hierbei zu abrupt einsetzenden bedrohlichen Erregungszuständen kommen kann. Die Anwendung von antriebsstimulierenden Pharmaka bei katatoner Antriebssperrung ist allenfalls dann zu verantworten, wenn gleichzeitig ein stark wirksames Neurolepticum verabfolgt wird. Bei dieser Kombinationstherapie ist das Neurolepticum offenbar die wichtigere Komponente, denn es gelingt auch mit stark wirksamen Neuroleptica allein z.B. einen katatonen Stupor zu durchbrechen. Bei katatoner Antriebssperre bewähren sich am besten die stark wirksamen Neuroleptica, die nicht oder nur sehr schwach sedativ-hypnotisch wirken und außerdem nur eine sehr geringfügige Kreislaufwirkung haben (Haloperidol und Phenothiazin-Derivate mit Piperazinyl-Seitenkette). Da diese stark wirksamen Neuroleptica bei antriebsgesperrten, katatonen Syndromen in hoher und schnell ansteigender Dosierung verordnet werden müssen, ist es möglich, daß die für diese Präparate charakteristischen und bei diesem Applikationsvorgehen besonders häufigen extrapyramidalmotorischen Symptome die psychotischen Motilitätsstörungen überlagern. Dadurch kann der Eindruck entstehen, es sei nach Beginn der Behandlung zu einer wesentlichen Verschlechterung des ursprünglichen Krankheitsbildes gekommen. Nur in einem solchen Falle ist es ratsam, das Neurolepticum von vornherein mit einem Anti-

parkinsonmittel zu kombinieren. Die routinemäßige Kombination von Neuroleptica mit Antiparkinsonmittel ist hier – wie überhaupt in der psychiatrischen Pharmakotherapie – zu vermeiden.
Wenn man sich bei der Behandlung katatoner Schübe einer Schizophrenie an die Regel hält, nur Neuroleptica mit möglichst geringer Kreislaufwirksamkeit zu verordnen, dann ist es möglich, die medikamentöse Therapie in Notfällen auch mit einer Elektrokrampfbehandlung zu kombinieren. Dazu ist man manchmal bei den zwar seltenen, aber lebensbedrohlichen Fällen katatoner Psychosen gezwungen, die als *perniziöse Katatonien* bezeichnet werden. Wenn diese Kranken anfänglich Neuroleptica mit starker Kreislaufwirksamkeit bekommen haben, können Elektrokrämpfe ein erhöhtes therapeutisches Risiko darstellen. Wenn irgend möglich, sollte nach Neuroleptica-Verordnung vor der Anwendung eines Elektrokrampfes erst eine längere medikamentenfreie Pause eingehalten werden.
Psychomotorische Erregungszustände nicht-psychotischer Genese, bei denen oft eine ängstliche Komponente vorherrscht, können zuerst mit einem Tranquilizer (Diazepam i.v.) behandelt werden. Erst wenn ein bedrohlicher Zustand mit Tranquilizern nicht beherrscht werden kann, sollten initial dämpfende Neuroleptica verabreicht werden.
Da es sich bei psychomotorischen Erregungszuständen häufig um Akutsituationen handelt, werden parenterale Verabreichungsformen vorgezogen. Die Applikation von Injektionen macht aber bei erregten Patienten oft große Schwierigkeiten. Manchmal gelingt es dann, dem Patienten die Medikation oral (als Tropfen) zuzuführen. Hierfür ist besonders Haloperidol geeignet (z.B. 10–50 mg Haloperidol in einem Glas Tee). Dabei gilt als Faustregel, daß bei oraler Medikation die doppelte Dosis im Vergleich zur i.m. Injektion benötigt wird.
Für die Akuttherapie *hochgradiger Suicidalität* werden Neuroleptica mit initial stark dämpfender Wirkung herangezogen. Erst später, nach Beherrschung der Akutsituation, wird auf ein Antidepressivum vom Amitriptylin-Typ übergegangen (s. Akuttherapie).
Die antipsychotische Wirksamkeit der neuroleptischen Therapie bei *paranoid-halluzinatorischen Zuständen* ist *nicht* an die für verschiedene Neuroleptica typische sedativ-dämpfende Wirkung geknüpft. Dies gilt auch für die Behandlung der übrigen schizophrenen Symptomatik bei psychotischen Zuständen mit Denk-, Kontakt-, Antriebs- und Affektstörungen. Viele geordnete Wahnkranke ohne Krankheitseinsicht, die ohnehin schwer von der Notwendigkeit einer Behandlung zu überzeugen sind, erleben die sedativ-dämpfende Wirkung, besonders der initial dämpfenden und schlafanstoßenden Neuroleptica, subjektiv als so unangenehm, daß diese Wirkung oft zum Angelpunkt des Widerstandes gegen die

Behandlung wird. Daher wird man Neuroleptica mit stark sedativ-dämpfender Wirkung nur dann zur Behandlung paranoid-halluzinatorischer Psychosen heranziehen, wenn die sedierende Wirkung dieser Präparate im Rahmen der Therapie gezielt ausgenutzt werden soll (z.B. bei gleichzeitig bestehenden Schlafstörungen). Floride psychotische Syndrome (paranoide und paranoid-halluzinatorische Psychosen) sind das Hauptanwendungsgebiet der stark wirksamen Neuroleptica (Haloperidol, Phenothiazin-Derivate mit Piperazinyl-Seitenkette, Thioxanthen-Derivate: Flupenthixol und Thiothixen), bei denen die sedative Wirkung gering oder so schwach ausgeprägt ist, daß sie als subjektiv nicht störend empfunden wird. Der wesentliche Vorteil dieser Präparate gegenüber den schwachen oder mittelstarken Neuroleptica ist der schnellere Wirkungseintritt. Bei den starken Neuroleptica setzt die Wirkung auf Wahndenken, Trugwahrnehmungen und Ich-Störungen häufig bereits in der ersten Behandlungswoche ein; bei den schwächeren Neuroleptica (z.B. Phenothiazin-Derivate mit aliphatischer Seitenkette oder Prothipendyl) setzt die „antipsychotische" Wirkung immer erst später ein.
Wesentlich ungünstiger als bei paranoid-halluzinatorischen Psychosen sind die Behandlungsresultate bei *rein paranoiden Syndromen* mit systematisierten, der Realität weitgehend angepaßten Wahnideen. Besonders schwierig und nur sehr begrenzt aussichtsreich ist die neuroleptische Therapie bei Kranken mit Wahnsyndromen, deren Persönlichkeit außerhalb des Wahnfeldes völlig intakt ist. Diese Psychosen mit ihren fließenden Übergängen zu den paranoiden Entwicklungen (Paranoia) sind auch gegenüber den älteren Behandlungsverfahren (Elektrokrampfbehandlung) besonders therapieresistent. In manchen Fällen lassen sich verhältnismäßig günstige Resultate dann erzielen, wenn bei diesen Kranken eine Dauertherapie mit einem nicht zu gering dosierten, stark wirksamen Neurolepticum (auch Depot-Präparat) durchgeführt wird.
Eine Sonderstellung nimmt die Therapie von *Zwangssyndromen* ein. Erfolgsaussichten für eine psychotherapeutische Behandlung sind bei schweren Zwangsneurosen oft nur sehr gering. Man muß daher bei diesen Kranken häufig auf die Pharmakotherapie zurückgreifen. Mit Tranquilizern oder Hypnotica sind die Erfolge bei Zwangsneurosen zumeist unzureichend. Die besten Behandlungsresultate erzielt man noch mit hohen Dosen Neuroleptica. Entgegen der allgemeinen Regel von der zeitlichen Begrenzung der Pharmakotherapie bei Neurosen ist bei Zwangssyndromen zu einer langfristigen Therapie mit Neuroleptica zu raten. Manchmal lassen sich anankastische Syndrome durch Antidepressiva (z.B. Imipramin) günstig beeinflussen. Auch durch die Kombination eines Neurolepticums mit einem Antidepressivum werden bei Zwangssyndromen therapeutische Erfolge erzielt. In jüngster Zeit wurde die

Kombination Periciazin (bis 150 mg) und Clomipramin (bis 300 mg) empfohlen [52].

Die Behandlung psychotischer Syndrome wird sowohl ambulant durch den in der Praxis tätigen Arzt als auch stationär in der Klinik durchgeführt werden müssen. Der Vorteil der klinischen Behandlung liegt in der Möglichkeit, sofort höher dosieren zu können, weil in der Klinik einmal Nebenwirkungen schneller abgefangen werden können und zum anderen evtl. zu Beginn der Therapie auftretende Müdigkeit in Kauf genommen werden kann. In der Klinik können auch schon frühzeitig sozialpsychiatrische bzw. Rehabilitationsmaßnahmen in Gang gesetzt werden. Auf der anderen Seite hat die ambulante Therapie den Vorteil, daß der Patient während der gesamten Behandlung u.U. sozial völlig integriert bleiben kann. Da aber der neuroleptische Behandlungserfolg von einer optimalen, d.h. u.a. verhältnismäßig hohen Medikation abhängt, sollte – wenn irgend möglich – bei floriden psychotischen Erkrankungen doch eine Klinikeinweisung erfolgen. Eine zu niedrige ambulante Dosierung der Neuroleptica zögert die Behandlung hinaus und kann u.U. den Erfolg überhaupt in Frage stellen.

Entsprechend der neuroleptischen Potenz [27] (s.S. 87) schwanken die therapeutischen *Dosen* außerordentlich stark. Außerdem variiert die individuelle Ansprechbarkeit gerade bei den Neuroleptica sehr (in einer Zehnerpotenz und mehr). Vom klinischen Standpunkt ist es ohne Bedeutung, ob die gleiche therapeutische Wirkung von z.B. 30 mg Trifluoperazin oder von 600 mg Thioridazin erreicht wird. Wesentlich ist nur, daß die eingesetzten Präparate im therapeutischen Bereich keine toxischen Nebenwirkungen zeigen. Die Behandlung sollte im allgemeinen einschleichend begonnen werden (z.B. Haloperidol Beginn mit 3 × 0,5 mg, d.h. 3 × 5 Tropfen); dann soll allmähliche Dosissteigerung bis zum Erreichen der Erhaltungsdosis erfolgen (z.B. Haloperidol 3 × 1,0–3 × 5,0 mg, d.h. 3 × 10–3 × 50 Tropfen nach etwa einer Woche). Durch das langsame Ansteigen der Dosierung vermindert man das Risiko des Auftretens von extrapyramidalmotorischen und vegetativen Nebenwirkungen. Auch werden durch dieses Vorgehen delirante Syndrome vermieden, die vor allem bei der Anwendung von dämpfend wirkenden Neuroleptica durch abrupte Dosisänderung auftreten können. Wenn unter der Neuroleptica-Therapie innerhalb der ersten Woche eine Besserung erzielt wurde, darf die Medikation *nicht* abgesetzt werden. Eine mittlere Dosierung über mindestens 3, möglichst 6 Monate, sollte beibehalten werden. Das Absetzen der Medikation soll dann langsam ausschleichend in einem Zeitraum von 2–3 Wochen erfolgen.

Tritt in den ersten Behandlungswochen kein ausreichender Erfolg ein, sollte das Präparat etwa 4 Wochen nach Behandlungsbeginn gewechselt

werden. Im allgemeinen wird man auf ein stärker wirksames Neurolepticum übergehen. Bei Nichtansprechen auf ein Neurolepticum kann man beim geplanten „Umsetzen" der Therapie auf ein Präparat einer anderen chemischen Gruppe übergehen (z.B. von Butyrophenon-Derivaten auf Phenothiazin-Derivate mit Piperazinyl-Seitenkette). Bei Mißerfolgen mit einem Präparat muß – auch wenn man bereits nach 4 Wochen das Medikament wechselt – immer noch bedacht werden, daß Therapieerfolge noch nach einer Zeit von 6 Monaten beobachtet wurden. Bei Nichtansprechen auf ein Präparat sollte man allerdings spätestens nach 6 Monaten auf ein anderes übergehen. Ein Depot-Präparat sollte man erst dann verordnen, wenn das medikamentöse Ansprechen der oralen Therapie gesichert ist. Eine der prophylaktischen Lithium-Therapie bei rezidivierenden phasisch verlaufenden depressiven Psychosen vergleichbare Prophylaxe bei rezidivierend verlaufenden schizophrenen Psychosen ist bisher nicht bekannt geworden. Zur Rezidivverhütung steht bisher lediglich die „neuroleptische Dauertherapie" zur Verfügung. Diese ist seit Einführung der Depot-Präparate (Fluphenazin, Flupenthixol, Fluspirilene) sehr viel einfacher geworden.
Bei der Akuttherapie wird meistens eine *Verteilung der Dosis* gleichmäßig über den Tag notwendig sein. Bei der Behandlung psychotischer Zustände ohne Akutsymptomatik kann man aber, besonders wenn ein Ansprechen der Medikation beobachtet wurde, dazu übergehen, die Dosis auf eine Morgen- und eine Abenddosis zu verteilen, wobei die Abenddosis einer doppelten Morgendosis entsprechen sollte. In pharmakokinetischen Studien wurde auch gezeigt, daß eine einmalige höhere Abenddosis den vorher erzielten Therapieerfolg stabilisiert. Bei längerer oraler Dosierung werden in den USA sog. „drug holidays" empfohlen. Zur Vermeidung einer möglichen Kumulation werden an den Wochenenden keine Medikamente verordnet. Kontrollierte Untersuchungen haben gezeigt, daß eine Beschränkung der Gabe von Neuroleptica auf die Wochentage den Therapieerfolg nicht schmälert. Solche Dosisverteilungen [3] können bei beginnenden Rehabilitationsmaßnahmen Bedeutung bekommen. So wird z.B. von vielen Patienten der Verzicht auf die mittägliche Dosis am Arbeitsplatz als sehr angenehm empfunden. Überhaupt gilt für die orale Medikation, daß die sehr häufige tägliche Einnahme, insbesondere unter einer Langzeittherapie, die Gefahr des Auslassens einer oder mehrerer Gaben in sich birgt.

Bei *Schlafstörungen* unter neuroleptischer Therapie sollte versucht werden, die Abenddosis zu erhöhen. Führt dieses zu keinem Erfolg, kann abends zusätzlich eine Dosis eines Neurolepticums mit schlafanstoßender Wirkung (Laevomepromazin, Clozapin) verordnet werden.

Die Behandlungsmöglichkeiten bei *chronisch-schizophrenen Zuständen* haben sich durch die Neuentwicklung der Depot-Präparate in den letzten Jahren verbessert [29]. Eine Langzeitbehandlung mit Neuroleptica – mit oraler Medikation oder Depot-Präparaten – kommt in Betracht bei allen Formen der Schizophrenie mit chronischem Verlauf, der Schizophrenia simplex, Hebephrenien, chronischen Manien, Involutionspsychosen und Erregungszuständen bei Schwachsinn und Psychopathie. Das Hauptanwendungsgebiet der Langzeittherapie liegt einerseits bei chronisch-schizophrenen Patienten mit Kontaktstörungen, Autismus, Antriebs- und Affektstörungen und Defektzuständen und andererseits bei allen floriden Psychosen, die immer wieder manifest werden, sowie man die Neuroleptica absetzt. Bei Patienten mit Antriebsdefiziten sind Neuroleptica mit sedativ-dämpfender Wirkung zu vermeiden, da die Antriebsstörungen durch solche Medikamente eher noch intensiviert werden. Befriedigende Behandlungsergebnisse lassen sich mit stark wirksamen Neuroleptica auch durch orale Langzeittherapie (mit täglicher Medikamenteneinnahme) erzielen. In gewissem Umfang können ebenfalls schwache bis mittelstarke Neuroleptica wie Chlorprothixen, Thioridazin und Floropipamid in der *Dauertherapie* eingesetzt werden. Wenn eine orale Langzeittherapie indiziert ist, kann auch das den Butyrophenonen strukturverwandte Pimozide gegeben werden. Pimozide hat eine Wirkungsdauer von ca. 24 Std und braucht deshalb nur in einer Dosis am Tage verordnet zu werden. Weiterhin ist für die Dauertherapie ein den Butyrophenonen ebenfalls strukturverwandtes „Langzeitneurolepticum", das Penfluridol, mit einer Wirkungsdauer von ca. 1 Woche neu entwickelt worden. Man wird bei der praktischen Durchführung einer Dauertherapie immer bemüht sein, anfangs mit schwach bis mittelstark wirksamen Neuroleptica auszukommen. Gelingt dies nicht, muß man auf höher potente Neuroleptica übergehen. Besonders geeignet für die Langzeittherapie sind die *Depot-Präparate* Fluphenazin, Flupenthixol und Fluspirilene. Die intramuskuläre Applikation im Abstand von 1–3 Wochen gewährleistet die ausreichende Dosierung und erleichtert für den Patienten und für den Arzt die Überwachung der Zuverlässigkeit der medikamentösen Behandlung. Aber auch bei der Langzeitbehandlung mit Depot-Präparaten muß eine regelmäßige Überprüfung der optimalen Dosierung erfolgen. Bei Verschlechterung der Symptomatik muß die Injektions-Dosis erhöht werden; bei gleichbleibendem Zustand oder bei Besserung kann eine Dosisreduktion bzw. ein *Absetzversuch* erwogen werden. Empfehlenswert ist ein solcher Absetzversuch – sowohl bei oraler Medikation als auch bei Depot-Präparaten – nach einem symptomfreien Medikationszeitraum von 6 Monaten. Wird ein Absetzversuch durchgeführt, muß man in der Folgezeit den psychopathologischen Befund in häufigen Kontrolluntersuchungen überprüfen. Absetzversuche haben auch den Zweck, einer Kumulation des Neurolepticums vorzubeugen.

Für die Anwendung der Dauertherapie mit Neuroleptica können folgende weitere Regeln aufgestellt werden:

a) Treten nach Anschluß einer verhältnismäßig hochdosierten Neuroleptica-Behandlung bei einem akuten psychotischen Erregungszustand oder anderen schizophrenen Syndromen während der Dosisreduzierung oder auch erst einige Zeit nach völligem Absetzen des Neurolepticums wieder psychotische Symptome auf, so ist die Dauer der medikamentösen neuroleptischen Behandlung zu verlängern. Wenn es auch beim zweiten Versuch, die medikamentöse Therapie zu beenden, wieder zu Symptomexacerbationen kommt, so ist eine Dauertherapie zu erwägen.

b) Eine womöglich über Jahre auszudehnende Dauertherapie ist bei schizophrenen Psychosen auch immer dann indiziert, wenn nach mehreren Schüben psychotische Restsymptome zurückbleiben, oder wenn sich schubförmige Rezidive häufen.

c) Bei chronischen Wahnsyndromen kann die Dauertherapie mit Neuroleptica den Charakter einer dosisabhängigen Kompensationswirkung haben.

d) Wird die Dauertherapie mit dem gleichen Neurolepticum durchgeführt, das bereits bei der neuroleptischen Initialbehandlung der akuten Psychose angewandt wurde, so liegen die Erhaltungsdosen zumeist niedriger als die anfänglichen Dosen.

e) War zu Behandlung der akuten psychotischen Symptomatik ein stark wirksames Neurolepticum notwendig, so genügt es häufig, die Dauertherapie mit einem schwächer wirksamen Neurolepticum durchzuführen. Zu diesem Vorgehen wird man sich immer bei den Kranken entschließen, bei denen es im Verlaufe der Behandlung der akuten Psychose mit dem stark wirksamen Neurolepticum zu ausgeprägteren extrapyramidalmotorischen Begleitwirkungen kommt, die auch nach Dosisreduktion bestehen bleiben und die Arbeitsfähigkeit beeinträchtigen können.

f) Wird ein stark wirksames Neurolepticum in höheren Dosen während der Behandlung der akuten Psychose gut vertragen, so kann die Dauertherapie mit diesem Neurolepticum in reduzierter Dosis fortgeführt werden. Dieses Vorgehen hat den Vorteil, daß bei einem Rezidiv unter der Dauertherapie ein therapeutischer Effekt allein schon von der Dosiserhöhung erwartet werden kann. Dadurch können psychotische Rezidive auch häufig ohne stationäre Wiederaufnahme während der ambulanten Therapie abgefangen werden.

g) Die Erhaltungsdosen der Neuroleptica sollen bei guter Verträglichkeit im Verlaufe der Dauertherapie bei Schizophrenien möglichst selten geändert werden.

h) Durch die langfristige Dauertherapie kann bei Schizophrenen die Rezidivhäufigkeit herabgesetzt und wahrscheinlich auch die Ausbildung von Defektsyndromen verzögert werden; einen absolut sicheren Schutz vor Rezidiven bietet die Dauertherapie nicht.

i) *Eine prophylaktische Gabe von Antiparkinson-Mitteln darf bei Dauertherapie nicht erfolgen.* Die Disposition zu Spätdyskinesien, die irreversibel sein können, wird durch die Kombination von Neuroleptica und anticholinergisch wirksamen Antiparkinson-Mitteln wahrscheinlich erhöht [21]. Bei Auftreten von extrapyramidalmotorischen Symptomen (insbesondere von Spätdyskinesien) soll versucht werden, auf ein anderes Neurolepticum überzugehen (z.B. Clozapin, das keine extrapyramidalmotorischen Nebenwirkungen hat).

Die wichtigsten *therapeutisch unerwünschten Wirkungen* bei der Neuroleptica-Medikation sind *extrapyramidal motorische Symptome* [40]. Da sie für den Patienten subjektiv störend sind, sind die meisten extrapyramidalmotorischen Begleiteffekte der Neuroleptica als Nebenwirkungen zu bezeichnen. Irreversible Spätdyskinesien stellen jedoch bereits Komplikationen der neuroleptischen Therapie dar. Man unterscheidet bei den extrapyramidalmotorischen Symptomen:

1. Frühdyskinesien
2. Neuroleptisch bedingtes Parkinson-Syndrom
3. Akathisie
4. Spätdyskinesien

(Zu den verschiedenen extrapyramidalmotorischen Störungen zugrunde liegenden biochemischen Mechanismen s.S. 85.)

Die *Frühdyskinesien* können auch als paroxysmale hyperkinetisch dystone Syndrome bezeichnet werden. Sie sind gekennzeichnet durch krampfartiges Herausstrecken der Zunge, Blickkrämpfe, Opisthotonus, Hyperkinesien der mimischen Muskulatur, Trismus, Verkrampfungen der Schlundmuskulatur, torticollisartige choreatische-athetoide und auch torsionsdystone Bewegungsabläufe in der Muskulatur des Halses und der oberen Extremitäten. Das Auftreten dieser Frühdyskinesien ist unabhängig von der absoluten Dosishöhe, jedoch deutlich abhängig von der Geschwindigkeit der Dosissteigerung. Frühdyskinesien manifestieren

sich fast ausschließlich im Behandlungsbeginn (zumeist in der ersten Behandlungswoche). Nach Ablauf dieses Manifestationszeitraumes treten sie nur noch dann auf, wenn die Dosierung plötzlich erhöht wird. Besonders häufig tritt dieser Symptomkomplex bei stark wirksamen Neuroleptica auf. Bei mittelstarken und schwach wirksamen Neuroleptica werden sie nur selten beobachtet. Therapeutisch sind Antiparkinsonmittel gut wirksam; so kann ein „Zungen-Schlund-Syndrom" z.B. durch eine einzige i.v. Injektion von Biperiden (Akineton) sicher und schnell kupiert werden. Da auch bei hochpotenten Neuroleptica Frühdyskinesien nur bei maximal 30% der Patienten auftreten, sollte von einer generellen prophylaktischen Gabe von Antiparkinson-Mitteln abgesehen werden.
Das *neuroleptisch bedingte Parkinson-Syndrom* wird auch als Parkinsonoid, als pharmakogenes Parkinson-Syndrom, als hypokinetisches Syndrom und als Pseudo-Parkinsonismus bezeichnet. Es ist durch folgende Symptomatik gekennzeichnet: Einschränkung der allgemeinen motorischen Beweglichkeit mit Verlust der Mitbewegungen, Hypo- oder Amimie, kurzschrittiger Gang, Erhöhung des Muskeltonus im Sinne eines Rigor, Tremor, Salbengesicht, Hypersalivation. Als intensivste Ausprägung kommt eine komplette Akinese (akinetisch-abulisches Syndrom) vor. Die Häufigkeit des pharmakogenen Parkinson-Syndroms ist abhängig von der

1. neuroleptischen Wirkstärke des Pharmakons
2. Dosis des Pharmakons
3. Disposition des Kranken

Es manifestiert sich frühestens nach 1–2wöchiger Behandlung. Das pharmakogene Parkinson-Syndrom tritt häufiger bei stark wirksamen als bei mittelstark oder schwach wirksamen Neuroleptica auf. Eine Rückbildung läßt sich durch zusätzliche Behandlung mit Antiparkinson-Mitteln, durch erhebliche Dosisreduktion oder durch Absetzen bzw. Umsetzen des Neurolepticums erreichen. Manchmal verschwindet das pharmakogene Parkinson-Syndrom auch ohne weitere Maßnahme. Prophylaktische Antiparkinson-Behandlung soll nicht erfolgen.
Als *Akathisie* bezeichnet man eine subjektiv zumeist äußerst quälend erlebte Unruhe, die verknüpft ist mit der Unmöglichkeit, sitzen zu bleiben. Dieses Symptom kann mit Tasikinesie, dem Drang zu ständiger Bewegung, kombiniert sein. Akathisie tritt häufiger bei stark wirksamen, als bei mittelstark oder schwach wirksamen Neuroleptica auf. Akathisien werden zumeist nach längerer Behandlungsdauer und im allgemeinen erst nach der Manifestation eines Parkinsonoids beobachtet. Durch Antiparkinson-Mittel ist eine Akathisie nur unzureichend zu beeinflussen.

Daher zwingt das Auftreten einer Akathisie zumeist zu erheblicher Dosisverringerung oder zum Absetzen bzw. Überwechseln auf ein anderes Neurolepticum. Häufig wird Akathisie als Verschlechterung des Grundleidens verkannt; dann besteht die Gefahr, daß noch höhere Dosen des Neurolepticums verordnet werden, die zu einer weiteren Verschlimmerung der Akathisie führen.

Im Gegensatz zum hypokinetischen pharmakogenen Parkinson-Syndrom handelt es sich bei den *Spätdyskinesien* um hyperkinetische Dauersyndrome („tardive dyskinesia"). Die Symptomatik besteht aus oft recht diskreten, manchmal aber auch intensivsten choreatischen Bewegungen, vor allem im Bereich der Mund- und Gesichtsmuskulatur. Manchmal sind aber auch die distalen Muskelgruppen der Extremitäten beteiligt. Es kommt auch zu athetoiden torsionsdystonischen und ballistischen Bewegungsstörungen. Zu einer Manifestation der Spätdyskinesien kann es nach längerer und hochdosierter Therapie mit stark wirksamen Neuroleptica kommen. Betroffen sind vorwiegend Patienten mit cerebraler Vorschädigung und im Alter von über 50 Jahren. Eine prophylaktische Antiparkinson-Therapie über längere Zeit kann das Entstehen der Spätdyskinesien begünstigen. In mehreren Untersuchungen ließ sich zeigen, daß diese hyperkinetischen Symptome nicht nur nach abruptem, sondern auch nach langsamem Absetzen einer langjährigen Dauertherapie entstehen können. Therapeutisch sind Antiparkinson-Mittel wirkungslos, sie verschlechtern eher das klinische Bild. Beeinflußbar sind die Hyperkinesien eventuell durch zusätzliche Neuroleptica-Gabe. Hierzu eignet sich im besonderen Maße das Clozapin, das durch das Fehlen von extrapyramidalmotorischen Wirkungen ohnehin aus der Gruppe aller Neuroleptica herausfällt und von sich aus keine Spätdyskinesien hervorruft. Von allen extrapyramidalmotorischen Wirkungen der Neuroleptica bereiten die Spätdyskinesien den betroffenen Patienten eigenartigerweise oft die geringsten subjektiven Beschwerden.

In Zusammenhang mit den extrapyramidalmotorischen Wirkungen sind noch zwei Begriffe zu erläutern. Mit diesen Begriffen hat Haase versucht, den Zusammenhang zwischen extrapyramidalmotorischer Wirkung und neuroleptischer Wirkung näher zu erläutern: Mit *„neuroleptischer Schwelle"* bezeichnet er das Auftreten einer zumeist in der Feinmotorik der Handschrift erkennbaren extrapyramidalen Bewegungshemmung [26]. Je niedriger die Dosis ist, mit der man mit einem Neurolepticum die neuroleptische Schwelle überschreiten kann, um so höher ist seine *„neuroleptische Potenz"*. Die einzelnen Neuroleptica werden in eine Beziehung zum Chlorpromazin gesetzt, das eine mittlere neuroleptische Potenz besitzt. Haase stellt nun das Postulat des unabdingbaren Zusammenhanges zwischen neuroleptischer Wirkung im klinischen Sinne und

extrapyramidalmotorischer Wirkungen auf. Nachdem aber gezeigt werden konnte, daß es mehrere Neuroleptica mit verhältnismäßig gering ausgeprägter extrapyramidalmotorischer Symptomatik bei guter antipsychotischer Wirkung gibt und das Neurolepticum Clozapin keine extrapyramidalmotorischen Nebenwirkungen entfaltet, ist die Hypothese von HAASE nicht mehr aufrechtzuerhalten.
An therapeutisch unerwünschten Wirkungen nach Neuroleptica sind nach den extrapyramidalmotorischen Wirkungen vor allem die *vegetativen Symptome* von klinischer Bedeutung. Die vegetativen Nebenwirkungen der Neuroleptica sind aber im Vergleich zu den Antidepressiva deutlich geringer ausgeprägt und seltener. Das rührt insbesondere daher, daß die meisten Antidepressiva eine im Vergleich zu den Neuroleptica wesentlich stärkere anticholinerge Wirkung haben. Klinisch im Vordergrund steht, besonders nach intramuskulärer Injektion von Phenothiazin-Derivaten mit aliphatischer Seitenkette, Hypotonie und eine orthostatische Dysregulation. Es wird vermutet, daß die Hypotonie primär auf der Hemmung zentraler Pressorreflexe beruht, daß aber auch die periphere alpha-adrenerge Blockade eine wichtige Rolle spielt; ebenfalls wurde eine direkte kardiale Wirkung der Neuroleptica, insbesondere des Chlorpromazins, beschrieben. Die Hypotonie ist häufig von einer kompensatorischen Tachykardie gefolgt. Die übrigen vegetativen Irritations-Symptome entsprechen weitgehend den von den Antidepressiva bekannten Nebenwirkungen (s.S. 33), sind jedoch seltener und weniger intensiv. Im Gegensatz zu den Antidepressiva werden bei einigen Neuroleptica außer Temperatursenkungen gelegentlich auch Temperatursteigerungen beobachtet. Bei hoher Dosierung bzw. Dauertherapie mit Phenothiazin-Derivaten sollte bei älteren männlichen Patienten wegen der anticholinergen Wirkung die Prostata untersucht werden. Außerdem ist an die Möglichkeit einer Glaukomverschlechterung zu denken.
Wichtig sind die Wirkungen der tricyclischen Neuroleptica auf das hämatopoetische System. Passagere *Leukopenien* oder *Leukocytosen* mit Linksverschiebung können zu Behandlungsbeginn auftreten. In der 2. bis 4. Behandlungswoche kann es zu passageren, mitunter zu excessiven Eosinophilien kommen, denen häufig eine relative Monocytose nachfolgt. Im Verlauf einer Dauerbehandlung lassen sich gelegentlich relative Lymphocytosen beobachten. Bei allen diesen Blutbildveränderungen handelt es sich jeweils um Begleiteffekte, die keinen Grund für Änderung oder gar Abbruch der Therapie darstellen. Eine Komplikation allerdings stellt lediglich die äußerst seltene *Agranulocytose* dar. Sie kommt fast nur bei Frauen im mittleren und höheren Lebensalter vor und manifestiert sich besonders in der 4. bis 10. Behandlungswoche. Bei dieser sehr gefährlichen Komplikation muß das Medikament unverzüglich abgesetzt

werden, da bei Fortführung der Therapie mit einem letalen Ausgang zu rechnen ist. Maßnahmen zu Früherfassung der Agranulocytose s. S. 112.

Alle Formen und Ausprägungsgrade typisch generalisierter *Arzneimittelexantheme* können vorkommen; diese allergischen Symptome treten vorzugsweise in der 2. bis 4. Behandlungswoche auf. Wenn während des Manifestationszeitraumes eine zusätzliche antiallergische Behandlung durchgeführt wird, ist die Fortführung der Therapie zumeist möglich. Durch Phenothiazin-Derivate kann es zu individuell unterschiedlich ausgeprägter und in gewissem Umfang dosisabhängiger *Photosensibilisierung* kommen, die während der gesamten Behandlungszeit bestehen bleibt (Vorsicht bei Sonnenbädern: schwere Erytheme). Wenn im Frühjahr oder Sommer nach vorsichtiger Sonnenexposition Bräunung der Haut stattgefunden hat, verringert sich die Photosensibilität der Patienten. Unter mittleren bis hohen Dosen von Phenothiazinen kann es in einigen Fällen zu *Pigmentationsablagerungen* an der Haut, der Linse und evtl. auch am Herzmuskel kommen. Die meisten bekanntgewordenen Fälle standen unter einer Chlorpromazintherapie. Wegen dieser möglichen Pigmentationen wurde bei Dauertherapie mit Phenothiazinen eine routinemäßige Augenhintergrundskontrolle im Abstand von 6 Monaten empfohlen.

Die Wirkung von tricyclischen Psychopharmaka auf das *Leber-Gallengangsystem* ist noch nicht genau geklärt. Gesichert ist aber, daß es sich bei Auftreten der Gelbsuchterkrankung nicht um eine direkte hepatocelluläre Wirkung dieser Präparate handelt. Bei sehr vielen Kranken, die mit einem tricyclischen Psychopharmakon behandelt werden, lassen sich passagere Steigerungen der Aktivität der alkalischen Serumphosphatase mit einem Aktivitätsmaximum in der 2. bis 4. Behandlungswoche nachweisen. Ursache dieses vorübergehenden Aktivitätsanstieges der alkalischen Serumphosphatase sind offenbar allergisch bedingte Verquellungen an den kleinen Gallencapillaren, die ebenso wie die allergischen Hauterscheinungen in der 2. bis 4. Behandlungswoche ein Manifestationsmaximum haben. Die Verquellungen an den intrahepatischen Anteilen des galleführenden Systems bewirken eine mehr oder minder starke intrahepatische Cholestase, die in Einzelfällen ein solches Ausmaß erreichen kann, daß es zu einem intrahepatischen Verschlußikterus kommt. Die intrahepatische Cholestase scheint außerdem die Manifestation von Virushepatitiden zu begünstigen. Nur durch diese Annahme ist zu erklären, daß in engbegrenzten Zeiträumen die Ikterushäufigkeit bei den mit tricyclischen Psychopharmaka behandelten Kranken auf über 1% steigen kann. Außerhalb dieser Häufungszeiten ist nur bei etwa 0,1 bis 0,2% der Behandelten mit einem Ikterus zu rechnen. Nach Ablauf der 4.

Behandlungswoche kommt es in jedem Fall nur noch äußerst selten zu Gelbsuchten. Wegen der weitgehenden Bindung der Ikterus-Manifestation an eine ziemlich kurze Behandlungsperiode ist die Ansicht geäußert worden, die Therapie könne trotz Auftretens eines Ikterus fortgesetzt werden. Entgegen diesen Empfehlungen sollte bei Auftreten von Gelbsucht-Symptomen jedes tricyclische Psychopharmakon abgesetzt werden. Die Behandlung muß dann mit chemisch andersartigen Medikamenten fortgesetzt werden (z.B. Neuroleptica der Butyrophenongruppe).
In Einzelfällen kann es in den ersten Behandlungswochen, jedoch auch während einer langfristigen Dauertherapie zur Ausbildung von *Thrombosen* (insbesondere Bein- und Beckenvenenthrombosen) kommen. Wahrscheinlich treten sie häufiger bei hohen als bei niedrigen Dosierungen auf. Als individuelle dispositionelle Faktoren gelten höheres Lebensalter, Herz-Kreislaufkomplikationen und varicöser Symptomkomplex. Allerdings können Thrombosen auch bei jüngeren, völlig gesunden Patienten unter neuroleptischer Therapie auftreten. Thrombosen müssen als Komplikation bewertet werden, da die Möglichkeit besteht, daß es nach einer Thrombose zu Lungenembolien mit evtl. tödlichem Ausgang kommt.
Große epileptische *Anfälle* können unter der Therapie mit Neuroleptica ebenso auftreten wie unter der Behandlung mit Antidepressiva. Cerebrale Vorschädigungen scheinen für das Auftreten von Krampfanfällen zu disponieren; sie kommen jedoch auch bei Kranken ohne Hirnschäden vor. Weiter begünstigende Faktoren für das Auftreten von Krampfanfällen sind Behandlungsbeginn mit hohen Dosen, schneller Dosisanstieg und abruptes Absetzen hoher Behandlungsdosen. Das Bestehen eines Krampfleidens ist keine Kontraindikation für die Verordnung von Psychopharmaka bei psychischen Auffälligkeiten. Die Anfallsfrequenz wird bei vorsichtig einschleichender Dosierung nicht beeinflußt, in manchen Fällen sogar gesenkt.
Endokrine Wirkungen treten bei Neuroleptica erst bei langfristiger Therapie auf. Häufig sind mehr oder minder stark ausgeprägte Gewichtszunahmen, in seltenen Fällen kommt es zu Cushing-ähnlichen Syndromen. Bei Frauen werden Störungen des Menstruationscyclus und Galaktorrhoen beobachtet; bei Männern kann es in Einzelfällen zu einer Gynäkomastie kommen, häufiger sind bei Männern Dämpfung der Libido und der Potenz.
Akut einsetzende *produktiv-delirante Syndrome,* wie sie von der Behandlung mit Antidepressiva her bekannt sind, kommen in den ersten Behandlungstagen unter Neuroleptica auch vor. Die Manifestation dieser Delirien wird durch schnelle Dosissteigerung begünstigt; individuelle Dispositionen spielen dagegen keine erkennbare Rolle. Delirante Syndrome

sind insgesamt seltener als bei Antidepressiva. Man muß sie als Komplikationen bewerten, die zumeist bald nach Absetzen oder starker Dosisreduktion überwunden sind, in Einzelfällen bei nicht rechtzeitiger Erkennung aber auch zum Tode führen können.
Nach langfristiger Behandlung mit Neuroleptica können *depressive Syndrome* auftreten (*pharmakogene Depression*). Kann bei solchen Krankheiten wegen der Rezidivgefahr auf die neuroleptische Dauertherapie nicht verzichtet werden, so ist eine kombinierte antidepressiv-neuroleptische Therapie indiziert (s. S. 29). Die pharmakogene Depression kann eine ernste Komplikation im Rahmen einer neuroleptischen Dauertherapie darstellen (große Suicidgefahr).
Zu Beginn einer Behandlung mit Neuroleptica treten, ebenso wie mit Antidepressiva, häufiger *Müdigkeit* und *Einschränkung der Konzentrationsfähigkeit* auf. Im weiteren Verlauf der Therapie verschwinden diese Nebenwirkungen entweder ohne weitere Maßnahme oder sind meistens durch Dosisreduktion bzw. Umsetzen auf ein anderes Präparat zu beherrschen. Auf die Möglichkeit einer solchen Konzentrationseinschränkung sollte der Patient immer hingewiesen werden (Vorsicht beim Autofahren).
Bei der Aufzählung der *Kontraindikationen* für die Verordnung von Neuroleptica müssen – wie bei den Antidepressiva – Glaukom, Harnverhalten, Pylorusstenose und Prostatahypertrophie aufgezählt werden. Wegen der geringeren anticholinergen Wirkung besteht hier aber keine absolute oder relative Kontraindikation; es ist aber stets auf solche Vorschäden zu achten. Bei bestehender Arteriosklerose, kardiovasculären Komplikationen und organischen Hirnschäden ist besondere Vorsicht geboten. Eine Therapie sollte bei solchen Patienten sehr vorsichtig in geringer Dosierung mit Haloperidol eingeleitet werden. Wegen der Gefahr der Potenzierung sollen Neuroleptica nicht mit Hypnotica – insbesondere Barbituraten –, Alkohol, Opiaten und Analgetica gegeben werden. Vorsicht ist auch bei der Kombination mit Monoaminoxydasehemmern angebracht. In der Praxis werden oft mehrere Neuroleptica miteinander kombiniert. Rationale Begründungen für solche *Kombinationstherapien* gibt es aber im allgemeinen nicht. Weitere Besserungen sind durch derartige Kombinationen nicht zu erwarten.

Routineuntersuchungen unter einer Therapie mit Neuroleptica

Das Auftreten von Blutzellschädigungen unter einer Therapie mit tricyclischen Neuroleptica erfordert routinemäßige Untersuchungen des Blutbildes. Das *Institut für Arzneimittel des Bundesgesundheitsamtes* hat folgenden Text als Arztinformation für die Blutbildkontrolle unter einer Therapie mit tricyclischen Neuroleptica empfohlen:

Bei der Anwendung von Pharmaka vom Typ tricyclischer Neuroleptica ist unabhängig von der Indikation eine laufende Kontrolle des Blutbildes notwendig, da Blutzellschäden in Form von Leukopenie, Agranulocytose, Thrombopenie, Eosinophilie und Pancytopenie vorkommen können. Tricyclische Neuroleptica sind kontraindiziert bei Patienten, die bereits auf diese Präparatgruppe sowie auf sonstige Arzneimittel mit Schädigung des hämatopoetischen Systems reagiert haben. Vor der Behandlung mit tricyclischen Neuroleptica ist das Blutbild (einschließlich des Differential-Blutbildes sowie der Thrombocytenzahl) zu kontrollieren. Bei pathologischen Blutwerten darf keine Behandlung mit tricyclischen Neuroleptica erfolgen. Während der Behandlung – besonders in den ersten drei bis vier Monaten – sind regelmäßige Blutbildkontrollen durchzuführen. Zumindest die Leukocyten sollten einmal wöchentlich gezählt werden. Bei schnellem Absinken der Leukocytenzahl – insbesondere bei Werten unter 3000/mm^3 – oder anderen Blutbildveränderungen ist die Behandlung mit tricyclischen Neuroleptica sofort abzusetzen und durch andere Therapieformen zu ersetzen (keine Pharmaka vom Typ tricyclischer Neuroleptica und keine Pharmaka aus der Butyrophenon-Gruppe). Danach sind weiterhin mindestens einmal wöchentlich Blutbildkontrollen bis zur Normalisierung erforderlich. Die Therapiemaßnahmen haben sich nach dem Schweregrad der aufgetretenen Nebenwirkungen zu richten. Zur Infektionsprophylaxe und -behandlung darf kein blutzellschädigendes Antibioticum wie z.B. Chloramphenicol angewandt werden. Beim Auftreten der für das Medikament typischen, aber harmlosen Fieberreaktion sollte keine Therapie mit Antipyretica, die Blutzellschäden verursachen können (wie z.B. Pyrazolon und Pyrazolidin), durchgeführt werden. Der Patient sollte angehalten werden, bei Fieber, Zahnfleisch- und Mundschleimhautentzündungen, Halsschmerzen oder eitriger Angina sowie grippeähnlichen Symptomen, insbesondere, wenn diese Symptome innerhalb der ersten drei Monate nach beginnender medikamentöser Behandlung auftreten, keine Selbstmedikation mit Analgetica durchzuführen, sondern sofort seinen behandelnden Arzt aufzusuchen.

Da es unter der Medikation von Neuroleptica auch zu vorübergehenden Nieren- und Leberfunktionsstörungen und zu EKG-Veränderungen kommen kann, empfehlen wir prinzipiell bei einer Therapie mit Neuroleptica (und Antidepressiva) folgende Routineuntersuchungen durchzuführen (Abb. 14):

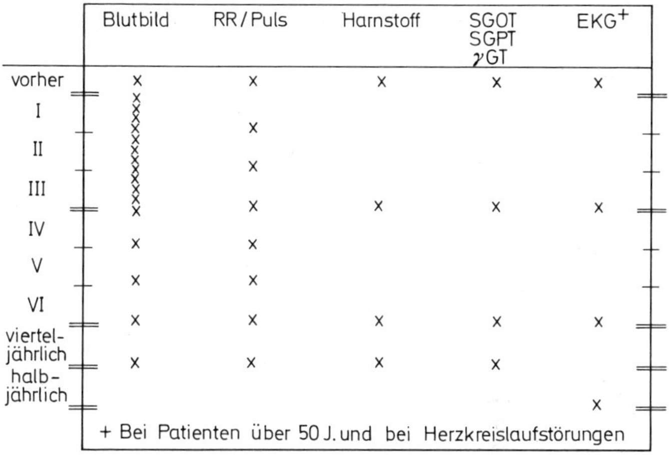

Abb. 14. Empfehlung für Routineuntersuchungen bei Verordnung von Antidepressiva und Neuroleptica. I – VI: Monate

Alle bisherigen Erfahrungen sprechen dafür, daß es unter der Therapie mit Butyrophenonen nicht zu einer Blutzellschädigung kommt. Aus dieser Beobachtung kann abgeleitet werden, daß unter einer Butyrophenon-Medikation häufige Blutbildkontrollen nicht notwendig sind.

Spezieller Teil

Tricyclische Neuroleptica

Phenothiazin-Derivate

Phenothiazin-Derivate mit aliphatischer Seitenkette

1. ALIMEMAZIN

Theralene (Rhodia Pharma)

oral:	Tbl.	–	5 mg (OP 25, 50)
	Trpf.	–	40 mg = 1 ml = 40 Trpf. (OP 10)
	Sirup	–	0,5 mg = 1 ml (OP 150)
parenteral:	Amp.	–	25 mg/5 ml (OP 5)

Theralene pectoral (Rhodia Pharma) ist ein Kombinationspräparat mit Äthylmorphin, Ephedrin und Ammoniumacetat; für die Pharmakopsychiatrie besteht keine Indikation.
Für die Präparate *Repeltin* und *Repeltin forte* (Bayer) gibt der Hersteller keine Indikation im Bereich der psychiatrischen Pharmakotherapie an; die Substanz wird als Antihistaminicum empfohlen.

Chemie

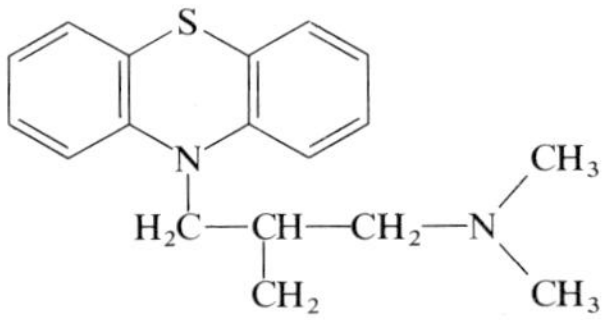

10-[3-Dimethylamino-2-methyl-propyl]-phenothiazin;
Phenothiazinderivat mit aliphatischer Seitenkette;
tricyclisches Neurolepticum;
Synonym: *Trimeprazin.*

Eigenschaften

Die neuroleptische Wirkung und die vegetativen Nebenwirkungen sind im Vergleich zum Chlorpromazin wesentlich schwächer. Stark ausgeprägt ist der Antihistamineffekt.

Indikationen

Alimemazin hat eine deutlich sedierende Komponente; es wird gern als Sedativum eingesetzt. Da sich der Indikationsbereich der Phenothiazinderivate mit aliphatischer Seitenkette in der Pharmakopsychiatrie verringert hat (Ausnahme Laevomepromazin), wird auch Alimemazin z.Z. wenig verordnet.

Dosierung

10–75 mg täglich oral; weitere Applikationsformen stehen zur Verfügung.

Nebenwirkungen

Sie entsprechen dem Chlorpromazin, doch sind die vegetativen Symptome (orthostatische Kreislaufreaktionen, Hypotonie, Tachykardie) wesentlich geringer ausgeprägt. Routineuntersuchungen s. *Allgemeiner Teil.*

Kontraindikationen

Akute Alkohol-, Schlafmittel-, Analgetica- und Psychopharmaka-Intoxikationen; Leber- und Nierenschäden; Vorsicht bei kardialer Vorschädigung und Thromboseneigung.

2. CHLORPROMAZIN

Megaphen (Bayer)

oral:	Drg.	–	25 mg (OP 20, 50)
	Trpf.	–	1 mg = 1 Trpf. (OP 10)
rectal:	Supp.	–	25 mg (OP 5)
	Supp.	–	100 mg (OP 5)
parenteral:	Amp.	–	50 mg/2 ml (OP 5)

Kombinationspräparat:

Megaphen Comp. (Bayer)

oral:	Drg.	–	25 mg Chlorpromazin + 7 mg Promethazin + 0,5 mg Reserpin (OP 20, 50)

Chemie

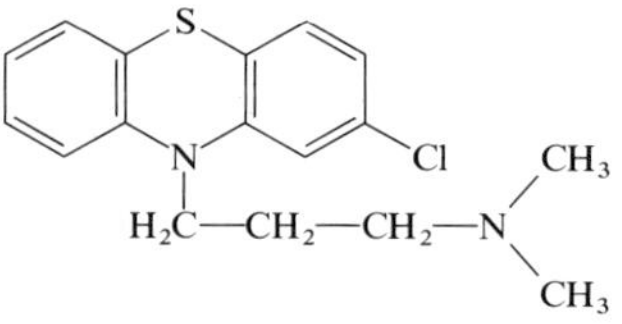

10-[3-Dimethylamino-propyl]-2-Chlor-phenothiazin;
Phenothiazinderivat mit aliphatischer Seitenkette;
tricyclisches Neurolepticum.

Eigenschaften

Chlorpromazin ist – von allen im Handel befindlichen neuroleptisch wirkenden Substanzen – am eingehendsten untersucht worden. Chlorpromazin wird nicht nur in der Pharmakopsychiatrie, sondern auch als Antiemeticum, Antihistaminicum und in der Anaesthesie verwendet. Weiterhin bestehen analgetische und potenzierende Wirkung auf Barbiturate, Opiate, Alkohol, Analgetica u.a. In der psychiatrischen Pharmakotherapie ist Chlorpromazin noch heute in den englisch sprechenden Ländern das weitest verbreitete Neurolepticum, während sich in den übrigen europäischen Ländern der Indikationsbereich für Chlorpromazin erheblich verringert hat. Aufgrund der starken anticholinergen, antiadrenergen und antihistaminen Eigenschaften von Chlorpromazin sind vegetative Nebenwirkungen häufig. Andererseits kommen extrapyramidalmotorische Symptome – wie bei allen Phenothiazin-Derivaten mit aliphatischer Seitenkette – verhältnismäßig selten bei einer mittleren Dosierung vor.

Indikationen

Chlorpromazin ist zur initialen Dämpfung psychomotorischer Erregungszustände geeignet. Vor einer Injektion mit Chlorpromazin sollte man sich aber vergewissern, daß keine Herz-Kreislaufkomplikationen und keine cerebralen Vorschäden bei dem Patienten bestehen. Besondere Vorsicht ist somit in der Geriatrie geboten. Bei guter Verträglichkeit kann Chlorpromazin auch über längere Zeit bei psychotischen Zustandsbildern verordnet werden. In der psychiatrischen Akutsituation sollte, wenn ein initial dämpfendes Pharmakon aus der Reihe der Phenothiazin-Derivate mit aliphatischer Seitenkette indiziert ist, Laevomepromazin vorgezogen werden. Das Kombinationspräparat Megaphen Compositum, das neben Chlorpromazin noch Promethazin und Reserpin enthält, sollte, wegen der Gefahr des Auftretens noch stärkerer Nebenwirkungen als nach Chlorpromazin allein, in der Pharmakopsychiatrie nicht mehr angewandt werden.

Dosierung

Außer in der psychiatrischen Akutsituation (s. aber Indikation) einschleichende Dosierung. Ambulante Erhaltungsdosis 75–200 mg täglich oral. Stationär können 150–500 mg täglich oral, evtl. auch höhere Dosen verordnet werden. Intramuskuläre Einzeldosis: 25–50 mg, eine zwei- bis viermalige Wiederholung innerhalb von 24 Std ist möglich. Tief intramuskulär injizieren! Intravenöse Anwendung nur als Tropfinfusion.
Kinder: 0,5–2 mg/kg/Tag oral; rectal die doppelte Menge.

Nebenwirkungen

Zu Beginn der Behandlung tritt meistens starke Müdigkeit auf (die Patienten sind nicht verkehrstüchtig). An vegetativen Symptomen sind besonders häufig orthostatische Dysregulationen mit Hypotonie und Tachykardie. Schwerwiegend kann eine Blutdrucksenkung bei Hypertonikern und Patienten mit Arteriosklerose sein. Weiterhin sind Obstipation, Übelkeit, Geschmackstörungen, Mundtrockenheit, erschwerte Nasenatmung, leichte Temperatursteigerung und Gewichtszunahme möglich. Auf allergische Dermatosen und Kontaktdermatitis bei Pflegepersonal (nach Berührung von Megaphenlösungen sollen die Hände sorgfältig gewaschen werden) muß geachtet werden. Selten sind cholestatische Hepatose, dosisunabhängiger Ikterus, Agranulocytose, Anämie, Thrombosen oder Krampfanfälle. Routineuntersuchungen s. *Allgemeiner Teil.*

Kontraindikationen

Akute Alkohol-, Schlafmittel-, Analgetica- und Psychopharmaka-Intoxikationen; Leber- und Nierenschäden; kardiovasculäre Komplikationen; Vorsicht bei Infektionskrankheiten und Thromboseneigung; größte Vorsicht bei älteren Patienten und bei Patienten mit hirnorganischen Krankheiten.

3. LAEVOMEPROMAZIN

Neurocil (Bayer)

oral:	Tbl.	–	25 mg (OP 20, 50)
	Tbl.	–	100 mg (OP 50)
	Trpf.	–	1 mg = 1 Trpf. (OP 10)
parenteral:	Amp.	–	25 mg/1 ml (OP 5)

Chemie

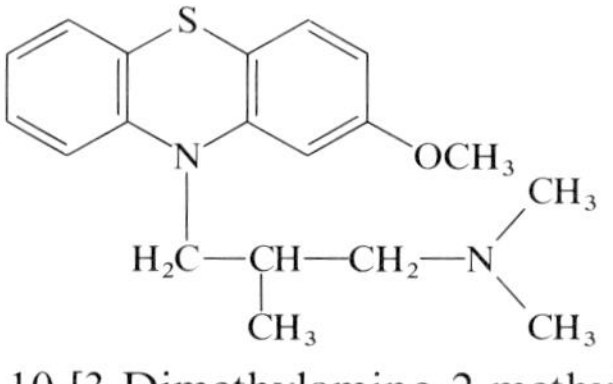

10-[3-Dimethylamino-2-methyl-propyl]-2-methoxy-phenothiazin;
Phenothiazinderivat mit aliphatischer Seitenkette;
tricyclisches Neurolepticum.

Eigenschaften

Laevomepromazin hat eine schwächere neuroleptische Wirkung als Chlorpromazin. Auch bei diesem Phenothiazin-Derivat mit aliphatischer

Seitenkette besteht eine stark ausgeprägte potenzierende Wirkung auf Analgetica und Hypnotica. Gleichzeitig hat das Präparat eine analgetische Eigenwirkung. Laevomepromazin gehört neben Clozapin zu den Neuroleptica, die in der psychiatrischen Akutsituation zur initialen Dämpfung des Patienten sehr gut geeignet sind.

Indikationen

Die wichtigste Indikation besteht in der initialen Dämpfung von psychomotorischen Erregungszuständen. Vor Gabe von Laevomepromazin sollten kardiovasculäre Störungen bei den Patienten ausgeschlossen sein; bei älteren Patienten darf Laevomepromazin nur in niedrigeren Dosierungen verordnet werden. Laevomepromazin hat eine starke schlafanstoßende Wirkung, die bei hartnäckigen Schlafstörungen sowohl unter einer Therapie mit Antidepressiva als auch unter einer Therapie mit Neuroleptica durch zusätzliche Gabe von Laevomepromazin am Abend ausgenutzt werden kann. Laevomepromazin hat gleichzeitig auch eine antidepressive Wirkung. Bei agitiert-depressiven Syndromen und bei hochgradiger Suicidalität ist Laevomepromazin wegen der initial dämpfenden und der antidepressiven Eigenschaft indiziert. Als Dauerbehandlung sollte es bei depressiven Syndromen nicht gegeben werden, dagegen kann eine längere Behandlung in mittlerer Dosierung bei Patienten mit Psychosen des schizophrenen Formenkreises erfolgen.

Dosierung

In der Notfall-Therapie können 50 mg Laevomepromazin (bei älteren Patienten 25 mg) intramuskulär injiziert werden. Die Injektionen können im Abstand von 30 min zwei- bis dreimal wiederholt werden; in den ersten 24 Std darf die Dosis von 200 mg nicht überschritten werden. Bei beginnender oraler Applikation in der Akuttherapie sollte die Dosis um 50% höher liegen. Bei der antipsychotischen Behandlung ohne Akutsituation wird man mit 3 × 25 mg beginnen und diese Dosis langsam, bei ambulanter Therapie bis 200 mg, bei stationärer Therapie bis zu einer Maximaldosis von 600 mg täglich steigern. Statt Tabletten können in gleicher Dosis Tropfen verordnet werden.

Nebenwirkungen

Die gleichen Nebenwirkungen, wie sie unter Chlorpromazin beschrieben worden sind, können unter Laevomepromazin auftreten; sie sind weniger intensiv ausgeprägt. Extrapyramidalmotorische Symptome treten im Vergleich zu Chlorpromazin seltener auf. Vor Beginn einer Therapie mit Laevomepromazin müssen Blutdruck und Puls gemessen werden;

bei älteren Patienten muß immer zusätzlich ein EKG abgeleitet werden. Blutbild, Leber- und Nierenfunktion sowie Kreislauf sollten während einer Therapie mit Laevomepromazin mehrmals kontrolliert werden. Die häufigsten vegetativen Symptome sind orthostatische Regulationsstörungen, Hypotonie und Tachykardie; i.m. Injektionen können schmerzhafte Infiltrationen hinterlassen. Routineuntersuchungen s. *Allgemeiner Teil.*

Kontraindikationen

Akute Alkohol-, Schlafmittel-, Analgetica- und Psychopharmaka-Intoxikationen; Leber- und Nierenschäden; kardiovasculäre Komplikationen; Vorsicht bei Patienten mit hirnorganischen Erkrankungen und Thromboseneigung.

4. PROMAZIN

Protactyl (Wyeth)

oral:	Drg.	–	25 mg (OP 50)
	Drg.	–	50 mg (OP 50)
	Drg.	–	100 mg (OP 50)
	Suspension	–	50 mg = 5 ml (OP 100)
parenteral:	Amp.	–	50 mg/1 ml (OP 3)
	Amp.	–	100 mg/2 ml (OP 3)

Chemie

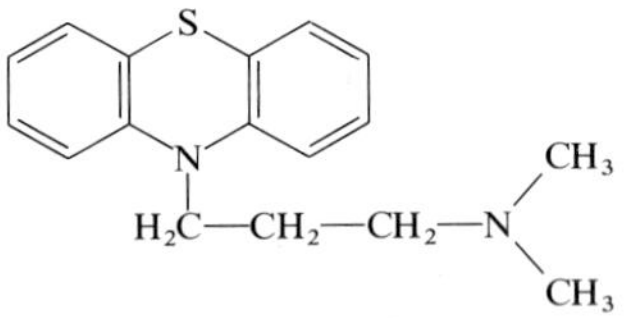

10-[3-Dimethylamino-propyl]-phenothiazin;
Phenothiazinderivat mit aliphatischer Seitenkette;
tricyclisches Neurolepticum.

Eigenschaften

Promazin ist im Gegensatz zu Chlorpromazin chlorfrei. Promazin ist ein schwaches Neurolepticum und in der Wirkstärke deutlich geringer als Chlorpromazin. Die antiemetische Wirkung ist beim Promazin deutlich ausgeprägt.

Indikationen

Promazin kann bei psychotischen Zustandsbildern verordnet werden, wenn ein schwach wirkendes Neurolepticum indiziert ist.

Dosierung

Oral: Einschleichend beginnen; Erhaltungsdosis bis 300 mg, Maximaldosis 600 mg täglich.
Parenteral: Initial können in akuten Zuständen 50 bis 100 mg i.m. injiziert werden. Wiederholungen bis zu 200 mg täglich sind möglich (auf die i.v. Injektion sollte verzichtet werden).

Nebenwirkungen

Sie sind geringer als beim Chlorpromazin. Kreislaufnebenwirkungen (Hypotonie, Tachykardie) sind besonders zu beachten. Routineuntersuchungen s. *Allgemeiner Teil.*

Kontraindikationen

Akute Alkohol-, Schlafmittel-, Analgetica- und Psychopharmaka-Intoxikationen; Leber- und Nierenschäden; Vorsicht bei kardiovasculären Störungen, organischen Hirnschäden und Thromboseneigung.

5. PROMETHAZIN

Atosil (Bayer)

oral:	Drg.	–	25 mg (OP 20, 50)
	Trpf.	–	20 mg = 20 Trpf. = 1 ml (OP 10 ml, 50 ml)
	Sirup	–	1 mg = 1 ml (OP 125 ml)
rectal:	Supp.	–	50 mg (OP 5)
parenteral:	Amp.	–	50 mg/2 ml (OP 5)

Chemie

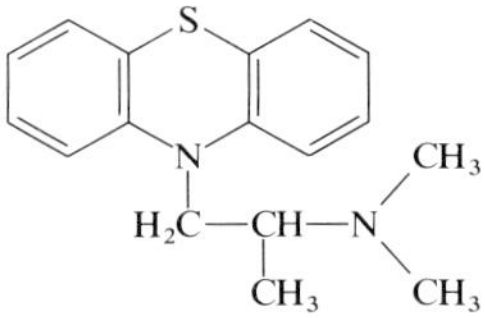

10-[3-Dimethylamino-2-methyl-propyl]-phenothiazin;
Phenothiazinderivat mit aliphatischer Seitenkette;
tricyclisches Neurolepticum.

Eigenschaften

Promethazin wurde in diesem speziellen Teil mit aufgeführt, weil es aufgrund der schlafanstoßenden Wirkung, die es mit anderen Präparaten der Gruppe der Phenothiazin-Derivate mit aliphatischer Seitenkette gemeinsam hat, häufiger angewandt wird. Außerhalb der psychiatrischen Pharmakotherapie macht man sich die antihistaminischen, adrenolytischen und anticholinergen Eigenschaften der Substanz zunutze.

Indikationen

Promethazin kann als Zusatzmedikation bei starken Schlafstörungen vorübergehend angewandt werden. Hauptanwendungsgebiet des Promethazins liegt in der inneren Medizin und Anaesthesie. Promethazin hat *keine* antipsychotischen Eigenschaften.

Dosierung

Bei Schlafstörungen abends 1 Supp. bzw. 1 Ampulle i.m. (50 mg). Falls längere orale Medikation vorgesehen ist, liegt die tägliche Dosis bei 50–150 mg, stationär können bis 1000 mg täglich oral gegeben werden.

Nebenwirkungen

Sie entsprechen dem Chlorpromazin. Besonders muß auf die anfängliche starke Sedierung hingewiesen werden, häufiger tritt Schwindel auf. Orthostatische Kreislaufstörungen kommen vor. Eingeschränkte Verkehrstauglichkeit. Routineuntersuchungen s. *Allgemeiner Teil.*

Kontraindikationen

Akute Alkohol-, Schlafmittel-, Analgetica- und Psychopharmaka-Intoxikationen; Leber- und Nierenschäden; Vorsicht bei kardiovasculären Erkrankungen, organischen Hirnschäden und Thromboseneigung.

6. TRIFLUOPROMAZIN

Psyquil (Heyden)

oral:	Drg.	–	10 mg (OP 20)
	Drg.	–	25 mg (OP 20)
	Drg.	–	50 mg (OP 100)
	Emulsion	–	10 mg/1 ml (OP 30)
rectal:	Supp.	–	70 mg (OP 5)
parenteral:	Amp.	–	10 mg/1 ml (OP 3)
	Amp.	–	20 mg/1 ml (OP 3)

Das Kombinationspräparat *Psyquil compositum* (Heyden) enthält Trifluopromazin und Pethidin und fällt somit unter das Betäubungsmittelgesetz. Für Psyquil compositum besteht keine Indikation im Bereich der psychiatrischen Pharmakotherapie.

Chemie

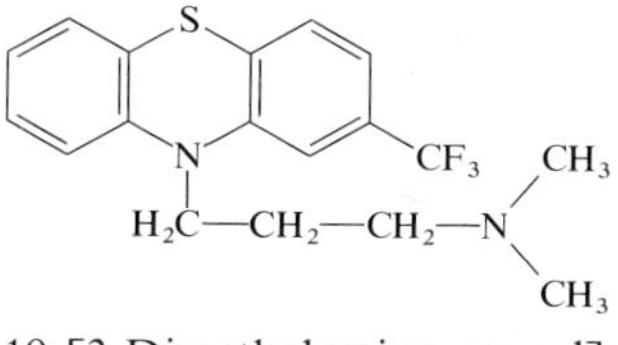

10-[3-Dimethylamino-propyl]-2-trifluormethyl-phenothiazin;
Phenothiazin-Derivat mit aliphatischer Seitenkette;
tricyclisches Neurolepticum.

Eigenschaften

Das Chloratom des Chlorpromazins wurde hier durch eine Trifluormethylgruppe ersetzt. Die neuroleptische Wirkung ist zwei- bis dreimal größer als beim Chlorpromazin.

Indikationen

Trifluopromazin kann zur Dämpfung bei psychomotorischen Erregungszuständen angewandt werden. Allerdings hat sich für diesen Indikationsbereich Laevomepromazin oder Clozapin besser bewährt, so daß Trifluopromazin in der psychiatrischen Pharmakotherapie in letzter Zeit seltener benötigt wird. In der Anaesthesie und als Antiemeticum wird das Präparat häufig verordnet.

Dosierung

Oral: Einschleichend beginnen, Erhaltungsdosis 50–200 mg täglich.
Parenteral: 20 mg i.m.

Nebenwirkungen

Die Wirkungen auf den Kreislauf und das übrige Vegetativum entsprechen dem Chlorpromazin. Häufiger als beim Chlorpromazin sind extrapyramidalmotorische Symptome. Routineuntersuchungen s. *Allgemeiner Teil.*

Kontraindikationen

Akute Alkohol-, Schlafmittel-, Analgetica- und Psychopharmaka-Intoxikationen; Leber- und Nierenschäden; Vorsicht bei kardiovasculären Erkrankungen, organischen Hirnschäden und Thromboseneigung.

Phenothiazin-Derivate mit Piperidyl-Seitenkette

7. MEPAZIN

Pacatal (Promonta)

oral:	Drg.	– 12,5 mg (OP 50)
	Drg.	– 25 mg (OP 50)
parenteral:	Amp.	– 50 mg/2 ml (OP 10)

Chemie

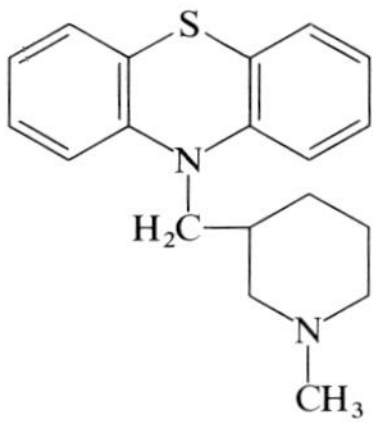

10-[(1-Methyl-3-piperidyl)-methyl]-phenothiazin;
Phenothiazinderivat mit Piperidyl-Seitenkette;
tricyclisches Neurolepticum;
Synonym: *Pecazin.*

Eigenschaften

Mepazin gehört (wie Thioridazin) zur Gruppe der Phenothiazin-Derivate mit Piperidyl-Seitenkette und zeigt deutlich geringere neuroleptische Wirkung als Chlorpromazin; extrapyramidalmotorische Symptome treten bei diesen Phenothiazin-Derivaten nur selten auf. Mepazin hat (wie Thioridazin) antidepressive Eigenschaften. Diese Wirkungskomponente ist insofern von theoretischem Interesse, als gerade Mepazin starke anticholinerge Eigenschaften besitzt und diese u.a. ein Charakteristikum der tricyclischen Antidepressiva sind.

Indikationen

Mepazin kann bei psychotischen Zuständen ohne Akutsymptomatik verordnet werden, wenn ein schwaches Neurolepticum indiziert ist. Mepazin wird ab und zu wegen der anticholinergen Eigenschaft zur Therapie der Parkinsonschen Krankheit gegeben; dabei muß man sich allerdings bewußt sein, daß man einem Parkinson-Kranken ein Neurolepticum verabreicht, das durchaus auch in der Lage ist, die extrapyramidalmotorische Symptomatik zu verschlechtern.

Dosierung

Ambulant bis 150 mg, stationär bis 400 mg täglich oral. Injektionen (i.m.) stehen zur Verfügung.

Nebenwirkungen

Die Nebenwirkungen sind stärker als beim Thioridazin, besonders die anticholinerge Symptomatik (Mundtrockenheit, Akkommodationsstörungen, Harnverhalten); auf orthostatische Regulationsstörungen ist zu achten. Routineuntersuchungen s. *Allgemeiner Teil.*

Kontraindikationen

Akute Alkohol-, Schlafmittel-, Analgetica- und Psychopharmaka-Intoxikationen; Vorsicht bei Leber- und Nierenschäden, kardiovasculären Erkrankungen, organischen Hirnschäden und Thromboseneigung. Das Präparat darf nicht bei Glaukom und Prostatahypertrophie verordnet werden.

8. PERICIAZIN

Aolept (Bayer)

oral:	Tbl.	–	10 mg (OP 100)
	Tbl.	–	25 mg (OP 50)
	Trpf.	–	1 mg = 1 Trpf. (OP 10, 25)

Chemie

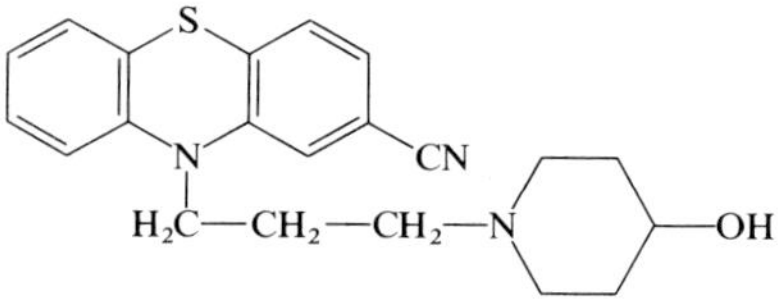

10-[3-(4-Hydroxy-1-piperidyl)-propyl]-2-cyano-phenothiazin;
Phenothiazinderivat mit Piperidyl-Seitenkette;
tricyclisches Neurolepticum;
Synonym: *Propericiazin.*

Eigenschaften

Periciazin ist ein mittelstarkes Neurolepticum. Unter den Phenothiazin-Derivaten mit Piperidyl-Seitenkette hat es die stärkste neuroleptische Wirkung.

Indikationen

Geeignet ist das Präparat als mittelstarkes Neurolepticum für die ambulante Dauerbehandlung bei schizophrenen Patienten, bei Verhaltensstörungen im Kindesalter und in der Geriatrie. Bei Zwangssyndromen wurde die Kombination Periciazin (bis 150 mg) und Clomipramin (bis 300 mg) empfohlen (s.S. 100).

Dosierung

Stationär einschleichend mit 3 × 10 mg täglich oral beginnen. Erhaltungsdosis 30–80 mg, Maximaldosis bis 150 mg täglich. In der Geriatrie bis 30 mg täglich, bei Kindern pro Lebensjahr 1 mg täglich oral.

Nebenwirkungen

Die Nebenwirkungen entsprechen dem Thioridazin; die anfängliche Müdigkeit ist beim Periciazin stärker ausgeprägt. Anticholinergische Symptome können auftreten; besonders orthostatische Regulationsstörungen sind häufig. Routineuntersuchungen s. *Allgemeiner Teil.*

Kontraindikationen

Akute Alkohol-, Schlafmittel-, Analgetica- und Psychopharmaka-Intoxikationen; Vorsicht bei Leber- und Nierenschäden, kardiovasculären Erkrankungen, organischen Hirnschäden und Thromboseneigung.

9. SULFORIDAZIN

Inofal (Sandoz)

oral:	Drg.	–	50 mg (OP 20)
parenteral:	Amp.	–	50 mg/2 ml (OP 5)

Chemie

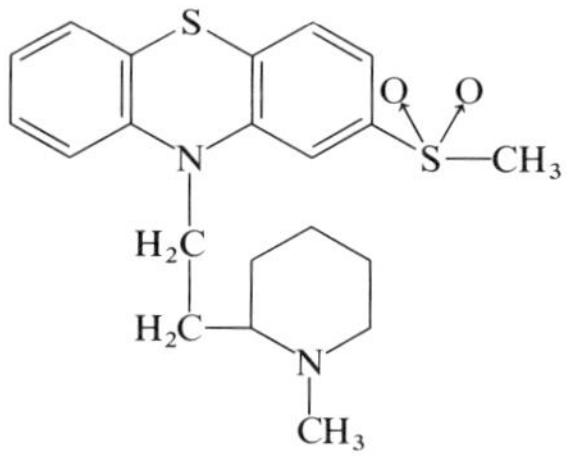

10-[2-(1-Methyl-2-piperidyl)-äthyl]-2-methylsulfonyl-phenothiazin;
Phenothiazinderivat mit Piperidyl-Seitenkette;
tricyclisches Neurolepticum.

Eigenschaften

Sulforidazin hat eine stärkere neuroleptische Wirkung als Thioridazin.

Indikationen

Das Präparat ist zur initialen Dämpfung in der psychiatrischen Akutsituation und zur späteren antipsychotischen Behandlung geeignet. Praktische Vorteile gegenüber den meist gebräuchlichen Phenothiazin-Derivaten sind bisher nicht bekannt geworden.

Dosierung

In der Akutsituation können bis zu 3 × 50 mg (im Abstand von 30 min) i.m. injiziert werden. Erhaltungsdosis 150–300 mg täglich oral. Maximaldosis 600 mg täglich oral.

Nebenwirkungen

Wie Thioridazin; besonders ist initiale Müdigkeit zu beachten. Routineuntersuchungen s. *Allgemeiner Teil.*

Kontraindikationen

Akute Schlafmittel-, Opiat- und Alkoholintoxikation; Vorsicht bei Leber- und Nierenschäden, kardiovasculären Komplikationen, organischen Hirnschäden und Thromboseneigung.

10. THIORIDAZIN

Melleril-Sandoz (Sandoz)
oral: Drg. – 25 mg (OP 50)
Drg. – 100 mg (OP 20, 50)

Melleril retard (Sandoz)
oral: Tbl. – 30 mg (OP 30, 100)
Tbl. – 200 mg (OP 10, 50)

Melleretten (Sandoz)
oral: Drg. – 10 mg (OP 20, 50)
Trpf. – 30 mg = 30 Trpf. = 1 ml (OP 10)
Saft – 10 mg/5 ml (OP 100)

Chemie

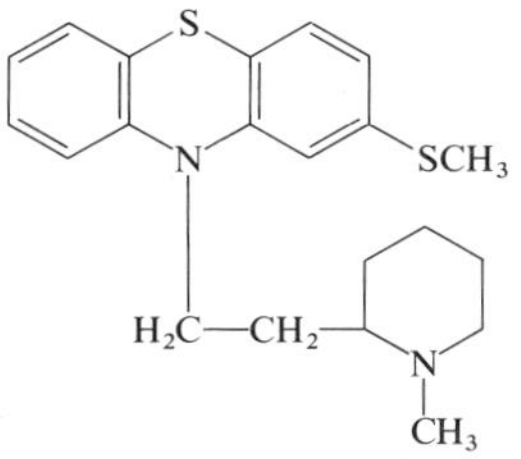

10-[2-(1-Methyl-2-piperidyl)-äthyl]-2-methylthio-phenothiazin;
Phenothiazinderivat mit Piperidyl-Seitenkette;
tricyclisches Neurolepticum.

Eigenschaften

Thioridazin ist das gebräuchlichste Präparat in der Gruppe der Phenothiazin-Derivate mit Piperidyl-Seitenkette. Die neuroleptische Wirkung ist deutlich geringer als von Chlorpromazin. Klinisch wichtig sind die – auch nach längerer Medikation – nur gering ausgeprägten extrapyramidalmotorischen Symptome. Auch sonstige Nebenwirkungen, besonders initiale Müdigkeit, sind beim Thioridazin nur in geringem Ausmaße vorhanden. Thioridazin hat eine zusätzlich antidepressive Wirkung; diese Eigenschaft kann z.B. bei schizophrenen Psychosen mit depressiver Symptomatik ausgenutzt werden. Als *Antidepressivum* sollte Thioridazin *nicht* verordnet werden.

Indikationen

Thioridazin ist in der ambulanten und klinischen Langzeit-Behandlung bei psychotischen Zustandsbildern und chronisch verlaufenden schizophrenen Psychosen, bei denen Wahn- und Halluzinationserlebnisse nicht im Vordergrund stehen, gut geeignet. In niedrigen bis mittleren Dosierungen besteht eine zusätzliche antidepressive Wirkung; deshalb hat sich Thioridazin bei schizophrenen Patienten mit depressiven Verstimmungen bewährt. In niedrigen Dosisbereichen wird das Präparat gerne als Tranquilizer empfohlen, z.B. bei älteren Patienten, bei psychosomatischen Beschwerden und dysphorischen Syndromen bei Epileptikern. Wenn Thioridazin bei solchen Beschwerden verordnet wird, muß man sich immer bewußt sein, daß es sich beim Thioridazin um ein Neurolepticum mit der Möglichkeit des Auftretens zahlreicher Nebenwirkungen handelt.

Dosierung

Einschleichend mit 3×25 mg täglich oral beginnen; ambulant bis 200 mg, stationär bis maximal 600 mg täglich oral. In den ersten 24 Std sollen 500 mg nicht überschritten werden. Vom Hersteller wird eine Retard-Tablettenform angeboten. Bei Kindern: 10 bis 40 mg täglich oral.

Nebenwirkungen

Die Nebenwirkungen von Thioridazin sind im Vergleich zu anderen Neuroleptica gering, besonders wird zu Behandlungsbeginn nur selten Müdigkeit beobachtet. Möglich sind Mundtrockenheit; selten Akkommodationsstörungen und Galaktorrhoe. Extrapyramidalmotorische Symptome können, wenn auch nur selten, auftreten. Bei männlichen Patienten muß an die mögliche Ejakulationsverzögerung bei erhaltener Erektion gedacht werden. Orthostatische Beschwerden sind verhältnismäßig gering. Bei höherer Dosierung auf EKG-Veränderungen achten! Weitere Routineuntersuchungen s. *Allgemeiner Teil*.

Kontraindikationen

Akute Alkohol-, Schlafmittel-, Analgetica- und Psychopharmaka-Intoxikationen. Vorsicht bei Leber- und Nierenschäden, kardiovasculären Erkrankungen, organischen Hirnschäden und Thromboseneigung.

Phenothiazin-Derivate mit Piperazinyl-Seitenkette

11. BUTYRYLPERAZIN

Randolectil (Bayer)
oral: Tbl. – 2,5 mg (OP 25)
10 mg als Anstaltspackung

Chemie

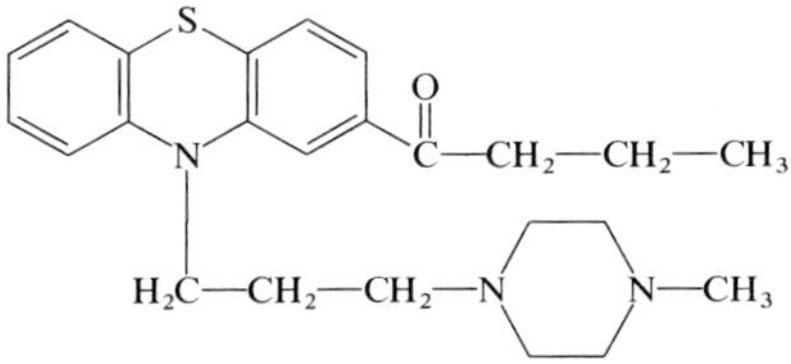

10-[3-(4-Methyl-1-piperazinyl)-propyl]-2-butyryl-phenothiazin;
Phenothiazinderivat mit Piperazinyl-Seitenkette;
tricyclisches Neurolepticum.
Synonym: *Butaperazin.*

Eigenschaften

Butyrylperazin ist ein sehr starkes Neurolepticum innerhalb der Gruppe der Phenothiazin-Derivate mit Piperazinyl-Seitenkette. Im Wirkungsspektrum ähnelt es dem Perphenazin und dem Trifluoperazin der gleichen Gruppe.

Indikationen

Das Präparat ist zur Behandlung psychotischer schizophrener Zustände und zur Dauertherapie geeignet, wenn ein stark wirksames Neurolepticum indiziert ist.

Dosierung

Mit 3 × 2,5 mg täglich oral einschleichend beginnen; ambulante Erhaltungsdosis 10 mg täglich oral.

Nebenwirkungen

Auf extrapyramidalmotorische Symptome ist, besonders bei hoher Dosierung, zu achten. Vegetative Symptome sind schwach ausgeprägt. Selten sind Schlafstörungen und innere Unruhe. Routineuntersuchungen s. *Allgemeiner Teil.*

Kontraindikationen

Akute Alkohol-, Schlafmittel-, Analgetica- und Psychopharmaka-Intoxikationen; Leber- und Nierenschäden; Vorsicht bei kardiovasculären Erkrankungen, organischen Hirnschäden und Thromboseneigung.

12. DIXYRAZIN

Esucos (UCB Sindorf)

oral:	Tbl.	–	10 mg (OP 20, 100)
	Tbl.	–	25 mg (OP 20, 100)
	Trpf.	–	22 mg = 1 ml (OP 30, 100)

Chemie

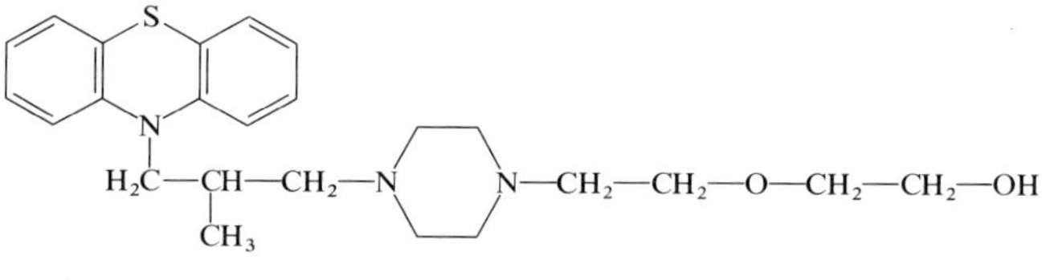

10-{2-Methyl-3-[4-(2-hydroxyäthoxy-äthyl)-1-piperazinyl]-propyl}-phenothiazin;
Phenothiazinderivat mit Piperazinyl-Seitenkette;
tricyclisches Neurolepticum.

Eigenschaften

Die Seitenkette des Dixyrazins ähnelt der Seitenkette des Tranquilizers Hydroxyzin. Diese strukturchemische Beziehung soll die stark anxiolytische Wirkung des Präparates erklären. Die antipsychotische Eigenschaft von Dixyrazin ist gering.

Indikationen

Bei chronischen Schizophrenien ist Dixyrazin zur Dauerbehandlung indiziert; allerdings wird das Präparat heute aufgrund der Neuentwicklung der Depot-Präparate nur selten verordnet.

Dosierung

Einschleichender Beginn mit 3×10 mg, Erhaltungsdosis 3×25 bis 3×50 mg täglich oral.

Nebenwirkungen

Anfänglich kann Müdigkeit auftreten, sonst sind die Nebenwirkungen im Vergleich zu Chlorpromazin gering; auch treten nur selten extrapyramidalmotorische Wirkungen auf. Routineuntersuchungen s. *Allgemeiner Teil.*

Kontraindikationen

Akute Alkohol-, Schlafmittel-, Analgetica- und Psychopharmaka-Intoxikationen. Vorsicht bei Leber- und Nierenschäden, kardiovasculären Erkrankungen, organischen Hirnschäden und Thromboseneigung.

13. FLUPHENAZIN

Dapotum (Heyden)
oral: Tbl. – 5 mg (OP 30)
Trpf. – 4 mg = 40 Trpf. = 1 ml (OP 15)
parenteral: Amp. – 10 mg/1 ml (OP 5) **(Dapotum acutum)**

Lyogen (Byk-Gulden)
oral: Drg. – 0,25 mg (OP 50)
Tbl. – 1 mg (OP 50)
Drg. – 3 mg (OP 10, 30, „Rehabilitationspackung" mit 24 Drg. für 1 Monat) **(Lyogen retard)**
Tbl. – 4 mg (OP 30) **(Lyogen forte)**
Drg. – 6 mg (OP 10, 30, „Rehabilitationspackung" mit 24 Drg. für 1 Monat) **(Lyogen retard)**
Trpf. – 0,625 mg = 1 ml (OP 20)
Trpf. – 2,5 mg = 1 ml (OP 20)

Omca (Heyden)
oral: Drg. – 1 mg (OP 10, 25)

Depot-Präparate **(nur i. m.)**:

Dapotum D (Heyden) (Fluphenazin-decanoat)
parenteral: Amp. – 25 mg/1 ml (OP 1,5)
Durchstechfl. – 25 mg/1 ml (OP 10)

Lyogen Depot (Byk-Gulden) (Fluphenazin-decanoat)
parenteral: Amp. – 25 mg/1 ml (OP 1,5)
Durchstechfl. – 25 mg/1 ml (OP 1, 5, 10)

Chemie

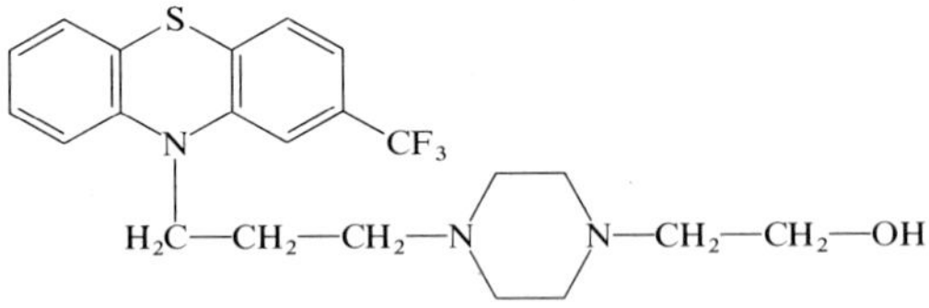

10-{3-[4-(2-Hydroxyäthyl)-1-piperazinyl]-propyl}-2-trifluormethyl-phenothiazin;
Phenothiazinderivat mit Piperazinyl-Seitenkette;
tricyclisches Neurolepticum.

Eigenschaften

Phenothiazine können mit organischen Säuren Ester bilden. Durch die Esterbildung wird die Wirkungsdauer im Gegensatz zu den nichtveresterten Fluphenazinen wesentlich verlängert. Die Fluphenazin-Ester waren die ersten Depot-Neuroleptica. Im Handel ist in der BRD das Fluphenazin-decanoat, während das Fluphenazin-önanthat zur Zeit nicht verfügbar ist. Fluphenazin ist ein hochpotentes, rasch wirkendes Neurolepticum mit – besonders bei höheren Dosen – ausgeprägten extrapyramidalmotorischen Symptomen.

Indikationen

Orale Applikation: Wie bei der Depot-Form, zusätzlich auch als antipsychotische Initialbehandlung bei schweren schizophrenen Psychosen.

Parenterale Applikation:

a) *Akutbehandlung:* Intramuskuläre oder intravenöse Injektion bei akuten psychomotorischen Erregungszuständen.
b) *Langzeitbehandlung mit Depot-Präparaten:* Zur stationären und ambulanten Dauerbehandlung chronisch verlaufender schizophrener Psychosen und von „Endzuständen" wie Hebephrenie, Schizophrenia simplex und psychotischen Residualzuständen. Bei akuten psychotischen Zustandsbildern sollte die Therapie nicht mit der Depot-Form begonnen werden. Depot-Präparate sind besonders bei solchen Patienten geeignet, bei denen eine regelmäßige tägliche Applikation nicht gewährleistet ist, oder bei Patienten, die sich bereits wieder im Arbeitsprozeß befinden.

Dosierung

Orale Applikation: Einschleichend mit 2 × 0,25 mg täglich beginnen; stationäre Erhaltungsdosis bis 10 mg, ambulante Erhaltungsdosis 3–6 mg täglich.
Lyogen retard gibt es als „Rehabilitationspackung" mit 24 Drg. mit 3 bzw. 6 mg Fluphenazin und 4 Lactose-Drg. zur Intervallbehandlung („drug-holiday"). Die Drg. sind in 4 Reihen zu je 7 Stück in einer Durchdrückpackung eingeordnet. Ein Pfeil in Richtung der Wochentage zeigt den Patienten die Einnahme an.

Parenterale Applikation:

a) *Akutbehandlung:* 10–20 mg i.m. (möglich auch i.v.). Die Dosis kann nach 30 min wiederholt werden. Tagesdosis bis zu 40 mg. Zur Akutbehandlung nur Dapotum acutum.

b) *Langzeit-Behandlung mit Depot-Präparaten:* Beginn mit 25 mg im Abstand von 2 Wochen, später evtl. 3 Wochen. Die Dosis von Fluphenazin-decanoat kann maximal auf 75 mg im Abstand von 2 Wochen erhöht werden. Andererseits sind 25 mg im Abstand von 4 Wochen noch wirksam. Längere Zwischenräume sollten nicht toleriert werden.

Nebenwirkungen

Unter der Therapie mit Fluphenazin kommt es häufig zu extrapyramidal-motorischen Nebenwirkungen; dennoch soll auch unter Fluphenazin-Therapie gleich zu Beginn keine prophylaktische Antiparkinson-Behandlung erfolgen. Auf anfängliche Müdigkeit und orthostatische Regulationsstörungen muß geachtet werden. Alle Nebenwirkungen, die nach Phenothiazinen bekannt sind, können auch unter Fluphenazin auftreten. Hingewiesen werden muß auf die „pharmakogene Depression", die bei hoher Dauermedikation häufiger beobachtet wird (Suicidgefahr). Routineuntersuchungen s. *Allgemeiner Teil.*

Kontraindikationen

Akute Schlafmittel-, Opiat- und Alkoholintoxikation. Vorsicht bei der Kombination mit anderen psychotropen Drogen. Da es sich um ein hochwirksames Neurolepticum handelt, sollten Kinder nicht mit Fluphenazin behandelt werden. Vorsicht bei Leber- und Nierenschäden, kardiovasculären Komplikationen, organischen Hirnschäden, Krampfanfällen in der Anamnese und Thromboseneigung.

14. IMICLOPAZIN

Ponsital (Asta)
oral: Drg. – 2 mg (OP 50)
Drg. – 5 mg (OP 20, 50)

Chemie

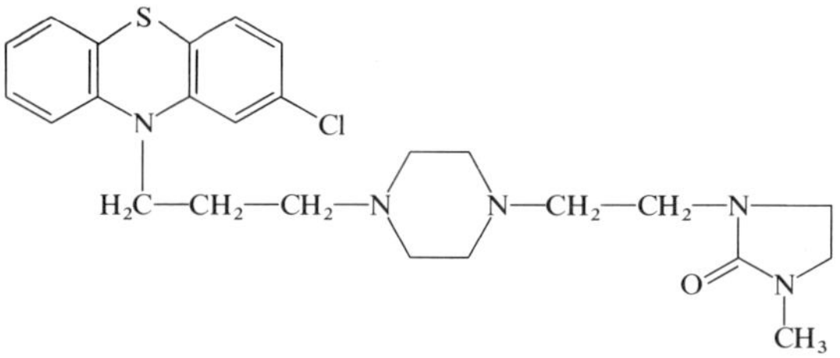

10-{3-[4-(2-[1-Methyl-2-oxo-3-imidazolinyl]-äthyl)-1-piperazinyl}-2-chlor-phenothiazin;
Phenothiazinderivat mit Piperazinyl-Seitenkette;
tricyclisches Neurolepticum;
Synonym: *Chlorimpiphenin.*

Eigenschaften

Imiclopazin ist ein starkes Neurolepticum mit rasch einsetzender Wirkung. Strukturchemisch zeichnet es sich durch einen zusätzlichen Imidazolidin-Ring neben dem Piperazin-Ring in der Seitenkette aus.

Indikationen

Das Präparat ist zur Behandlung psychotischer Zustandsbilder mit Angst-, Spannungs- und Unruhezuständen geeignet. Es hat eine initial sedierende Wirkung. Bei der Dauerbehandlung muß daran gedacht werden, daß es sich um ein starkes Neurolepticum handelt. Zur Behandlung akuter psychomotorischer Erregungszustände sollte auf Substanzen mit geringeren extrapyramidalmotorischen Nebenwirkungen zurückgegriffen werden (z.B. Laevomepromazin).

Dosierung

Nach einschleichendem Beginn Erhaltungsdosis bei 8–12 mg, Maximaldosis 20 mg täglich oral. Zur initialen Dämpfung können am 1. Tag 15–20 mg oral verordnet werden.

Nebenwirkungen

Besonders bei höherer Dosierung extrapyramidalmotorische Symptome. Alle den Phenothiazinen eigenen Nebenwirkungen können auftreten. Routineuntersuchungen s. *Allgemeiner Teil.*

Kontraindikationen

Akute Alkohol-, Schlafmittel-, Analgetica- und Psychopharmaka-Intoxikationen. Leber- und Nierenschäden; Vorsicht bei kardiovasculären Erkrankungen, organischen Hirnschäden und Thromboseneigung.

15. PERAZIN

Taxilan (Promonta)

oral:	Drg.	–	25 mg (OP 25, 50)
	Drg.	–	100 mg (OP 25)
	Tbl.	–	100 mg (OP 25)
Trpf.	–		44 mg = 22 Trpf. = 1 ml (OP 20)
parenteral:	Amp.	–	50 mg/2 ml (OP 10)

Chemie

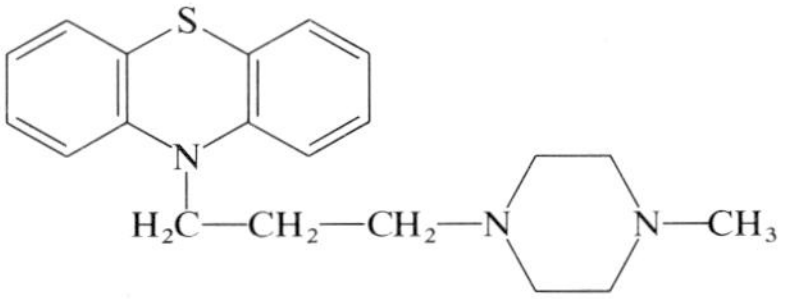

10-[3-(4-Methyl-1-piperazinyl)-propyl]-phenothiazin;
Phenothiazinderivat mit Piperazinyl-Seitenkette;
tricyclisches Neurolepticum.

Eigenschaften

Perazin ist ein mittelstarkes Neurolepticum mit guten antipsychotischen Eigenschaften und schnellem Wirkungseintritt.

Indikationen

Perazin ist sowohl zur Behandlung psychotischer Zustandsbilder als auch zur Langzeit-Behandlung chronisch verlaufender schizophrener Psychosen und „Endzuständen" wie Hebephrenie, Schizophrenia simplex und psychotischen Residualzuständen geeignet. Auch psychomotorische Erregungszustände können durch Perazin gut beherrscht werden, allerdings sind dann zu Beginn intramuskuläre Injektionen empfehlenswert. Perazin kann auch bei Erregungs- und Angstzuständen nicht-psychotischer Genese gegeben werden. Obwohl einige Autoren Perazin eine antidepressive Eigenschaft zuschreiben, sollte das Präparat nicht als Antidepressivum Verwendung finden.

Dosierung

Oral: Einschleichender Beginn während der ersten Behandlungswoche. Bei der stationären Langzeit-Behandlung liegt die Erhaltungsdosis bei 75–600 mg, Höchstdosis 1000 mg täglich; ambulant können bis 300 mg, unter sorgfältiger Beobachtung auch höhere Dosen gegeben werden. *Parenteral:* Bei psychomotorischen Erregungszuständen in der Notfallpsychiatrie Beginn mit 3×50 mg (im Abstand von 30 min); in den ersten 24 Std aber nicht über 500 mg.

Nebenwirkungen

Extrapyramidalmotorische Nebenwirkungen treten häufiger, vegetative Nebenwirkungen (Mundtrockenheit, Akkommodationsstörungen, Obstipation) treten seltener als beim Chlorpromazin auf. Vorsicht bei Kombination mit anderen psychotropen Drogen (u.a. Delirgefahr). Die Nebenwirkungen, die sonst unter der Therapie mit Phenothiazin-Derivaten auftreten können, sind auch unter Perazin beobachtet worden. Routineuntersuchungen s. *Allgemeiner Teil.*

Kontraindikationen

Akute Alkohol-, Schlafmittel-, Analgetica- und Psychopharmaka-Intoxikationen. Leber- und Nierenschäden; Vorsicht bei kardiovasculären Erkrankungen, organischen Hirnschäden und Thromboseneigung.

16. PERPHENAZIN

Decentan (Merck)

oral:	Drg.	–	4 mg (OP 50, 250)
	Tbl.	–	8 mg (OP 50, 250)
	Trpf.	–	4 mg = 20 Trpf. (OP 15, 150)
parenteral:	Amp.	–	5 mg/1 ml (OP 100)

Depot-Präparat **(nur i.m.)**:

Decentan-Depot (Merck) (Perphenazin-oenanthat) (ab 1977 im Handel)
parenteral: Amp. – 100 mg/1 ml (OP 1, 10)

Chemie

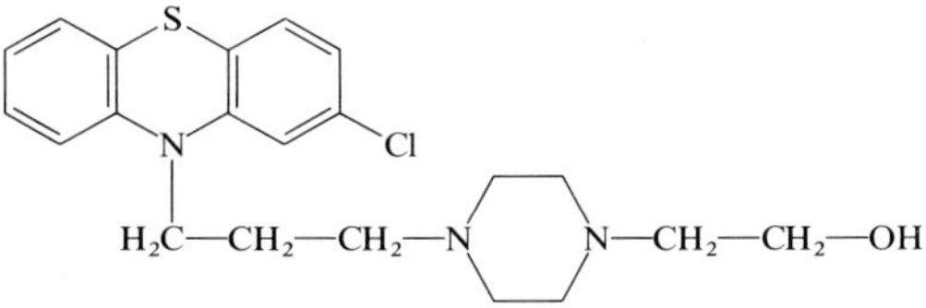

10-{3-[4-(2-Hydroxy-äthyl)-1-piperazinyl]-propyl}-2-chlor-phenothiazin;
Phenothiazinderivat mit Piperazinyl-Seitenkette;
tricyclisches Neurolepticum.

Eigenschaften

Die neuroleptische Wirkung ist zehnfach stärker als von Chlorpromazin. Extrapyramidalmotorische Symptome sind unter Perphenazin-Therapie häufiger, hypotensive Effekte seltener als unter Chlorpromazin-Therapie. Für die Langzeit-Behandlung schizophrener Psychosen ist eine veresterte Form des Perphenazins entwickelt worden. In weiteren kontrollierten Untersuchungen muß die therapeutische Wirkung im Vergleich zu den anderen Depot-Präparaten Flupenthixol, Fluphenazin und Fluspirilene bestätigt werden. Bei diesen Untersuchungen kann auch die optimale Dosis für eine Dauertherapie herausgefunden werden.

Indikationen

Perphenazin ist als starkes Neurolepticum zur antipsychotischen Behandlung und für die Langzeit-Therapie schizophrener Kranker geeignet.

Angst-, Spannungs- und Unruhezustände, aber auch halluzinatorisch-paranoide- und autistische Symptomatik werden günstig beeinflußt. In der Neurologie werden mit diesem Präparat gute Erfolge bei Chorea Sydenham, Chorea Huntington und Torticollis erzielt. Außerhalb der Psychiatrie wird Perphenazin als Antiemeticum angewandt.

Dosierung

Bei antipsychotischer Behandlung oder Langzeit-Therapie langsam einschleichend innerhalb der 1. Woche mit 4 mg täglich oral beginnen; Erhaltungsdosis 8–20 mg, Maximaldosis 30 mg täglich oral. Bei schweren Unruhezuständen können intramuskuläre Injektionen (5–10 mg) verabreicht werden. Bei nicht-psychiatrischen Indikationen nach einschleichendem Beginn bis 12 mg täglich oral. Für die Langzeit-Behandlung ist eine Dosis von 100 mg (= 1 Amp.) Perphenazin-oenanthat in einem Abstand von 10–14 Tagen vorgeschlagen worden.

Nebenwirkungen

Besonders bei höherer Dosierung sind extrapyramidalmotorische Nebenwirkungen häufig. Schlafstörungen und innere Unruhe werden gelegentlich beobachtet. Alle in der Einleitung beschriebenen Nebenwirkungen nach Phenothiazin-Derivaten können auch unter Perphenazin auftreten. Routineuntersuchungen s. *Allgemeiner Teil.*

Kontraindikationen

Akute Alkohol-, Schlafmittel-, Analgetica- und Psychopharmaka-Intoxikationen. Leber- und Nierenschäden; Vorsicht bei kardiovasculären Erkrankungen, organischen Hirnschäden und Thromboseneigung.

17. THIOPROPERAZIN

Mayeptil (Rhodia-Pharma)

oral:	Tbl.	–	1 mg (OP 50)
	Tbl.	–	10 mg (OP 20)
	Trpf.	–	1 mg=1 Trpf. (OP 10)
parenteral:	Amp.	–	1 mg/1 ml (OP 10)

Chemie

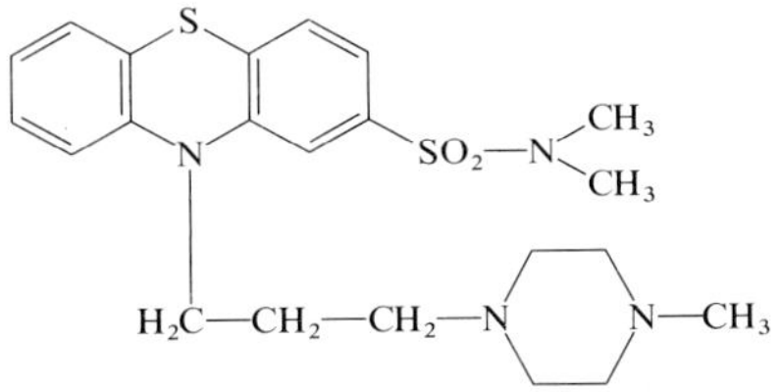

10-[3-(4-Methyl-1-piperazinyl)-propyl]-phenothiazin-2-sulfonsäuredimethylamid;
Phenothiazin-Derivat mit Piperazinyl-Seitenkette;
tricyclisches Neurolepticum.

Eigenschaften

Thioproperazin ist das stärkste Neurolepticum der Phenothiazin-Derivate. Entsprechend sind die extrapyramidalmotorischen Symptome häufig und intensiv ausgeprägt.

Indikationen

Thioproperazin ist zur antipsychotischen Behandlung empfehlenswert, wenn Angst-, Spannungs- und Unruhezustände und Antriebslosigkeit im Vordergrund stehen und ein schwaches oder mittelstarkes Neurolepticum durch ein stark wirksames Neurolepticum ersetzt werden soll. Thioproperazin sollte nur stationär gegeben werden.

Dosierung

Einschleichender Beginn bis 30 mg täglich oral; höhere Dosen bis 50 mg täglich oral können verordnet werden; i.m. Injektionen stehen zur Verfügung.

Nebenwirkungen

Besonders ist auf extrapyramidalmotorische Symptome zu achten. Die weiteren seltenen, von allen Phenothiazin-Derivaten bekannten Nebenwirkungen sind auch vom Thioperazin bekannt. Routineuntersuchungen s. *Allgemeiner Teil.*

Kontraindikationen

Akute Alkohol-, Schlafmittel-, Analgetica- und Psychopharmaka-Intoxikationen. Leber- und Nierenschäden; Vorsicht bei kardiovasculären Erkrankungen, organischen Hirnschäden und Thromboseneigung.

18. THIOPROPAZAT

Kombinationspräparate:

Tonoquil (Boehringer Mannheim)
oral: Drg. – 6 mg Thiopropazat + 6 mg Chlorphencyclan (OP 20, 50)

Vesitan (Boehringer Mannheim)
oral: Drg. – 10 mg Thiopropazat + 15 mg Chlorphencyclan (OP 50)

Chemie

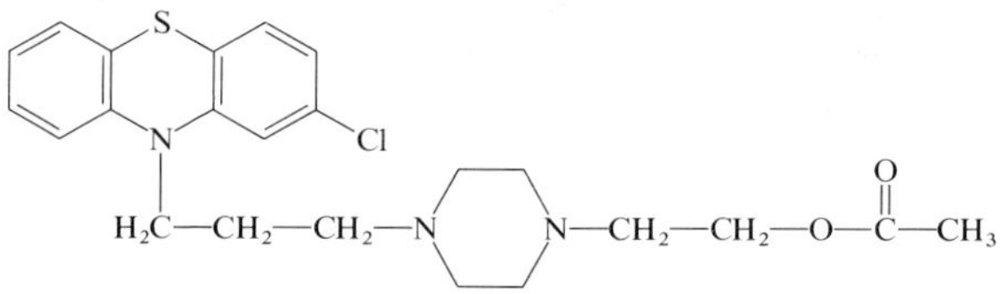

10-{3-[4-(2-Acetoxy-äthyl)-1-piperazinyl]-propyl}-2-chlorphenothiazin;
Phenothiazinderivat mit Piperazinyl-Seitenkette;
tricyclisches Neurolepticum.

Eigenschaften

Thiopropazat ist der essigsaure Ester des Perphenazins. Es wird angenommen, daß im Organismus aus Thiopropazat Perphenazin gebildet wird. Das Mephenamin-Derivat Chlorphencyclan ist ein Antiparkinsonmittel.

Indikationen

Der Anwendungsbereich von Thiopropazat entspricht dem Perphenazin. Somit ist Thiopropazat bei psychotischen Zustandsbildern und chronisch verlaufenden schizophrenen Psychosen anwendbar. Die Substanz steht in der BRD nur als Kombinationspräparat mit einem Antiparkinsonmittel zur Verfügung. Es sollte aber, gerade bei Dauertherapie mit Neuroleptica, von der prophylaktischen Gabe von Antiparkinsonmitteln abgesehen werden. Das Präparat Tonoquil wird vom Hersteller nur als Sedativum empfohlen, obwohl es die gleichen Wirkstoffe – nur in anderer Dosierung – wie Vesitan enthält.

Dosierung

Einschleichend mit 3 × 10 mg Thiopropazat (= 3 Drg. Vesitan) beginnen, stationär bis 50 mg, Erhaltungsdosis 20 mg täglich oral.

Nebenwirkungen

Sie entsprechen dem Perphenazin. Bei höherer Dosierung kann es zu extrapyramidalmotorischen Nebenwirkungen kommen, obwohl Thiopropazat mit dem Antiparkinsonmittel Chlorphencyclan im Vesitan kombiniert ist. Routineuntersuchungen s. *Allgemeiner Teil.*

Kontraindikationen

Akute Alkohol-, Schlafmittel-, Analgetica- und Psychopharmaka-Intoxikationen. Leber- und Nierenschäden; Vorsicht bei kardiovasculären Erkrankungen, organischen Hirnschäden und Thromboseneigung.

19. TRIFLUOPERAZIN

Jatroneural (Röhm & Haas)

oral:	Drg.	–	2 mg (OP 50)
	Drg.	–	5 mg (OP 25, 200)
	Drg.	–	10 mg (OP 25, 200)
	Kaps.	–	15 mg (OP 10, 40)
	Kaps.	–	2 mg (OP 25) **(Jatroneural retard)**
parenteral:	Amp.	–	2 mg/1 ml (OP 10)

Kombinationspräparate:

Jalonac (Röhm & Haas)
oral: Kaps. – 2,36 mg Trifluoperazin
+30 mg Äthylisopentylbarbitursäure (OP 20, 50)

Jatrosom (Röhm & Haas)
oral: Trifluoperazin+Tranylcypromin
(s. Tranylcypromin)

Stelabid (Röhm & Haas)

oral:	Drg.	–	1,18 mg Trifluoperazin +6,79 mg Isopropamid (OP 14, 50) **(Stelabid mite)**
	Drg.	–	2,36 mg Trifluoperazin +6,79 mg Isopropamid (OP 14, 50)
	Drg.	–	2,36 mg Trifluoperazin+10,18 mg Isopropamid (OP 14, 50) **(Stelabid forte)**

Chemie

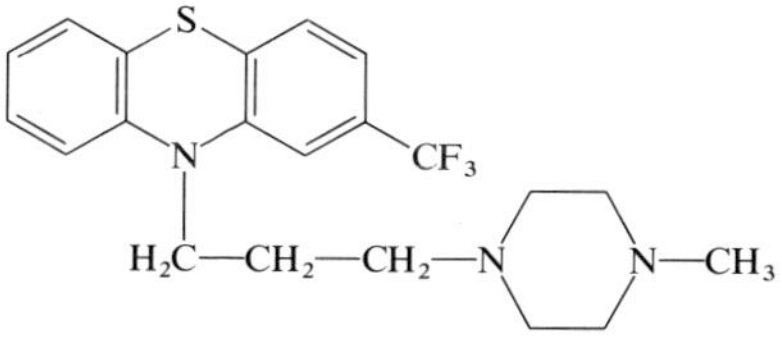

10-[3-(4-Methyl-1-piperazinyl)-propyl]-2-trifluormethyl-phenothiazin;
Phenothiazinderivat mit Piperazinyl-Seitenkette;
tricyclisches Neurolepticum.

Eigenschaften

Trifluoperazin ist ein starkes Neurolepticum mit nur gering sedativen Eigenschaften. Das Kombinationspräparat Stelabid enthält das Anticholinergicum Isopropamid als Antiparkinsonmittel.

Indikationen

Das Präparat ist zur antipsychotischen Behandlung und zur Langzeit-Therapie bei Schizophrenien geeignet, wenn ein starkes Neurolepticum verordnet werden muß. Der Hersteller empfiehlt die Kombinationspräparate Stelabid und Jalonac bei psychovegetativen Beschwerden; dabei muß aber beachtet werden, daß Stelabid ein Antiparkinsonmittel und Jalonac ein Barbitursäure-Derivat zusätzlich enthält. Die Indikationen für das Antidepressivum Jatrosom werden unter den „Antidepressiva" besprochen.

Dosierung

Die Behandlungseinleitung sollte nur stationär erfolgen; einschleichend mit 2–6 mg beginnen, Erhaltungsdosis stationär bis 15 mg, ambulant bis 10 mg täglich oral.

Nebenwirkungen

Besonders bei höherer Dosierung treten extrapyramidal motorische Symptome gehäuft auf; selten sind Schlafstörungen und innere Unruhe. Die weiteren seltenen Nebenwirkungen der Phenothiazin-Derivate kommen ebenfalls unter Trifluoroperazin-Therapie vor. Routineuntersuchungen s. *Allgemeiner Teil.*

Kontraindikationen

Akute Alkohol-, Schlafmittel-, Analgetica- und Psychopharmaka-Intoxikationen. Leber- und Nierenschäden; Vorsicht bei kardiovasculären Erkrankungen, organischen Hirnschäden und Thromboseneigung.

Thioxanthen-Derivate

20. CHLORPROTHIXEN

Taractan (Roche)

oral:	Drg.	–	5 mg (OP 50)
	Drg.	–	15 mg (OP 50)
	Drg.	–	50 mg (OP 50)
	Trpf.	–	40 mg = 20 Trpf. = 1 ml (OP 20)
parenteral:	Amp.	–	30 mg/2 ml (OP 5)

Truxal (Tropon)

oral:	Drg.	–	15 mg (OP 50)
	Drg.	–	50 mg (OP 50)
	Drg.	–	5 mg (OP 50) **(Truxaletten)**
	Trpf.	–	20 mg = 1 ml (OP 50) **(Truxal Trpf.)**
	Saft	–	2,5 mg = 1 ml (OP 75) **(Truxaletten-Saft)**
	Saft	–	20 mg = 1 ml (OP 100) **(Truxal Saft)**
parenteral:	Amp.	–	50 mg/1 ml (OP 5)

Chemie

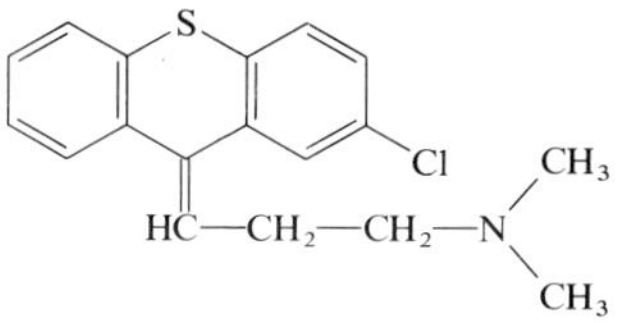

trans-2-Chlor-9-[3-dimethylamino-propyliden-(1)]-thioxanthen;
Thioxanthenderivat;
tricyclisches Neurolepticum.

Eigenschaften

Innerhalb der Thioxanthenreihe wird Chlorprothixen am häufigsten angewandt. Die neuroleptische Wirkung und die Nebenwirkungen sind schwächer als beim Chlorpromazin. Extrapyramidalmotorische Symptome werden selbst bei hohen Dosen kaum beobachtet. Klinisch bedeutsam ist die zusätzlich antidepressive Wirkung von Chlorprothixen in niedriger Dosierung.

Indikationen

Bei allen Formen der Schizophrenie (Ausnahme: Akute Erregtheit) kann Chlorprothixen gegeben werden. Besonders geeignet ist Chlorprothixen, wenn zusätzlich eine depressive Symptomatik besteht. Wegen der verhältnismäßig geringen Nebenwirkungen hat sich das Präparat in der Geriatrie und in der ambulanten Behandlung bewährt.

Nebenwirkungen

Vegetative Symptome kommen aufgrund der anticholinergen Eigenschaften des Präparates vor. Selten sind extrapyramidalmotorische Symptome. Wie bei allen Neuroleptica kann die Krampfbereitschaft durch Chlorprothixen erhöht werden; die Wirkung von Analgetica, Anaesthetica und Hypnotica wird potenziert. Routineuntersuchungen s. *Allgemeiner Teil.*

Dosierung

Nach einschleichendem Beginn stationäre Erhaltungsdosis 150–500 mg, ambulante Erhaltungsdosis um 150 mg, Höchstdosis 800 mg täglich oral.

Kontraindikationen

Akute Alkohol-, Schlafmittel-, Analgetica- und Psychopharmaka-Intoxikationen. Vorsicht bei Kombination mit anderen psychotropen Pharmaka; trotz der geringen Toxicität Vorsicht bei Leber- und Nierenschäden und kardiovasculären Erkrankungen.

21. CLOPENTHIXOL

Ciatyl (Tropon)

oral:	Drg.	–	10 mg (OP 50)
	Tbl.	–	25 mg (OP 50)
parenteral:	Amp.	–	25 mg/1 ml (OP 100)

Chemie

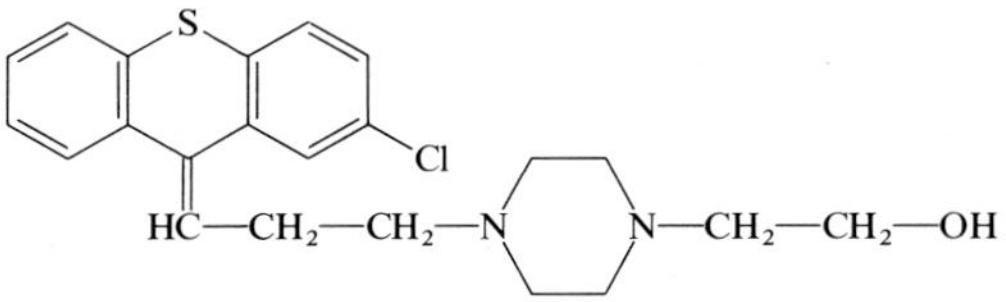

2-Chlor-9-{3-[4-(2-hydroxy-äthyl)-1-piperazinyl]-propyliden-(1)}-thioxanthen;
Thioxanthen-Derivat mit Piperazinyl-Seitenkette;
tricyclisches Neurolepticum.

Eigenschaften

Clopenthixol besitzt im Molekül im Gegensatz zu Chlorprothixen eine Piperazinyl-Seitenkette. Es ist das Thioxanthen-Analogon zu dem Phenothiazin-Derivat Perphenazin. Es steht auch in der klinischen Wirkungsweise zwischen Perphenazin und Chlorprothixen.

Indikationen

Geeignet ist das Präparat zur antipsychotischen Behandlung und Langzeit-Therapie bei schizophrenen Patienten. Es hat eine gute antimanische Wirkung. Bei anfänglichen leichten bis mittelgradigen Erregungszuständen sollte die Behandlung mit i.m. Injektionen eingeleitet werden.

Dosierung

Einschleichend beginnen bis zu einer Erhaltungsdosis von 20–50 mg täglich oral. Zu Beginn einer Therapie können stationär 75–150 mg in den ersten 24 Std intramuskulär injiziert werden.

Nebenwirkungen

Zu Beginn, besonders bei i.m. Injektionen, sind orthostatische Kreislaufreaktionen und Müdigkeit möglich. Die extrapyramidalmotorischen Symptome sind geringer als beim Perphenazin. Selten sind allergische Dermatosen. Routineuntersuchungen s. *Allgemeiner Teil.*

Kontraindikationen

Akute Alkohol-, Schlafmittel-, Analgetica- und Psychopharmaka-Intoxikationen. Leber- und Nierenschäden. Vorsicht bei kardiovasculären Erkrankungen, organischen Hirnschäden und Thromboseneigung.

22. FLUPENTHIXOL

Fluanxol (Tropon)
oral: Drg. – 0,5 mg (OP 50)

Depot-Präparat **(nur i.m.)**:

Fluanxol Depot Ampulle (Tropon) (Flupenthixol-decanoat)
parenteral: Amp. – 20 mg/1 ml (OP 1)

Kombinationspräparat:

Benpon (Tropon)
Flupenthixol + Nortriptylin (s. Nortriptylin)

Chemie

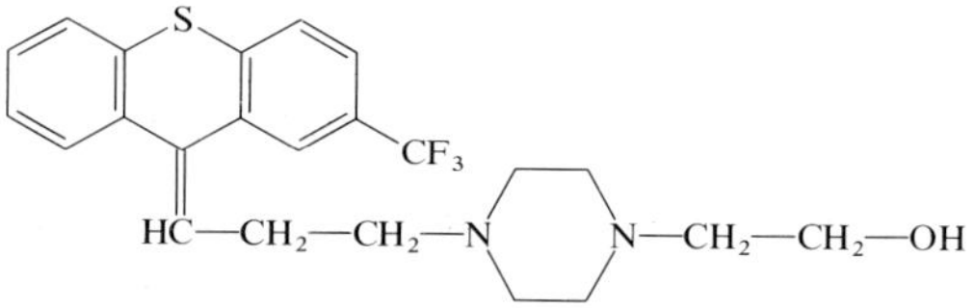

2-Trifluormethyl-9-{3-[4-(2-hydroxy-äthyl)-1-piperazinyl]-propyliden-(1)}-thioxanthen;
Thioxanthenderivat mit Piperazinyl-Seitenkette;
tricyclisches Neurolepticum.

Eigenschaften

Flupenthixol ist ein starkes Neurolepticum; es ist die Trifluorverbindung des Clopenthixols. Der Decanoat-Ester des Thioxanthens findet als Depot-Präparat Verwendung.

Indikationen

Flupenthixol-decanoat ist als Depot-Präparat zur Langzeit-Behandlung bei chronischen Schizophrenien gut geeignet. Antriebsdefizite sollen durch Flupenthixol-decanoat oftmals behoben werden können. Bei antipsychotischer Behandlung wird zu Beginn Flupenthixol oral verabreicht.

Dosierung

Nach einschleichendem Beginn 3 × 1 mg, als Erhaltungsdosis 3–12 mg täglich oral. Als Depot-Präparat werden zu Beginn 20 mg (= 1 Amp.)

im Abstand von 1–3 Wochen injiziert; als Erhaltungsdosis werden häufig 40 mg im Abstand von 2 Wochen benötigt, ggf. muß die Dosis pro Injektion erhöht werden.

Nebenwirkungen

Vegetative Symptome, besonders orthostatische Regulationsstörungen mit Hypotonie und Tachykardie können vorkommen; bei der Depotform sind extrapyramidalmotorische Störungen häufigere Nebenwirkungen. Eine „pharmakogene Depression", die bei jeder neuroleptischen Dauertherapie auftreten kann, muß beachtet werden. Routineuntersuchungen s. *Allgemeiner Teil.*

Kontraindikationen

Das Präparat hat sich nicht bei der antimanischen Behandlung bewährt. Akute Alkohol-, Schlafmittel-, Analgetica- und Psychopharmaka-Intoxikationen. Vorsicht besonders auch bei dem Depot-Präparat mit Kombination von anderen psychotropen Drogen. Vorsicht bei Leber- und Nierenschäden, kardiovasculären Erkrankungen, organischen Hirnschäden und Thromboseneigung.

23. THIOTHIXEN

Orbinamon (Pfizer)
oral: Tbl. – 10 mg (OP 25)

Chemie

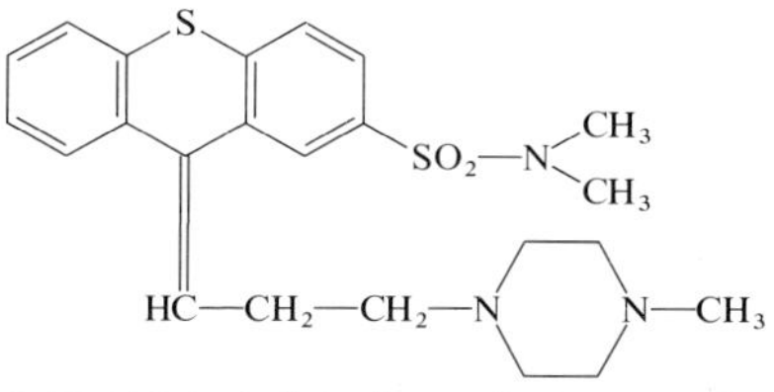

9-[3-(4-Methyl-1-piperazinyl)-propyliden-(1)]-thioxanthen-2-sulfonsäure-dimethylamid;
Thioxanthenderivat mit Piperazinyl-Seitenkette;
tricyclisches Neurolepticum.

Eigenschaften

Thiothixen ist das Analogon zu Thioproperazin der Phenothiazin-Derivate mit Piperazinyl-Seitenkette. Thiothixen ist das Neurolepticum mit der stärksten neuroleptischen Wirkung innerhalb der Thioxanthenreihe.

Indikationen

Das Präparat kann zur antipsychotischen Behandlung und bei der Langzeit-Therapie schizophrener Patienten verordnet werden, wenn ein starkes Neurolepticum indiziert ist. Thiothixen hat eine gute Wirkung auf Wahnsymptomatik.

Dosierung

Einschleichender Beginn mit 10 mg, Erhaltungsdosis 20–30 mg täglich oral.

Nebenwirkungen

Vegetative Nebenwirkungen kommen vor, bei höherer Dosierung treten häufig stärkere extrapyramidalmotorische Symptome auf. Routineuntersuchungen s. *Allgemeiner Teil*.

Kontraindikationen

Thiothixen hat keine antimanische Wirkung.
Akute Alkohol-, Schlafmittel-, Analgetica- und Psychopharmaka-Intoxikationen. Leber- und Nierenschäden. Vorsicht bei kardiovasculären Erkrankungen, organischen Hirnschäden und Thromboseneigung.

Andere tricyclische Neuroleptica

24. CLOZAPIN

Leponex (Wander)

oral:	Tbl.	–	25 mg (OP 50)
	Tbl.	–	100 mg (OP 50)
parenteral:	Amp.	–	50 mg/2 ml (OP 10)

Chemie

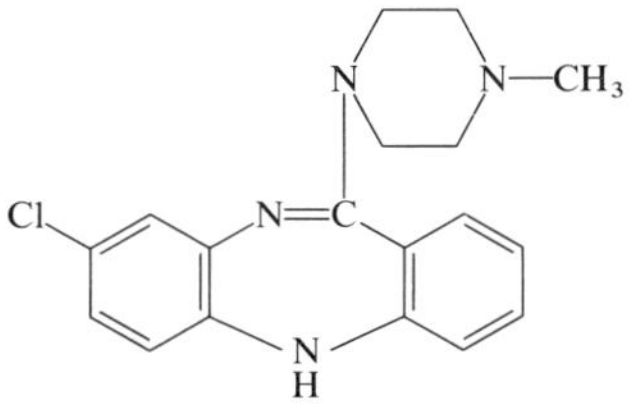

8-Chlor-11-(4-methyl-1-piperazinyl)-5-H-dibenz[b, e][1, 4]diazepin; tricyclisches Neurolepticum mit Piperazinyl-Seitenkette.

Eigenschaften

Clozapin ist ein Neurolepticum mit ausgeprägter initial dämpfender Wirkung, guten antipsychotischen Eigenschaften und fehlender extrapyramidalmotorischer Symptomatik. Es hat starke anticholinergische Eigenschaften, auf die ein Teil der Nebenwirkungen zurückgeführt werden kann. Ungeklärt ist bisher der Befund, daß es nach Clozapin zu einer Hypersalivation kommen kann (nach Einnahme von Substanzen mit anticholinerger Wirkung tritt im allgemeinen Mundtrockenheit auf). Strukturchemisch gehört Clozapin zu den tricyclischen Neuroleptica. Durch die von den bisher bekannten Neuroleptica weitgehend abweichenden pharmakologischen und klinischen Wirkungen kommt der Substanz eine besondere Bedeutung in der Psychopharmakologie zu (s. S. 90).

Indikationen

Clozapin ist bei psychomotorischen Erregungszuständen und bei psychotischen Zustandsbildern indiziert. Es hat eine gute antimanische Wirkung. Die antipsychotische Wirkung entspricht mittelstarken Neuroleptica. Die initial dämpfende Wirkung ist dem Laevomepromazin mindestens ebenbürtig, die schlafanstoßende Wirkung von Clozapin ist stärker. Die Vorzüge des Clozapins liegen darin, daß auch bei sehr hohen Dosen keine extrapyramidalmotorischen Nebenwirkungen auftreten. Auch bei langfristiger Behandlung sind aufgrund des Fehlens der extrapyramidalmotorischen Symptome keine Spätdyskinesien zu erwarten. Bei starken Schlafstörungen kann Clozapin als Zusatzmedikation abends gegeben werden.

Dosierung

Bei starker psychomotorischer Erregung können bis 500 mg in den ersten 24 Std i.m. injiziert werden (die ersten 3 Injektionen mit je 50 mg im Abstand von 30 min). In Ausnahmefällen kann eine Dosis bis 600 mg täglich in den folgenden Tagen versucht werden. Bei älteren Patienten müssen die Anfangsdosen sehr viel niedriger liegen. Bei der antipsychotischen Behandlung ohne Akutsituation sollte nach einschleichendem Beginn nach einer Woche eine Erhaltungsdosis von 100–300 mg täglich oral erreicht sein. Aber auch höhere Dosen sind bei Langzeit-Therapie möglich. Zum Schlafen können abends 25–50 mg oral verordnet werden. Außerhalb der Klinik sollten zu Beginn einer Behandlung mit Clozapin die Dosen möglichst sehr niedrig gewählt werden (s. Nebenwirkungen).

Nebenwirkungen

Orthostatische Regulationsstörungen, Hypotonie, Tachykardie, Hypersalivation und anfängliche Temperatursteigerung treten häufig auf. Zu Beginn einer Behandlung können humorale Veränderungen (z.B. BKS-Erhöhung) vorkommen. Bei anfänglich hoher Dosierung empfiehlt sich bei Müdigkeit und orthostatischen Regulationsstörungen die Verordnung von Bettruhe (Vorsicht beim Aufstehen des Patienten!). Bei schneller Dosissteigerung, besonders zu Beginn der Behandlung, wird – wie auch bei anderen initial dämpfenden Neuroleptica – ab und zu das Auftreten eines deliranten Syndroms beobachtet. Dann muß die Dosis reduziert oder das Präparat abgesetzt werden. Nur im Ausnahmefall muß Chlormethiazol verordnet werden. Routineuntersuchungen s. *Allgemeiner Teil.*

Kontraindikationen

Akute Alkohol-, Schlafmittel-, Analgetica- und Psychopharmaka-Intoxikationen; schwere Leber- und Nierenschäden; Glaukom. Vorsicht bei kardiovasculären Erkrankungen, hirnorganischen Krankheiten, bei älteren Patienten und Thromboseneigung.

25. HOMOFENAZIN

Pasaden (Homburg)
oral: Tabl. – 3 mg (OP 20, 50)

Chemie

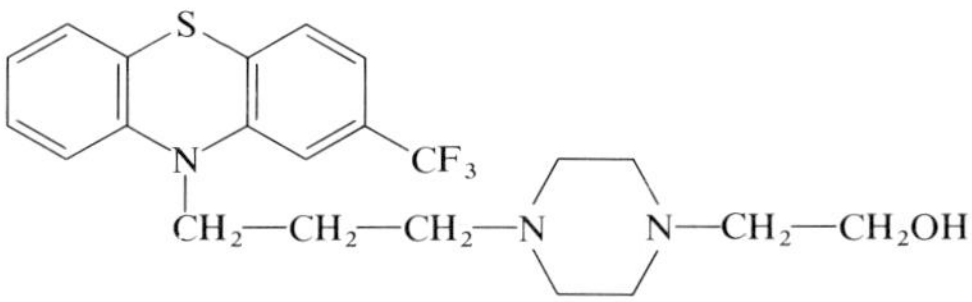

1-(β-Hydroxyäthyl)-4-{3'-[2''-trifluormethyl-phenothiazinyl (10'')]-propyl}-hexahydro-1,4-diazepin; tricyclisches Neurolepticum.

Eigenschaften

Homofenazin ist ein sehr schwaches Neurolepticum.

Indikationen

Homofenazin wird vom Hersteller als „Psychosedativum" ausgewiesen. Da es aber unter der Einnahme eines tricyclischen Neurolepticums häufig zu Nebenwirkungen kommt und Routineuntersuchungen während einer längerfristigen Behandlung notwendig sind, sollte vor Verordnung eines Neurolepticums als „Psychosedativum" eine Substanz aus der Benzodiazepin-Reihe versucht werden. Homofenazin hat *keine* antipsychotischen Eigenschaften.

Dosierung

2 × 3 mg täglich oral. Höchstdosis 18 mg.

Nebenwirkungen

Vegetative Symptome sind zu beachten; bei höherer Dosierung können extrapyramidalmotorische Nebenwirkungen auftreten. Routineuntersuchungen s. *Allgemeiner Teil.*

Kontraindikationen

Akute Alkohol-, Schlafmittel-, Analgetica- und Psychopharmaka-Intoxikationen. Vorsicht bei kardialer Vorschädigung und schweren Leber- und Nierenschäden.

26. PROTHIPENDYL

Dominal (Homburg)

oral:	Drg.	–	20 mg (OP 20, 50)
	Drg.	–	40 mg (OP 20) **(Dominal forte)**
	Tbl.	–	80 mg (OP 50) **(Dominal forte)**
	Tbl.	–	200 mg (nur Anstaltspckg.)
	Trpf.	–	20 mg = 10 Trpf. (OP 10)
	Saft	–	15 mg = 5 ml (OP 100)
rectal:	Supp.	–	40 mg (OP 5)
parenteral:	Amp.	–	40 mg/2 ml (OP 5) **(Dominal forte)**
	Amp.	–	80 mg/4 ml (OP 50) **(Dominal forte)**

Chemie

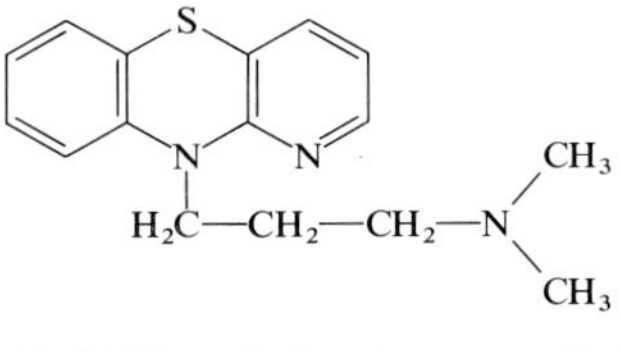

10-(3-Dimethylamino-propyl)-10H-pyrido[3,2-b][1,4]benzothiazin;
Azaphenothiazin-Derivat;
tricyclisches Neurolepticum.

Eigenschaften

Prothipendyl ist ein schwaches Neurolepticum. Es besteht eine enge chemische Verwandtschaft zu den Phenothiazinen. Beim Prothipendyl ist ein Benzol-Ring im Phenothiazin-Molekül durch einen Pyridin-Ring ersetzt.

Indikationen

Prothipendyl ist ein schwach wirksames Neurolepticum und hat weniger intensiv antipsychotische Eigenschaften als Chlorpromazin. Es zeigt eine gute schlafanstoßende Wirkung. Wegen der schwachen antipsychotischen Wirkung wird es trotz seiner geringen Nebenwirkungen selten als Basis-Neurolepticum angewandt. Dennoch kann es bei Involutionspsychosen und zur Langzeit-Behandlung bei chronischen Schizophrenien gegeben werden. Empfehlenswert ist es als Zusatzmedikation bei hartnäckigen Einschlafstörungen. Wenn Prothipendyl bei Patienten mit organischen Hirnschäden verordnet wird, muß auf Nebenwirkungen besonders sorgfältig geachtet werden.

Dosierung

Einschleichend mit 3 × 80 mg täglich oral beginnen. Erhaltungsdosis bei Langzeit-Behandlung 240–480 mg täglich oral. Stationär können bis 1000 mg täglich oral gegeben werden. Bei Schlafstörungen 40–80 mg abends. Ampullen zur intramuskulären Injektion stehen zur Verfügung.

Nebenwirkungen

Vegetative Symptome sind zu beachten; extrapyramidalmotorische Nebenwirkungen sind sehr selten. Routineuntersuchungen s. *Allgemeiner Teil.*

Kontraindikationen

Akute Alkohol-, Schlafmittel-, Analgetica- und Psychopharmaka-Intoxikationen. Vorsicht bei kardiovasculären Erkrankungen und schweren Leber- und Nierenschäden.

Butyrophenon-Derivate und strukturverwandte Neuroleptica

27. BENPERIDOL

Glianimon (Tropon)
oral: Trpf. – 2 mg = 20 Trpf. = 1 ml (OP 20)
parenteral: Amp. – 2 mg/2 ml (OP 5)

Chemie

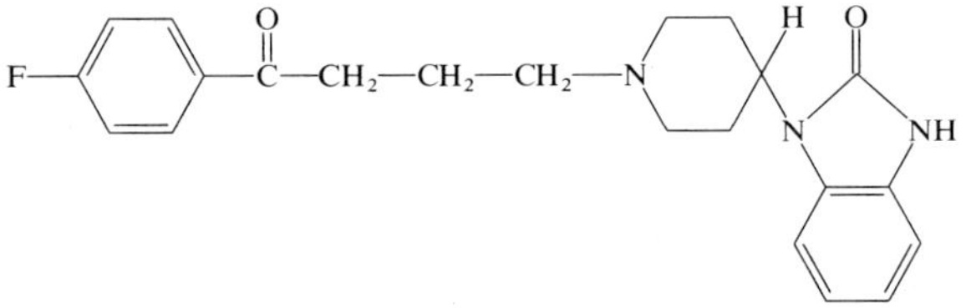

4'Fluor-4-[4-(2-oxo-2,3-dihydro-1-benzimidazolyl)-piperidyl]-butyrophenon;
Butyrophenon-Derivat.

Eigenschaften

Benperidol ist z.Z. das stärkste im Handel befindliche Neurolepticum (400fach stärker als Chlorpromazin). Es hat eine rasch einsetzende Wirkung.

Indikationen

Benperidol eignet sich zur antipsychotischen Behandlung bei schizophrenen Patienten, wenn ein starkes Neurolepticum indiziert ist. Dämpfung psychomotorischer Erregungszustände ist ebenfalls durch Benperidol möglich; bei dieser Indikation sollte aber ein Versuch mit Laevomepromazin oder Clozapin vorangegangen sein. Gute Wirkung hat das Präparat bei katatoner, eine weniger gute bei paranoider Symptomatik. Aufgrund der ausgeprägten extrapyramidalmotorischen Nebenwirkungen sollte ein Therapiebeginn mit Benperidol genau überlegt sein; in der Geriatrie ist auf das Präparat zu verzichten.

Dosierung

Nur stationäre Behandlung. Bei antipsychotischer Behandlung nach einschleichendem Beginn Erhaltungsdosis 0,6–3 mg täglich oral. Bei psychomotorischen Erregungszuständen 1,5–12 mg i.m. oder 1,5–9 mg in Tropfen.

Nebenwirkungen

Sie entsprechen dem Haloperidol; die extrapyramidalmotorischen Symptome sind häufiger und intensiver ausgeprägt. Hypotonie kann auftreten. Routineuntersuchungen s. *Allgemeiner Teil.*

Kontraindikationen

Bei organischen Hirnkrankheiten, in der Geriatrie und bei schizophrenen Patienten, bei denen eine zusätzliche depressive Symptomatik besteht, darf Benperidol nicht gegeben werden.
Akute Alkohol-, Schlafmittel-, Analgetica- und Psychopharmaka-Intoxikationen. Keine Kombination mit anderen Psychopharmaka; Leber- und Nierenschäden, Vorsicht bei kardiovasculären Erkrankungen und Thromboseneigung. Bei Epileptikern ist eine Erhöhung der Krampfbereitschaft möglich.

28. FLOROPIPAMID

Dipiperon (Janssen Düsseldorf)
oral: Tbl. – 40 mg (OP 20, 100)
Saft – 4 mg = 1 ml (OP 100)

Chemie

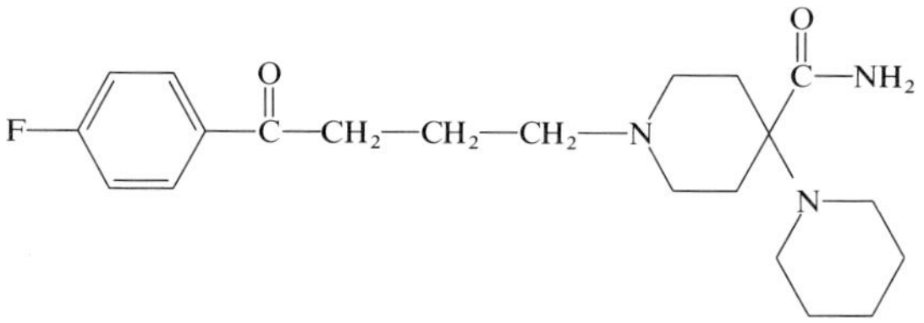

4'-Fluor-4-[4-Carbamoyl-4-(1-piperidyl)-1-piperidyl]-butyrophenon;
Butyrophenon-Derivat
Synonym: *Pipamperon, Fluoropipamid.*

Eigenschaften

Floropipamid ist ein schwaches bis mittelstarkes Neurolepticum mit den geringsten extrapyramidalmotorischen Nebenwirkungen der Neuroleptica der Butyrophenonreihe.

Indikationen

Antipsychotische und Langzeit-Behandlung bei schizophrenen Patienten ist mit Floropipamid möglich.

Dosierung

Einschleichend mit 3 × 40 mg täglich oral beginnen. Die Erhaltungsdosis liegt um 360 mg täglich oral.

Nebenwirkungen

Die extrapyramidalmotorischen Nebenwirkungen sind geringer als beim Haloperidol. Bei älteren Patienten besteht Neigung zur Hypotonie. Die üblichen Vorsichtsmaßregeln sind wie beim Haloperidol zu beachten. Routineuntersuchungen s. *Allgemeiner Teil.*

Kontraindikationen

Akute Alkohol-, Schlafmittel-, Analgetica- und Psychopharmaka-Intoxikationen; Vorsicht bei Leber- und Nierenschäden, kardiovasculären Komplikationen, organischen Hirnschäden und Thromboseneigung.

29. FLUANISON

Sedalande (Delalande)
oral: Trpf. – 6,25 mg = 25 Trpf. = 1 ml (OP 20)

Chemie

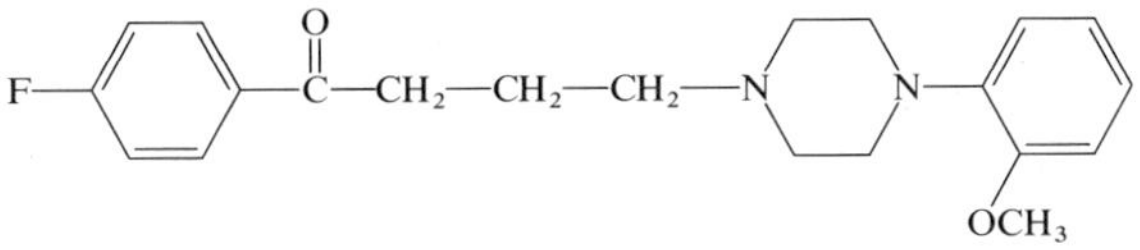

4′-Fluor-4-[4-(2-methoxy-phenyl)-1-piperazinyl]-butyrophenon; Butyrophenon-Derivat.

Eigenschaften

Fluanison ist ein Neurolepticum mit schnell eintretender und kurz anhaltender Wirkung.

Indikationen

Psychotische Zustandsbilder können mit Fluanison behandelt werden. Da die Nebenwirkungen im Vergleich zu Haloperidol stärker sind, sollte bei den Patienten, bei denen ein Butyrophenon-Derivat verordnet werden soll, ein Therapieversuch mit Haloperidol vorausgegangen sein.

Dosierung

Das Präparat liegt nur in Tropfenform vor. Einschleichend beginnen, Erhaltungsdosis 2–6,5 mg täglich (6,5 mg = 25 Tropfen), Kinder: 1 Tropfen/2 kg Körpergewicht.

Nebenwirkungen

Nebenwirkungen, besonders orthostatische Regulationsstörungen, treten häufiger als beim Haloperidol auf. Routineuntersuchungen s. *Allgemeiner Teil.*

Kontraindikationen

Akute Alkohol-, Schlafmittel-, Analgetica- und Psychopharmaka-Intoxikationen. Vorsicht bei Leber- und Nierenschäden, kardiovasculären Erkrankungen und organischen Hirnschäden und Thromboseneigung.

30. FLUSPIRILENE

Imap (Janssen)
Depot-Präparat **(nur i.m.)**
parenteral: Suspension – 2 mg/1 ml (OP 6)

Chemie

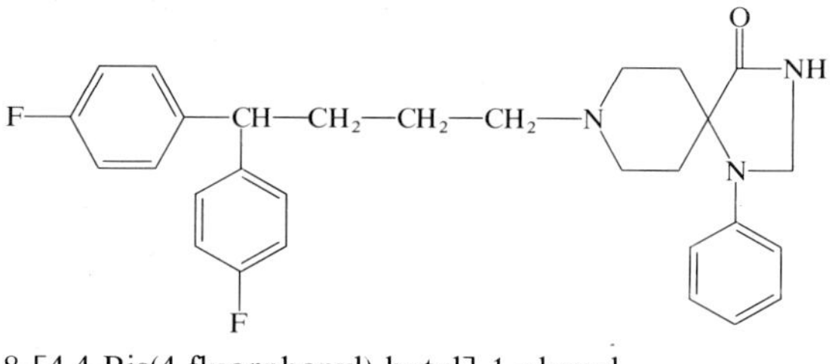

8-[4,4-Bis(4-fluorphenyl)-butyl]-1-phenyl-1,3,8-triazaspiro[4,5]decanon-(4); Diphenylbutylpiperidin-Derivat.

Eigenschaften

Das Diphenylbutylpiperidin-Derivat Fluspirilene hat chemische Strukturverwandtschaft mit den Butyrophenonen. Es ist das bisher einzige im Handel befindliche injizierbare Depot-Präparat der Gruppe „Butyrophenone und strukturverwandte Neuroleptica". Die Depot-Wirkung beruht nicht wie beim Fluphenazin und Flupenthixol auf einer Esterbildung eines Decanoats, sondern auf einer mikronisierten galenischen Zubereitungsform von Fluspirilene. In mehreren kontrollierten Untersuchungen konnte zwischen den Depot-Präparaten Fluphenazin, Flupenthixol und Fluspirilene in der Wirkungsqualität und dem Auftreten von Nebenwirkungen kein wesentlicher Unterschied gefunden werden.

Indikationen

Das Präparat ist zur stationären und ambulanten Langzeit-Behandlung chronisch verlaufender schizophrener Psychosen geeignet; es muß im wöchentlichen Abstand injiziert werden.

Dosierung

Stationär: 2–6 mg i.m. im Abstand von 7 Tagen.
Ambulant: 1–3 mg i.m. im Abstand von 7 Tagen.
Zu Beginn der Therapie soll mit einer niedrigen Dosis angefangen werden, die dann wöchentlich um 1 mg gesteigert werden kann. Nach 6–10 Injektionen sollte wegen der möglichen Kumulationsgefahr eine Wochendosis ausgelassen werden. Bei eintretenden Nebenwirkungen Dosisreduktion. Keine prophylaktische Gabe von Antiparkinsonmitteln.

Nebenwirkungen

Störend wirken sich die initiale Müdigkeit über 1–2 Tage, zumindestens nach den ersten Injektionen, aus. Akathisie tritt häufiger auf, sonst sollen die extrapyramidalmotorischen Symptome geringer als beim Haloperidol sein. Auf vegetative Nebenwirkungen muß – besonders bei älteren Patienten – geachtet werden. „Pharmakogene Depressionen“ dürfen bei einer Dauertherapie nicht übersehen werden. Routineuntersuchungen s. *Allgemeiner Teil.*

Kontraindikationen

Akute Alkohol-, Schlafmittel-, Analgetica- und Psychopharmaka-Intoxikationen. Vorsicht bei Leber- und Nierenschäden, kardiovasculären Erkrankungen und organischen Hirnkrankheiten.

31. HALOPERIDOL

Haldol-Janssen (Janssen)

oral:	Tbl.	– 1 mg (OP 75)
	Kps.	– 0,5 mg (OP 40)
	Trpf.	– 2 mg = 20 Trpf. = 1 ml (OP 30, 100)
parenteral:	Amp.	– 5 mg/1 ml (OP 5)

Kombinationspräparat:

Vesalium (Janssen)
oral: Drg. – 0,3 mg Haloperidol + 2,0 mg Isopropamid (OP 30, 100)

Chemie

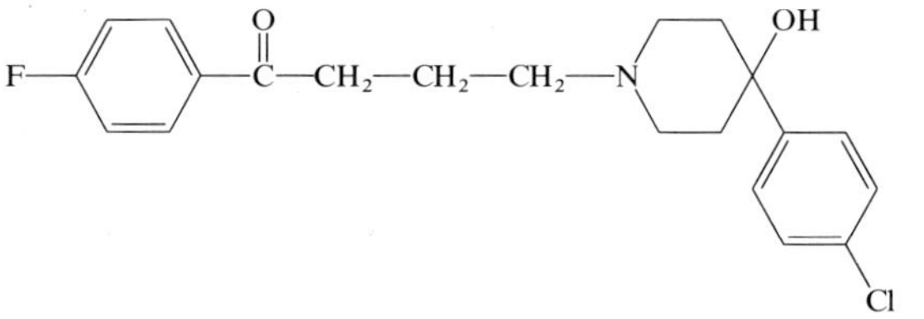

4′-Fluor-4-[4-(4-chlorphenyl)-4-hydroxy-1-piperidyl]-butyrophenon; Butyrophenon-Derivat.

Eigenschaften

Haloperidol ist das wichtigste Präparat der Butyrophenon-Derivate und das z.Z. am häufigsten verordnete Neurolepticum in Europa. Es hat gute antipsychotische Wirkung und nur geringe vegetative Nebenwirkungen. Kardiovasculär gefährdete und ältere Patienten können mit Haloperidol – im Vergleich zu anderen Neuroleptica – mit einem geringeren Risiko behandelt werden. Bei psychomotorischen Erregungszuständen und bei Patienten, die Tabletteneinnahme und Injektionen verweigern, hat sich die Applikation von geschmacklosen Tropfen bewährt. Chemisch handelt es sich bei den Butyrophenonen um Piperidin-Derivate, die Verwandtschaft zum Pethidin zeigen, aber keine narkotischen oder analgetischen Effekte haben. Andererseits besitzen Butyrophenone (wie die meisten Phenothiazine) eine deutliche antiemetische Wirkung.

Indikationen

Haloperidol ist bei psychomotorischen Erregungszuständen dann zu empfehlen, wenn die Gabe von Neuroleptica mit stärker initial dämpfen-

der Wirkung (z.B. Laevomepromazin, Clozapin) wegen möglicher Kreislaufnebenwirkungen oder bei älteren Patienten ein Risiko darstellt. Gut wirksam ist Haloperidol bei psychotischen Zustandsbildern. Insbesondere lassen sich Wahnsymptomatik und katatonstuporöse und manische Syndrome mit Haloperidol therapeutisch beeinflussen. Bei chronisch verlaufenden schizophrenen Psychosen ist Haloperidol weniger wirksam als bei akuten psychotischen Störungen. Mit gutem Erfolg wird Haloperidol auch bei nicht-schizophrenen Verhaltensstörungen, z.B. Unruhezuständen bei älteren Patienten, cerebraler Arteriosklerose oder seniler Demenz verordnet. In der Neurologie wird Haloperidol bei Hyperkinesien (besonders beim Gilles de la Tourette-Syndrom) und in der inneren Medizin als Antiemeticum angewandt.
Im Kombinationspräparat Vesalium ist neben Haloperidol das Anticholinergicum Isopropamid enthalten. Für dieses Präparat gibt der Hersteller die Indikation „Stabilisierung des Vegetativums" an. Kombinationspräparate mit einem Neurolepticum und einem Antiparkinsonmittel sind aber nicht zu empfehlen.
Bei *Gravidität* in den ersten 4 Monaten sollten prinzipiell keine Medikamente verordnet werden; ist aber während dieser Zeit eine Neuroleptica-Therapie unumgänglich, ist Haloperidol anderen Neuroleptica vorzuziehen.

Nebenwirkungen

Extrapyramidalmotorische Symptome treten besonders bei schnellem Therapiebeginn mit hoher Dosis auf. Die vegetativen Nebenwirkungen sind im Vergleich zu den Neuroleptica der Phenothiazin-Reihe gering. Blutdrucksenkung, vor allem nach parenteraler Applikation, kommt bei Behandlungsbeginn vor. Unter einer Langzeit-Therapie mit Haloperidol kann eine depressive Symptomatik auftreten. Eine Erhöhung der Krampfbereitschaft ist, besonders bei Kindern und Epileptikern, möglich. Leberschäden, Blutbildveränderungen und Allergien wurden in therapeutischen Dosen bisher nicht beobachtet. Routineuntersuchungen s. *Allgemeiner Teil.* Eine zufällige Überdosierung von Haloperidol ist nicht lebensgefährlich; Todesfälle sind bei Erwachsenen bisher nicht bekannt geworden.

Dosierung

Bei psychomotorischen Erregungszuständen können 5 mg (=1 Amp.) i.m. oder i.v. injiziert werden. Innerhalb der ersten 24 Std sollte eine Dosis von 20 mg bei parenteraler und 50 mg bei oraler Applikation nicht überschritten werden. Später sind vorübergehend höhere Dosen möglich. Bei älteren Patienten sollte, auch in der Akutsituation, zu Beginn einer Therapie mit Haloperidol die Dosis wesentlich geringer sein. Bei der antipsychotischen Behandlung, wenn möglich, immer einschleichend mit 3 × 0,5 mg täglich oral beginnen. Die stationäre Erhaltungsdosis sollte nach ca. 7 Tagen erreicht sein. Sie liegt etwa bei 2–6 mg täglich oral; ambulante Erhaltungsdosis 1–3 mg täglich oral. Einige Patienten vertragen auch über längere Zeit sehr viel höhere Dosen ohne Nebenwirkungen.

Bei therapieresistenten chronisch erkrankten schizophrenen Patienten wurde über einen begrenzten Zeitraum eine Dosis bis zu 100 mg täglich gegeben. Erfahrungen mit diesen sehr hohen Dosen liegen nur bei wenigen Patienten vor.

Kontraindikationen

Akute Alkohol-, Schlafmittel-, Analgetica- und Psychopharmaka-Intoxikationen (s. auch Therapie psychiatrischer Akutsituation S. 241). Vorsicht bei Leber- und Nierenschäden und bei organischen Hirnkrankheiten. Bei depressiven Patienten kann sich die Symptomatik unter Haloperidol verschlechtern (Suicidgefahr). Vorsicht ist auch, trotz der geringen Nebenwirkungen auf Herz und Kreislauf, bei kardiovasculären Erkrankungen angebracht. Bei gleichzeitig bestehenden internistischen Krankheiten sollte grundsätzlich ein Internist zu Rate gezogen werden.

32. METHYLPERIDOL

Luvatrena (Cilag)
oral: Tbl. – 5 mg (OP 40)
parenteral: Amp. – 5 mg/1 ml (OP 5)

Chemie

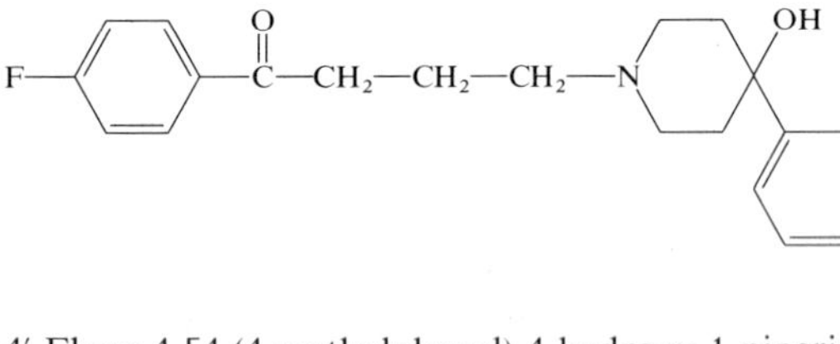

4′-Fluor-4-[4-(4-methylphenyl)-4-hydroxy-1-piperidyl]-butyrophenon; Butyrophenon-Derivat.

Eigenschaften

Methylperidol hat eine geringere neuroleptische Wirkung als Haloperidol.

Indikationen

Eine Behandlung bei psychotischen Zustandsbildern und chronisch verlaufenden schizophrenen Psychosen ist möglich.

Dosierung

Nach einschleichendem Beginn 10–30 mg täglich oral. Tropfen und Ampullen stehen zur Verfügung.

Nebenwirkungen

Sie entsprechen dem Haloperidol; extrapyramidalmotorische Symptome sind allerdings häufiger. Routineuntersuchungen s. *Allgemeiner Teil.*

Kontraindikationen

Akute Alkohol-, Schlafmittel-, Analgetica- und Psychopharmaka-Intoxikationen. Vorsicht bei Leber- und Nierenschäden, organischen Hirnschäden, kardiovasculären Erkrankungen und Thromboseneigung.

33. PENFLURIDOL

Semap (Janssen)
oral: Tbl. – 20 mg (OP 12, 60)

Chemie

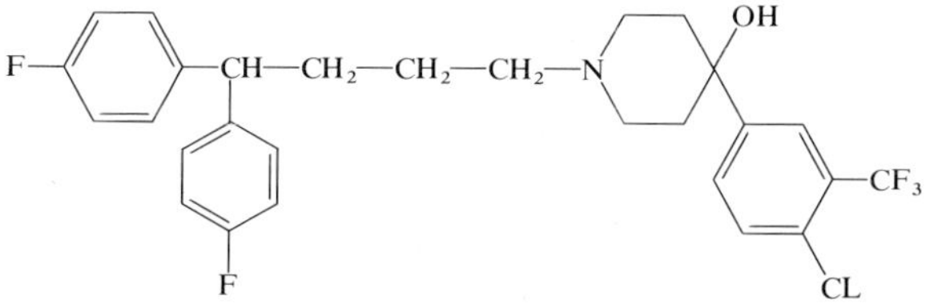

4-(4-chlor-α,α,α-trifluor-m-tolyl)-1-[4,4-bis-(p-fluorphenyl)butyl]-4-piperidinol;
Diphenylbutylpiperidin-Derivat.

Eigenschaften

Penfluridol ist ein neu entwickeltes Neurolepticum mit einer Langzeitwirkung von einer Woche. Es hat eine mittelstarke antipsychotische Wirkung. Die Nebenwirkungen, insbesondere die extrapyramidalmotorischen Symptome, entsprechen den bisher bekannten Neuroleptica.

Indikationen

Langzeitbehandlung bei schizophrenen Patienten, bei denen die regelmäßige wöchentliche Medikamenteneinnahme gewährleistet ist. Die praktische Handhabbarkeit dieses „Langzeitneurolepticums" muß noch in weiteren klinischen Untersuchungen abgesichert werden.

Dosierung

Beginn mit 10–20 mg/Woche. Erhaltungsdosis 20–60 mg/Woche. Maximaldosis 120 mg/Woche.

Nebenwirkungen

Die Nebenwirkungen entsprechen dem Haloperidol. Besonders häufig sind Initialreaktionen, die nach 1–2 Tagen wieder abklingen. Routineuntersuchungen s. *Allgemeiner Teil.*

Kontraindikationen

Akute Alkohol-, Schlafmittel-, Analgetica- und Psychopharmaka-Intoxikationen. Vorsicht bei hirnorganischen Erkrankungen, Leber- und Nierenschäden und kardiovasculären Erkrankungen.

34. PIMOZIDE

Orap (Janssen)
oral: Tbl. – 1 mg (OP 25, 75)
Tbl. – 4 mg (OP 20) **(Orap forte)**

Chemie

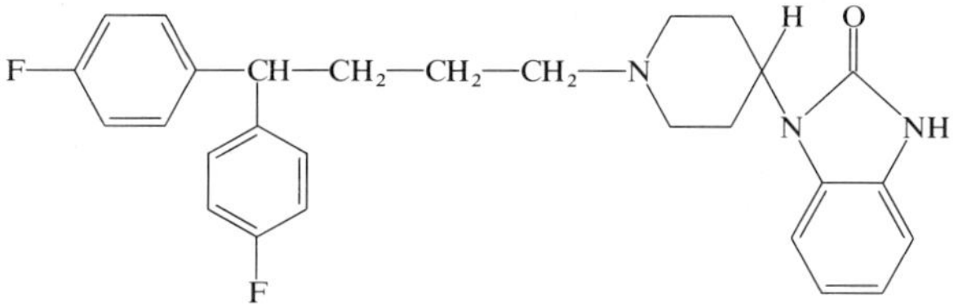

1-{1-[4,4-Bis(4-fluorphyl)-butyl]-4-piperidyl}-benzimidazolinon-(2); Diphenylbutylpiperidin-Derivat.

Eigenschaften

Pimozide gehört, ebenso wie Fluspirilene, zu der Gruppe der Diphenylbutylpiperidin-Derivate, die den Butyrophenonen chemisch strukturverwandt sind. Pimozide hat eine lange Wirkungsdauer von ca. 24 Std und kann, da es fast vollständig resorbiert wird, in *einer* oralen Dosis am Tage gegeben werden.

Indikationen

Pimozide ist zur Langzeittherapie bei chronisch schizophrenen Patienten dann geeignet, wenn die tägliche Einnahme der Medikation gewährleistet ist.

Dosierung

Einschleichender Beginn mit 1–2 mg, Erhaltungsdosis 2–6 mg, Maximaldosis 10 mg täglich oral.

Nebenwirkungen

Die Nebenwirkungen entsprechen dem Haloperidol. Der Hersteller weist besonders auf eine geringe extrapyramidalmotorische Symptomatik hin (allerdings beobachteten mehrere Autoren unter hoher Dosierung auch deutliche extrapyramidalmotorische Nebenwirkungen). Zu Behandlungsbeginn können innere Unruhe und Schlaflosigkeit auftreten. Routineuntersuchungen s. *Allgemeiner Teil.*

Kontraindikationen

Psychomotorische Unruhe und Erregungszustände.
Akute Alkohol-, Schlafmittel-, Analgetica- und Psychopharmaka-Intoxikationen. Vorsicht bei Leber- und Nierenschäden, organischen Hirnschäden und kardiovasculären Erkrankungen.

35. TRIFLUOPERIDOL

Triperidol (Janssen)

oral:	Trpf.	–	1 mg = 20 Trpf. = 1 ml (OP 15)
parenteral:	Amp.	–	2,5 mg/1 ml (Anstaltspackung)

Chemie

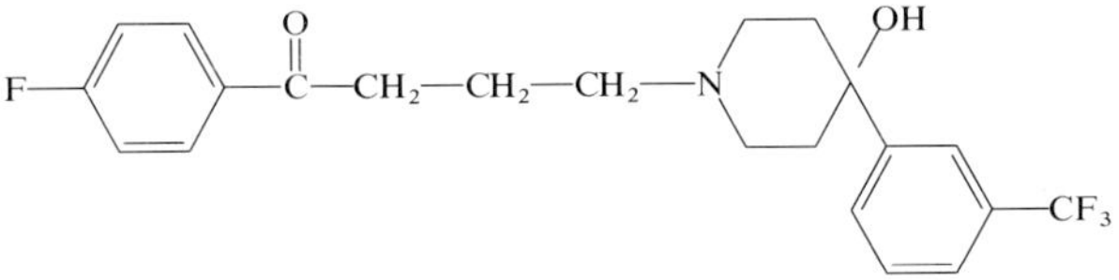

4′-Fluor-4-[4-(3-trifluormethyl-phenyl)-4-hydroxy-1-piperidyl]-butyrophenon;
Butyrophenon-Derivat.

Eigenschaften

Trifluperidol hat eine dreimal stärkere neuroleptische Wirkung als Haloperidol.

Indikationen

Psychotische Zustandsbilder und chronisch verlaufende schizophrene Psychosen können dann mit Trifluperidol behandelt werden, wenn ein sehr starkes Neurolepticum indiziert ist. Bei Wahnsymptomatik und katatonen Syndromen zeigt das Präparat oft eine gute Wirkung. Auch wird die antriebssteigernde Eigenschaft von Trifluperidol bei Defektzuständen, Affektstörungen und Autismus hervorgehoben. Bei psychomotorischen Erregungszuständen kann Trifluperidol i.m. injiziert werden.

Dosierung

Einschleichender Beginn mit 0,5 mg, Erhaltungsdosis 1,0 mg, Maximaldosis 6–8 mg täglich oral; i.m. Injektionen (bis 5 mg) sind zu Beginn bei psychomotorischen Unruhezuständen möglich. Auf i.v. Injektionen sollte verzichtet werden.

Nebenwirkungen

Die extrapyramidalmotorischen Nebenwirkungen sind stärker als beim Haloperidol. Schlafstörungen kommen vor. Die übrigen Nebenwirkungen entsprechen dem Haloperidol. Routineuntersuchungen s. *Allgemeiner Teil.*

Kontraindikationen

Akute Alkohol-, Schlafmittel-, Analgetica- und Psychopharmaka-Intoxikationen. Vorsicht bei Leber- und Nierenschäden, organischen Hirnschäden, kardiovasculären Erkrankungen und Thromboseneigung.

Rauwolfia-Alkaloide und andere Indol-Derivate

36. RESERPIN

Reserpin-Hameln (Hameln)
oral: Tbl. – 0,25 mg (OP 20, 50)

Reserpin Saar (Cephasaar)
oral: Tbl. – 0,1 mg (OP 50)
Tbl. – 0,25 mg (OP 40)

Sedaraupin (Boehringer Mannheim)
oral: Tbl. – 0,2 mg (OP 20, 50)
parenteral: Amp. – 0,25 mg/1 ml (OP 5)
Amp. – 1 mg/1 ml (OP 5)

Serpasil (Ciba)
oral: Tbl. – 0,25 mg (OP 20, 40)
Tbl. – 1 mg (OP 50)
Trpf. – 0,5 mg=1 ml=30 Trpf. (OP 10)
Trpf. – 1 mg=1 ml (OP 100)
parenteral: Amp. – 1 mg/1 ml (OP 5)
Amp. – 2,5 mg/1 ml (OP 5)

Kombinationspräparate:

Phasein (Boehringer Mannheim)
oral: Drg. – 0,2 mg Reserpin + 10 mg Orphenadrin (OP 20,50)
Drg. – 1 mg Reserpin + 50 mg Orphenadrin (OP 10, 50) **(Phasein forte)**

Chemie

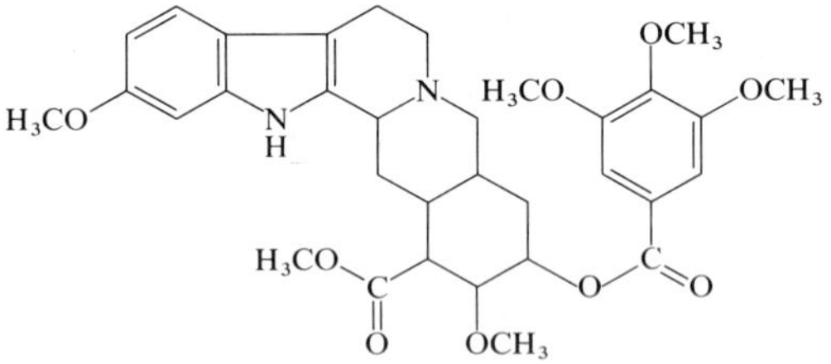

Reserpin
3,4,5-Trimethoxybenzoyl-methyl-reserpat;
Rauwolfiaalkaloid.

Eigenschaften

Reserpin war früher (s. S. 81) neben Chlorpromazin ein sehr häufig verwendetes Neurolepticum. Es zeigte sich aber schon damals, daß es in der antipsychotischen Wirkung dem Chlorpromazin unterlegen war und schwieriger in bezug auf die Nebenwirkungen zu handhaben war. Später fand Reserpin dann nur noch Verwendung, wenn spezifische Nebenwirkungen eines anderen Neurolepticums (z.B. Leberschaden, allergische Reaktionen) ein Absetzen verlangten, andererseits aber eine neuroleptische Medikation dringend indiziert war. In der psychiatrischen Pharmakotherapie wird Reserpin jetzt kaum mehr angewandt. Als Antihypertonicum ist Reserpin (in niedrigen Dosierungen) in der inneren Medizin weit verbreitet.

Indikationen

Reserpin ist auch heute noch indiziert, wenn allergische und toxische Erscheinungen sowohl bei den Phenothiazin- als auch bei Butyrophenon-Derivaten auftreten. Sonst sollte Reserpin in der psychiatrischen Pharmakotherapie nicht mehr angewandt werden.

Dosierung

In der psychiatrischen Pharmakotherapie 2–6 mg täglich oral. Die bei den Handelsnamen angegebenen niedrigen OP-Formen beziehen sich auf die Hypertoniebehandlung; dort Maximaldosis bis 1,5 mg täglich.

Nebenwirkungen

Extrapyramidalmotorische Symptome, Hypotonie, Kollapsneigung, Bradykardie, Dyspnoe, Ödeme, besonders Magenunverträglichkeiten mit Erbrechen und Magenblutungen durch vermehrte Magen-Darmperistaltik, Harndrang, Exantheme, Schlafstörungen, depressive Verstimmungen, delirante Symptome, Turbulenzphase (d.h. eine Erregungsphase, die nach einigen Tagen der Sedation nach der Behandlung mit Reserpin auftreten kann). Routineuntersuchungen s. *Allgemeiner Teil.*

Kontraindikationen

Akute Alkohol-, Schlafmittel-, Analgetica- und Psychopharmaka-Intoxikationen. Schwere Herz- und Stoffwechselkrankheiten, Ulcus duodeni und ventriculi, Neigung zu Diarrhoen, Thrombosen, Asthma bronchiale, vor operativen und körperlich belastenden Eingriffen, bei gehemmt-depressiven Verstimmungen. Keine Kombination mit Elektrokrampf (Verlängerung der apnoischen Pause); keine Kombination mit Monoaminoxydasehemmern (Anhäufung der durch Reserpin freigesetzten und in ihrem Abbau gehemmten biogenen Amine), keine Kombination mit sympaticomimetisch wirkenden Appetitzüglern. Reserpin soll mindestens 7 Tage vor Einnahme solcher Medikation abgesetzt sein! Die anfallproduzierende Wirkung bei Epilepsie muß beachtet werden. Vorsicht bei hirnorganischen Störungen.

37. OXYPERTIN

Forit (Winthrop)

oral:	Tbl.	–	40 mg (OP 50)
parenteral:	Amp.	–	20 mg/1 ml (OP 10)

Chemie

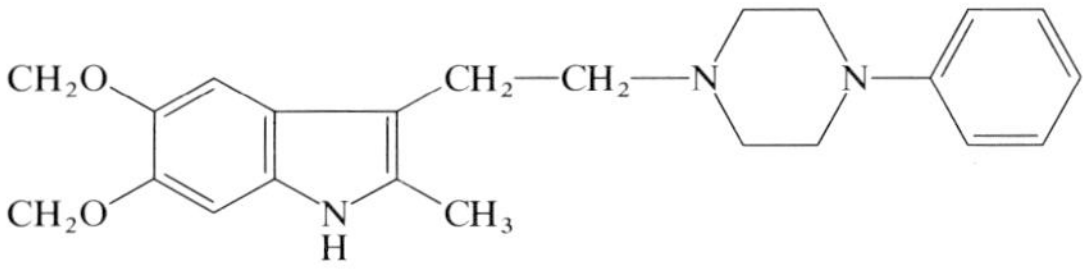

5,6-Dimethoxy-2-methyl-3-[2-(4-phenyl-1-piperazinyl)-äthyl]-indol; Indol-Äthyl-Piperazin-Derivat.

Eigenschaften

Strukturchemisch hat Oxypertin mit dem Reserpin den Indolring gemeinsam; neu ist die Kombination eines Indolringes und einer Piperazinyl-Seitenkette. Auch biochemisch besteht Ähnlichkeit zum Reserpin. Klinisch ist Oxypertin ein mittelstarkes Neurolepticum.

Indikationen

Oxypertin kann zur antipsychotischen und zur Langzeit-Behandlung bei schizophrenen Patienten verordnet werden; bei Affektstörungen, Antriebsarmut und Defektzuständen zeigt Oxypertin gute Wirkung.

Dosierung

Nach einschleichendem Beginn Erhaltungsdosis 80–160 mg täglich oral. Bei psychomotorischen Erregungszuständen können 20–60 mg i.m. injiziert werden.

Nebenwirkungen

Die Nebenwirkungen sind ähnlich wie bei den Neuroleptica der Phenothiazin-Reihe. Extrapyramidalmotorische Symptome, Müdigkeit und Blutdrucksenkung werden bei höherer Dosierung beobachtet. Routineuntersuchungen s. *Allgemeiner Teil.*

Kontraindikationen

Akute Alkohol-, Schlafmittel-, Analgetica- und Psychopharmaka-Intoxikationen. Leber- und Nierenschäden, organische Hirnschäden, kardiovasculäre Erkrankungen und Thromboseneigung.

Nicht klassifizierte Neuroleptica

38. SULPIRID

Dogmatil (Schürholz)

oral:	Kaps.	–	50 mg (OP 20, 50)
	Tbl.	–	200 mg (OP 12, 60) **(Dogmatil forte)**
	Saft	–	25 mg = 5 ml = (OP 200)
parenteral:	Amp.	–	100 mg/2 ml (OP 6)

Chemie

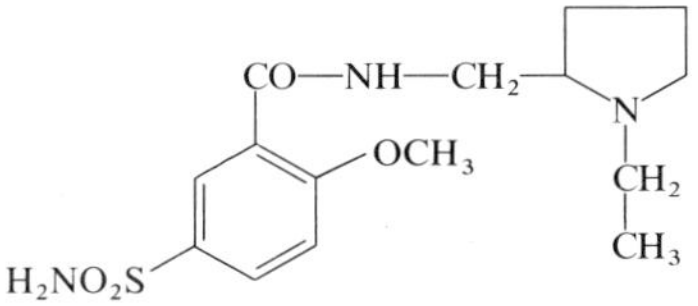

N-[(1-Äthyl-2-pyrrolidinyl)-methyl]-2-methoxybenzamid-5-sulfonamid; Anisamid-Derivat.

Eigenschaften

Sulpirid ist ein mittelstarkes Neurolepticum.

Indikationen

Die klinische Erfahrung reicht bis jetzt noch nicht aus, um den Indikationsbereich genau zu beschreiben. Bei Patienten mit chronisch schizophrenem Verlauf kann das Präparat verordnet werden. Bei psychotischen Zustandsbildern sollte aber ein Versuch mit langbewährten Neuroleptica vorangegangen sein. Eine gute Wirkung wurde bei akuten wahnhaften Psychosen beschrieben. Eine sedierende Wirkung wurde nicht beobachtet. Vom Hersteller wird neben der neuroleptischen eine zusätzliche antidepressive Wirkung in niedriger Dosierung angegeben. Es fehlen aber zur Bestätigung dieses breiten Wirkungsspektrums kontrollierte Studien. Als Antidepressivum sollte das Präparat daher *nicht* verschrieben werden.

Dosierung

Nach einschleichendem Beginn Erhaltungsdosis 300–600 mg, Maximaldosis 1000 mg täglich oral. Die letzte Medikation soll nicht nach 15 Uhr erfolgen. Intramuskuläre Injektionen sind möglich.

Nebenwirkungen

Bei höherer Dosierung entsprechen die Nebenwirkungen etwa dem Chlorpromazin; die extrapyramidalmotorischen Nebenwirkungen sind geringer, kardiotoxische und hepatotoxische Eigenschaften wurden bis jetzt nicht beobachtet. Zusätzlich treten anticholinergische Nebenwirkungen auf. Erregungszustände, Einschlafstörungen, Amenorrhoe und Galaktorrhoe kommen vor; eine Änderung der Krampfschwelle bei Epilepsie ist möglich. Routineuntersuchungen s. *Allgemeiner Teil.*

Kontraindikationen

Primär agitierte Patienten, bei denen die Gefahr der Symptomprovokation besteht. Akute Alkohol-, Schlafmittel-, Analgetica- und Psychopharmaka-Intoxikationen. Vorsicht bei Leber- und Nierenschäden, organischen Hirnschäden, kardiovasculären Erkrankungen und Thromboseneigung.

III. TRANQUILIZER

Carbaminsäure-Derivate

1. Guajacolglycerinäther	(Reorganin)
2. Methylpentynol	(Allotropal)
3. Meprobamat	(Aneural, Cyrpon, Dabromat, Meprobamat-Saar, Meprocompren, Meprosa, Miltaun, Urbilat)
4. Phenoprobamat	(Gamaquil)

Diphenylmethan-Derivate

5. Hydroxyzin	(Atarax, Masmoran)

Benzodiazepin-Derivate

6. Chlordiazepoxid	(Librium Kombinationspräparat mit Amitriptylin: Limbatril)
7. Diazepam	(Valium)
8. Dikalium-chlorazepat	(Tranxilium)
9. Lorazepam	(Tavor)
10. Medazepam	(Nobrium)
11. Oxazepam	(Adumbran, Praxiten)
12. Prazepam	(Demetrin)

Tri- und tetracyclische Tranquilizer

13. Benzoctamin	(Tacitin)
14. Opipramol	(Insidon)

Allgemeiner Teil

Definition und historische Entwicklung

Im Rahmen der Entwicklung der modernen Psychopharmakologie wird der Begriff Tranquilizer in verschiedener Bedeutung gebraucht. In den englisch sprechenden Ländern unterscheidet man zwischen „minor tranquilizer" und „major tranquilizer". Dort wird der Begriff „major tranquilizer" immer noch als Synonym für „Neuroleptica" benutzt. Das hat zur Folge, daß immer wieder einmal auch in deutschsprachigen Ländern die Neuroleptica als Tranquilizer bezeichnet werden. In deutschsprachigen Ländern ist der Begriff „Tranquilizer" enggefaßt und gleichbedeutend mit dem der „minor tranquilizer" der englischen Sprache. Manchmal wird dies mit der Feststellung gerechtfertigt, daß zwischen den Neuroleptica und Tranquilizern kein prinzipieller Wirkungsunterschied bestehe. Nun trifft es zwar zu, daß Neuroleptica und Tranquilizer gemeinsam zur Gruppe der psychisch vorwiegend dämpfenden Pharmaka (Psycholeptica) gehören. So ähneln sich Neuroleptica und Tranquilizer in einigen klinisch-therapeutischen Wirkungsqualitäten; z.B. kann der sog. „Tranquilizer-Effekt" – eine angstlösende, beruhigende und affektiv-entspannende Wirkung – auch durch niedrig dosierte Neuroleptica erzielt werden. Wichtigster Unterschied ist jedoch, daß bei Psychosen nur die Neuroleptica nachhaltig therapeutisch wirksam sind. Es ist nämlich nicht möglich, durch noch so hohe Dosen von Tranquilizern einen neuroleptischen Effekt zu erzielen [48].

Ähnlich wie Tranquilizer wirken Hypnotica, wenn sie so niedrig dosiert werden, daß die schlafmachende Wirkung weitgehend zurücktritt. Aus diesem Grunde ist es durchaus berechtigt, den alten Begriff „*Psychosedativum*" synonym für Tranquilizer zu verwenden.

Als weitere Synonyma haben sich von sehr vielen Bezeichnungen die Begriffe „*Ataractica*" und „*Anxiolytica*" gehalten.

Das erste Pharmakon, das als moderner Tranquilizer bezeichnet wurde, war das 1946 entwickelte *Meprobamat* [11]. Auf der Suche nach möglichst langfristig wirkenden Muskelrelaxantien war das Meprobamat aus dem Mephenesin entwickelt worden. Erst Jahre später ging man dazu über, die eigentümliche sedative Wirkung des Meprobamats therapeutisch auszunutzen und sprach dann von einer „Tranquilizer-Wirkung". Ein wichtiger Schritt für die Entwicklung dieser fortab als Tranquilizer bezeichneten Psychopharmaka war 1960 die Einführung des Chlordiazepoxids, des ersten Vertreters der Benzodiazepin-Derivate [14].

Inzwischen gibt es eine große Zahl von Benzodiazepin-Derivaten, die die wichtigste und am weitesten verbreitete Gruppe der Tranquilizer darstellen.

Einteilung

Die Tranquilizer lassen sich in vier Hauptgruppen einteilen:

1. Carbaminsäure-Derivate
2. Diphenylmethan-Derivate
3. Benzodiazepin-Derivate
4. Tri- und tetracyclische Tranquilizer

Diese Gliederung geht von strukturchemischen Gesichtspunkten aus und entspricht somit der Gliederung bei den Antidepressiva und Neuroleptica. Die Tranquilizer der ersten beiden Gruppen haben heute an sich nur noch eine historische Bedeutung; sie werden in der psychiatrischen Pharmakotherapie kaum noch eingesetzt oder sollten zumindest möglichst nicht mehr angewandt werden. Da diese für die Entwicklung der gesamten Medikamentengruppe und für das Verständnis der Tranquilizer-Problematik wichtigen Pharmaka noch im Handel erhältlich sind, und weil an ihren pharmakologischen Wirkungsspektren zuerst abgeleitet wurde, welche Eigenschaften ein Tranquilizer besitzen soll (s. S. 181), werden diese Pharmaka hier noch dargestellt. Es ist jedoch darauf verzichtet worden, einen möglichst vollständigen Überblick über alle Sedativa geben zu wollen. So bleiben z.B. die zahlreichen Sedativa unberücksichtigt, die aus Pflanzenextrakten (z.B. Baldrian, Hopfen) bestehen. Auch die bromhaltigen Sedativa werden nicht erwähnt, wenngleich es eine große Zahl von Kombinationspräparaten gibt, die neben den bromhaltigen Sedativa auch die modernen Tranquilizer enthalten. Bei der Anwendung von Brompräparaten als „Tranquilizer" ist übrigens noch weit größere Vorsicht als bei der Anwendung von kleinen Barbiturat-Dosen geboten. In den USA hat z.B. Phenobarbital eine beachtliche Verbreitung als „Tranquilizer" gefunden. Phenobarbital ist bei niedriger Dosierung in der klinischen Wirkung den Benzodiazepin-Derivaten durchaus vergleichbar. Außerdem ähnelt es auch in pharmakologischen Untersuchungen den modernen Tranquilizern. Bromhaltige Sedativa werden jedoch zumeist als „völlig harmlos" angesehen. Dabei bleibt unberücksichtigt, daß die Gefahr chronischer Intoxikationen und des süchtigen Mißbrauches beachtlich ist.
Das Risiko des chronischen, in Einzelfällen immer auch einmal *süchtigen Mißbrauches* besteht allerdings auch bei den modernen Tranquilizern.

Doch sind – soweit sich bisher abschätzen läßt – die Risiko-Raten bei Benzodiazepin-Derivaten deutlich niedriger als bei Barbituraten. Das Meprobamat wiederum scheint in dieser Hinsicht durchaus den Barbituraten vergleichbar. Abhängigkeitsentwicklungen sind demgegenüber von Neuroleptica und Antidepressiva nicht bekannt. Es kann zwar nach langfristiger Anwendung von Neuroleptica und Antidepressiva vorübergehend zu einer vegetativen und extrapyramidalmotorischen Irritationssymptomatik kommen [5], doch ist nach Neuroleptica und Antidepressiva bisher nie Toleranz und nie psychische Abhängigkeit beobachtet worden. Aus diesem Grunde ist es auch vertretbar, Neuroleptica in niedriger Dosierung und Antidepressiva (z.B. Amitriptylin, Doxepin) ebenfalls in niedriger Dosierung als Tranquilizer einzusetzen. Dies ist vor allem dann gerechtfertigt, wenn es sich um Patienten handelt, bei denen ein erhöhtes Risiko einer Abhängigkeitsbildung besteht. Der sedative und auch der anxiolytische Effekt dieser Pharmaka kann durchaus dem der Tranquilizer ebenbürtig sein. Es ist aber gleichzeitig auch zu berücksichtigen, daß bei Neuroleptica und Antidepressiva – auch bei niedriger Dosierung – das Risiko von Nebenwirkungen höher ist als bei den modernen Tranquilizern.

Die in der Gruppe der *Carbaminsäure-Derivate* zusammengefaßten Tranquilizer haben nur eine lockere strukturchemische Beziehung. Es sind:

Guajacolglycerinäther	(Reorganin)
Methylpentynol	(Allotropal)
Meprobamat	(Aneural, Cyrpon, Dabromat, Meprobamat-Saar, Meprocompren, Meprosa, Miltaun, Urbilat)
Phenoprobamat	(Gamaquil)

Von diesen Substanzen hat nur Meprobamat eine größere Verbreitung. Unter den *Diphenylmethan-Derivaten* befindet sich nur noch

Hydroxyzin	(Atarax, Masmoran)

im Handel.

Die wichtigste Gruppe der Tranquilizer stellen die *Benzodiazepin-Derivate* dar:

Chlordiazepoxid	(Librium; Kombinationspräparat mit Amitriptylin: Limbatril)
Diazepam	(Valium)
Dikalium-chlorazepat	(Tranxilium)
Lorazepam	(Tavor)

Medazepam	(Nobrium)
Oxazepam	(Adumbran, Praxiten)
Prazepam	(Demetrin)

Die Pharmaka, die in der Gruppe der *tri- und tetracyclischen Tranquilizer* zusammengefaßt werden, sind

Benzoctamin	(Tacitin) und
Opipramol	(Insidon).

Diese beiden Tranquilizer haben zur Zeit keine weite klinische Verbreitung. Sie besitzen aber aufgrund der sich von den Benzodiazepinen wesentlich unterscheidenden Strukturchemie für die Entwicklung neuer Tranquilizer eine wichtige prospektive Bedeutung. Die Präparate sind schon als „Antidepressiva mit Tranquilizer-Effekt" oder als „Tranquilizer mit antidepressiven Eigenschaften" bezeichnet worden. Dennoch sind es Tranquilizer, die vor allem auch aus theoretischen Überlegungen Aufmerksamkeit verdienen. Sie unterscheiden sich in ihrer chemischen Struktur wesentlich von den Benzodiazepinen, stehen jedoch den tri- bzw. tetracyclischen Antidepressiva sehr nahe. So ist es durchaus möglich, daß gerade diese Tranquilizer einmal zum Ausgangspunkt für die Entwicklung neuer Tranquilizer-Typen werden. In diesem Zusammenhang wäre die Frage von besonderer Bedeutung, ob man auf diesem Wege zu Tranquilizern kommen könnte, bei denen praktisch kein Risiko der Abhängigkeitsentwicklungen mehr besteht.

Pharmakologie

Das wesentliche *klinisch-therapeutische Unterscheidungs-Kriterium* zur Abgrenzung der Gruppe der Neuroleptica von der der Tranquilizer liegt darin, daß die Tranquilizer keine „antipsychotische" Wirkung haben. Ein entsprechendes *pharmakologisches Untersuchungs-Kriterium* gibt es jedoch nicht. Bei der Suche nach neuen Neuroleptica und Antidepressiva läßt sich nach den Befunden des „pharmakologischen screenings" mit einiger Sicherheit voraussagen, ob eine breitere klinische Prüfung gerechtfertigt ist (s. S. 6). Die „screening-Methoden" für Tranquilizer sind im Vergleich hierzu nicht so spezifisch. Dennoch hat es sich gezeigt, daß die meisten Tranquilizer folgende Wirkungen im Tierversuch haben [77]:

1. Muskelrelaxierende Wirkung. Tranquilizer sind Interneuronenblokker. Es wurde vermutet, daß die muskelrelaxierende Wirkung für die Tranquilizerwirkung spezifisch sei, ähnlich der kataleptischen Wirkung bei den Neuroleptica und der anticholinergen Wirkung bei den Antidepressiva. Die Hypothese des notwendigen Zusammenhanges zwischen diesen neurologischen (d.h. somatischen) *und* den psychischen Wirkungen bei Psychopharmaka ist aber für keine Gruppe der modernen Psychopharmaka mehr aufrechtzuerhalten.

2. *Antikonvulsive* Wirkung. Die meisten Tranquilizer können Krämpfe, die z.B. durch Strychnin oder Elektroschock hervorgerufen werden, aufheben bzw. verhindern. Eine derartige antikonvulsive Wirkung haben Neuroleptica nicht.

3. *Antiaggressive* Wirkung. Das Kampfverhalten von Versuchstieren wird durch Tranquilizer gedämpft, ohne daß es gleichzeitig zu einer Sedation der Tiere kommt.

4. Tranquilizer haben nicht die spezifische Wirkung auf *bedingte Fluchtreflexe* von Versuchstieren, die für Neuroleptica charakteristisch ist (s.S. 81).

In anderen Versuchsanordnungen lassen sich nur quantitative Unterschiede zu den Neuroleptica und den Antidepressiva feststellen (z.B. motorische Spontanaktivität). Eine pharmakologische Differenzierung der Tranquilizer untereinander mit den vier angeführten Versuchsanordnungen ist schwierig, gelingt jedoch bei sorgfältig gewählten Untersuchungsbedingungen (z.B. Abgrenzung der Benzodiazepine von Meprobamat; Mebrobamat hat keine antikonvulsive Wirkung).
Eine Sonderstellung nimmt *Benzoctamin* ein [6]. Dieser tetracyclische Tranquilizer leitet sich strukturchemisch von dem tetracyclischen Antidepressivum Maprotilin ab. Pharmakologisch kann Benzoctamin jedoch als Tranquilizer klassifiziert werden, da es ein völlig anderes pharmakologisches Wirkungsbild hat als Maprotilin. Benzoctamin wirkt antiaggressiv, jedoch nicht antikonvulsiv. Seine muskelrelaxierende Wirkung beruht – im Unterschied zu allen übrigen Tranquilizern – auf einer primär supraspinalen Hemmung. So zeigt auch dieses Beispiel, daß sichere Voraussagen über das therapeutische Wirkungsprofil einer Substanz allein aus dem pharmakologischen „screening" nicht möglich sind. Trotz der erheblichen pharmakologischen und auch neurochemischen Unterschiede im Vergleich zu anderen Tranquilizern erfüllt Benzoctamin in der Klinik die Bedingungen, die an einen Tranquilizer gestellt werden. Die tricyclische Verbindung *Opipramol,* die gleichzeitig eine antidepressive Wirkung hat, nimmt pharmakologisch eine Mittelstellung zwischen Tranquilizern und Antidepressiva ein.

Biochemie

Während die biochemischen Wirkmechanismen der Antidepressiva und auch der Neuroleptica teilweise bekannt sind und inzwischen zur Grundlage wichtiger Hypothesen über die therapeutisch relevanten Wirkungen wurden, konnte die Wirkungsweise der Tranquilizer bis jetzt noch nicht aufgeklärt werden. Insbesondere ist der Einfluß der Tranquilizer auf die biogenen Amine im Gehirn noch unklar. (Nach Untersuchungen aus jüngster Zeit wird vermutet, daß der Serotonin-„turnover" durch Tranquilizer herabgesetzt wird.) Daß die Kenntnisse über die Biochemie der Tranquilizerwirkungen noch so gering sind, mag daran liegen, daß wegen der muskelrelaxierenden und antikonvulsiven Wirkung dieser Pharmaka bisher die neurophysiologischen Untersuchungen ganz im Vordergrund gestanden haben. Trotzdem reichen auch die vorliegenden neurophysiologischen Befunde nicht aus, den Wirkungsmechanismus der Tranquilizer zu erklären. So können auch die Befunde der pharmakologischen, biochemischen und neurophysiologischen Grundlagenforschung mit Tranquilizern – im Gegensatz zu den Ergebnissen von Untersuchungen mit Antidepressiva und Neuroleptica – nichts zur Erklärung von Entstehungsmechanismen psychiatrischer Krankheiten beitragen. Grob schematisierend kann man aufgrund neurophysiologischer Untersuchungen annehmen, daß der Angriffspunkt der Tranquilizer im limbischen System liegt [48]; der Hauptangriffspunkt der Antidepressiva dagegen wird in den Zentren des Hypothalamus und der der Neuroleptica im Striatum vermutet. Die mögliche Wirkung der Tranquilizer auf das limbische System macht die Wirkung dieser Pharmaka auf Affektivität und Aggressivität gut verständlich.
Unter strukturchemischen Gesichtspunkten lassen sich die *Carbaminsäure-Derivate* vereinfachend in einer Gruppe zusammenfassen. Grundsubstanzen sind Harnstoff bzw. Carbaminsäure (Abb. 15).

Harnstoff   Carbaminsäure

Abb. 15. Strukturformeln von Harnstoff und Carbaminsäure

Der wichtigste Tranquilizer dieser Gruppe, Meprobamat, ist der Dicarbaminsäureester des 2-Methyl-2-propyl-1,3-propandiols (Abb. 16).

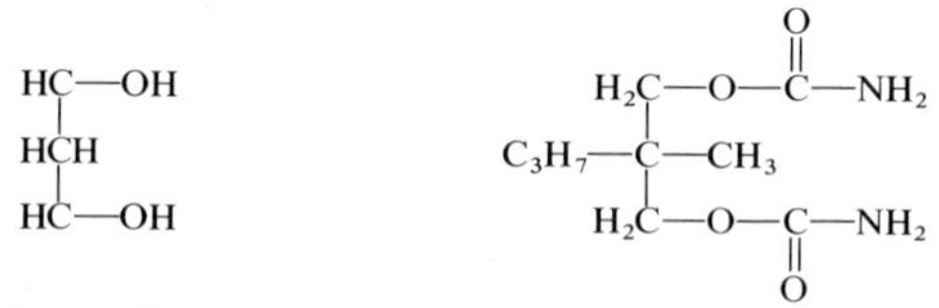

Propandiol Meprobamat

Abb. 16. Strukturformeln von Propandiol und Meprobamat

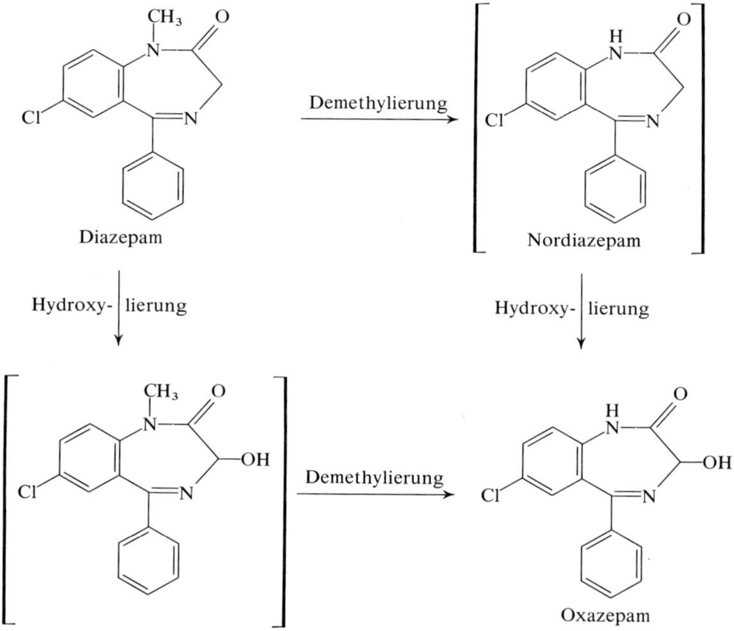

Abb. 17. Abbauwege des Diazepams. Die demethylierten bzw. hydroxylierten Zwischenprodukte wurden in eckige Klammern gezeichnet

Der einzige zur Zeit im Handel befindliche Tranquilizer aus der Gruppe der *Diphenylmethan-Derivate* ist das Hydroxyzin. Einige andere Diphenylmethan-Derivate werden für andere nichtpsychiatrische Indikationen empfohlen (z.B. Orphenadrin als Antiparkinsonmittel – s.d.). Auch diese Pharmaka haben mitunter durchaus psychotrope Wirkungen.

Die verschiedenen *Benzodiazepin-Derivate* sind sehr eng miteinander verwandt [66]. Am weitesten verbreitet sind Chlordiazepoxid, Diazepam und Oxazepam. Ausgangssubstanz war Chlordiazepoxid, von der sich Diazepam ableiten läßt. Oxazepam ist der hydroxylierte und demethylierte Metabolit des Diazepams. Ein wichtiges Zwischenprodukt, das auch bei dem Abbau der meisten anderen Benzodiazepine entsteht, ist Nordiazepam. Es hat ebenfalls eine tranquilizierende Wirkung. Nordiazepam befindet sich als Präparat nicht im Handel.
Auch die Schlafmittel *Nitrazepam* (Mogadan) und *Flurazepam* (Dalmadorm) sind Abkömmlinge des Diazepams. Ob und in welchem Ausmaße einzelne Metabolite der verschiedenen Benzodiazepine psychotrope Wirkungen haben, ist bisher noch nicht ausgiebig untersucht worden. Es liegen bisher nur einzelne, z.T. noch nicht ausreichend abgesicherte Befunde vor. So scheint z.B. die sedierende Wirkung des Desmethyldiazepams geringer zu sein als die der Ausgangssubstanz Diazepam.
Der *tricyclische Tranquilizer* Opipramol nimmt in strukturchemischer Hinsicht eine Mittelstellung zwischen Antidepressiva und Neuroleptica ein. Die Ringstruktur des Opipramol gleicht der der tricyclischen Antidepressiva; die Seitenkette mit dem endständigen Piperazinylring ist das strukturchemische Charakteristikum vieler Neuroleptica, sie ist jedoch auch Strukturelement des Tranquilizers Hydroxyzin.
Für den *tetracyclischen Tranquilizer* Benzoctamin ergeben sich aus biochemischen Untersuchungen Befunde, die für eine Beeinflussung der Biosynthese der Catecholamine sprechen (Erhöhung der Aktivität der Tyrosinhydroxylase). Die für Antidepressiva typische „reuptake"-Hemmung für Catecholamine (s.S. 19) scheint durch Benzoctamin allerdings nicht hervorgerufen zu werden. Weiterhin konnte gezeigt werden, daß Benzoctamin eine deutlich antihistaminische, andrenolytische und anticholinergische Wirkung hat. Somit besteht sowohl im pharmakologischen (s. S. 167) als auch im neurochemischen Wirkungsmuster des Benzoctamins ein erheblicher Unterschied zu den bekannten Antidepressiva einerseits und Tranquilizern andererseits.

Klinik

Tranquilizer sind die am weitesten verbreiteten Psychopharmaka. Sie werden in erster Linie bei psychogenen Krankheitsbildern eingesetzt. Es wurde schon darauf hingewiesen, daß die Abgrenzung der Tranquilizer sowohl vom pharmakologischen Wirkungsprofil als auch vom psychotropen Wirkungsbild hier schwerer gelingt als bei anderen Psychopharmaka-Gruppen. Noch problematischer ist die Abgrenzung der Indikationsbereiche der Tranquilizer. Es ist immer wieder daran zu erinnern, daß Tranquilizer im Grunde gerade bei den Krankheitsbildern ihren Hauptindikationsbereich haben, bei denen an sich psychotherapeutische Verfahren im weitesten Sinne das Kernstück der Behandlung darstellen sollten. Tranquilizer werden dann oft als „Notbehelf" oder als „Hilfsmittel" abgetan. Weder die Überbewertung der Wirkungsmöglichkeiten von Tranquilizern noch geringschätzige Abwertung sind eine gute Basis für den therapeutischen Einsatz dieser Medikamente.

Tranquilizer haben eine sedative, hypnotische, anxiolytische, antiaggressive, muskelrelaxierende und antikonvulsive Wirkung [48]. Aus der Aufzählung dieses Wirkungspektrums sind bereits einige grundlegende Richtlinien für die *Indikationsgebiete* der Tranquilizer abzuleiten. Tranquilizer können bei Unruhe, Angst, Spannung, Gereiztheit, psychosomatischen Beschwerden, Schlafstörungen und in der Neurologie bei Muskelspasmen und Krampfleiden gegeben werden. Besonders wenn Angst, Spannung, innere Unruhe, Gereiztheit und Erregung ihre Ursache in psychischen Störungen erkennen lassen, können Tranquilizer angewandt werden. Die therapeutische Wirkung der Tranquilizer bei diesen Symptomen beruht darauf, daß sie eine beruhigende und affektiv entspannende Wirkung haben, ohne in den üblichen Dosierungen gleichzeitig stärker schlafmachend zu wirken. Die engen Beziehungen zwischen Affektivität und vegetativen Funktionen machen es außerdem verständlich, daß Tranquilizer mit ihrem affektiv entspannenden Effekt auch auf psychosomatische Symptome aufgrund psychogener und neurovegetativer Funktionsstörungen dämpfend wirken können. Da bei der Therapie mit Tranquilizern deren unspezifisch beruhigende und affektiv entspannende Wirkung ausgenutzt wird, überrascht es nicht, daß in den gleichen Indikationen in gewissem Umfang auch Hypnotica und Neuroleptica in niedriger Dosierung eingesetzt werden können. Es muß aber auch beachtet werden, daß Tranquilizer in höheren Dosen zwar nicht die Wirkungseigentümlichkeiten der Neuroleptica, jedoch durchaus die der Hypnotica haben können. In hohen Dosen wirken alle Tranquilizer mehr oder weniger ausgeprägt hypnotisch. Wenn die „Zielsymptome" (s. S. 26) für Tranquilizer-Wirkung – als affektive Spannung, innere Unruhe und Erregung – nicht vorhanden sind, dann können die Tranquilizer bereits schon in den therapeutisch üblichen Dosen sedativ hypnotisch wirken. Diese schlafmachende Wirkung der Tranquilizer kann man sich bei der Behandlung von Schlafstörungen zunutze machen. Das ist vor allem wichtig, wenn berücksichtigt wird, daß Tranquilizer im Vergleich zu den üblichen Hypnotica wesentlich seltenere und geringere Nebenwirkungen haben. Das macht verständlich, daß das den Tranquilizern aus der Gruppe der Benzodiazepin-Derivate chemisch sehr eng verwandte Schlafmittel Nitrazepam in kurzer Zeit eine so große Verbreitung gefunden hat.

Eine wichtige Indikation für Tranquilizer besteht noch in der *Kombinationstherapie mit Antidepressiva* bei ängstlich-agitierten Depressionen. Bewährt hat sich bei dieser Indikation in der ambulanten Therapie die Kombination mit Amitriptylin und Chlordiazepoxid (s. Amitriptylin). Die ängstliche und agitierte Komponente kann auch bei Depressionen nicht-psychogener Genese durch Tranquilizer als Zusatzmedikation zur antidepressiven Basis-Therapie gemildert werden.

Die *antikonvulsive Wirkung* der Tranquilizer wird vor allem beim Diazepam zur Unterbrechung eines Status epilepticus ausgenutzt. Diazepam wird auch bei Verstimmungs- und Erregungszuständen von Krampfkranken verordnet.

Große und wichtige *Anwendungsgebiete* der Tranquilizer liegen *außerhalb der Psychiatrie*, z.B. in der Inneren Medizin, in der Frauenheilkunde und der Pädiatrie. Gerade diese Indikationsbereiche sind es oftmals, an denen sich die Kritik an den Psychopharmaka entzündet (Psychopharmaka als „verordnete Anpassung" u.ä.). Es ist sicher richtig, daß vor allem von Tranquilizern ein zu umfangreicher Gebrauch gemacht wird. Doch ist es wenig sinnvoll, gegen den Gebrauch von Tranquilizern prinzipiell zu polemisieren. Das Ziel muß es sein, die Indikationsbereiche möglichst eindeutig zu beschreiben, in denen die Anwendung der Tranquilizer von Nutzen ist. Wenn es heute in der täglichen Praxis bedauerlicherweise häufig zur Gewohnheit geworden ist, bei jeglichen Befindlichkeitsstörungen, Zuständen von Unlust, Verstimmungen oder „psychischen Störungen" sofort Tranquilizer zu verordnen, dann dürfen deshalb Tranquilizer nicht dafür herhalten, daß überhaupt keine Diagnose mehr gestellt wird. Aber mit der utopischen Forderung, jegliche Anwendung von Tranquilizern müsse zugunsten psychotherapeutischer Verfahren unterbleiben, ist es auch nicht getan. Sicher sollte man sich bei der Verordnung von Tranquilizern immer vergegenwärtigen, daß es im Grunde wünschenswert sei, eine psychotherapeutische Behandlung durchzuführen. Aus vielen Gründen ist das jedoch sehr oft nicht möglich. In solchen Situationen wäre es aber „nicht ärztlich" gehandelt, wenn man es dann aus prinzipiellen Erwägungen heraus ablehnt, einen Behandlungsversuch mit einem Tranquilizer zu machen. Voraussetzung muß allerdings sein, daß die Behandlung mit Tranquilizern fortlaufend ärztlich überwacht wird (vor allem hinsichtlich der Entwicklung von Abhängigkeiten). Die wichtigste Frage bei der Verordnung von Tranquilizern lautet, wie vorgegangen werden muß, um die nicht zu bestreitenden therapeutischen Wirkungen von Tranquilizern für den Patienten so gut wie nur irgendmöglich nutzbar zu machen. Tranquilizer-Medikation darf nicht zum Alibi für den Arzt werden. Der oft von psychotherapeutischer Seite vorgebrachte Einwand, durch Tranquilizergaben würde die Wirksamkeit einer Psychotherapie in Frage gestellt, läßt sich immer weniger halten. Es stellt sich im Gegenteil nur dringlicher die Frage, ob und in welcher Form Tranquilizer-Wirkungen in den Rahmen psychotherapeutischer und sozialtherapeutischer Verfahren eingebaut und genutzt werden können. Dabei sind hier unter psychotherapeutischen Verfahren alle Arten von psychischer Einflußnahme auf den Patienten gemeint (einschließlich der Methoden der sog. kleinen Psychotherapie, Logotherapie, ärztlichem Gespräch, übenden Verfahren).

Ob die Tranquilizer über ihre beruhigende, entspannende und dämpfende Wirkung hinaus auch einen echten „Angst lösenden" (anxiolytischen) Effekt haben, wurde oftmals in Frage gestellt. Zahlreiche kontrollierte Studien sind zu dieser Frage durchgeführt worden. Soweit sich bisher beurteilen läßt, ergibt sich aus vielen aufwendigen Doppelblind-Untersuchungen, daß eine Angst lösende Wirkung am ehesten bei den Benzodiazepinen nachzuweisen ist. Die Benzodiazepine sind in dieser Hinsicht wirksamer als Meprobamat, das wiederum im Vergleich zu den Barbituraten besser abschneidet. Barbiturate sind aber auch noch wirksamer als Placebo. Diese Reihenfolge in der Wirkungsintensität (Benzodiazepine > Meprobamat > Barbiturate > Placebo) findet sich nicht nur hinsichtlich des ohnehin noch nicht allgemein anerkannten anxiolytischen Effektes, sondern auch für alle übrigen Wirkungseigentümlichkeiten (beruhigende, entspannende und dämpfende Wirkung). Bei den Überlegungen, welche Tranquilizer im Einzelfall zu verordnen sind, spielen diese Abstufungen der Wirkungsintensität nur eine untergeordnete Rolle. Wichtiger ist häufig das Abwägen des in den verschiedenen Tranquilizer-Gruppen unterschiedlichen Risikos von Nebenwirkungen.

Mit Ausnahme des Meprobamat sollten *Carbaminsäure-Derivate* überhaupt nicht mehr verordnet werden. Meprobamat selbst ist, besonders in den englisch sprechenden Ländern, neben den Benzodiazepinen einer der am häufigsten angewandten Tranquilizer. Diese große Verbreitung beruht darauf, daß Meprobamat sicher und schnell wirkt. Eine Gefahr liegt jedoch darin, daß Meprobamat unter allen Tranquilizern das höchste Suchtrisiko besitzt. Ein solches Risiko entsteht schon bei der vierfachen Normaldosis. Weiterhin ist die Toxicität in sehr hohen Dosen von Meprobamat größer als die der Benzodiazepin-Derivate, so daß immer wieder einmal Selbstmordversuche mit Meprobamat letal ausgehen. Da Meprobamat im Vergleich zu den Tranquilizern aus der Benzodiazepin-Reihe keine Vorteile, sondern nur die erwähnten Nachteile auf-

zuweisen hat, ist im allgemeinen immer den Benzodiazepinen der Vorrang zu geben.
Das *Diphenylmethan-Derivat* Hydroxyzin wird in der psychiatrischen Pharmakotherapie nur noch selten verordnet; in der Inneren Medizin allerdings wird es gerne als Sedativum angewandt.
Der wesentliche Vorteil der *Benzodiazepine* gegenüber den übrigen Tranquilizern besteht darin, daß die therapeutischen Risiken auch nach sehr hohen Dosen und nach längerer Einnahme am geringsten sind. Bei akuten Intoxikationen mit hohen Dosen Benzodiazepinen kann es zwar zu Schwindel, Ataxie, verwaschener Sprache und Benommenheit kommen; im Gegensatz zu Meprobamat ist es aber bisher nach Benzodiazepin-Derivaten, auch nach sehr hohen Dosen, bei Suicidversuchen nicht zu Todesfällen gekommen. Andererseits muß die Gefahr der Abhängigkeit, besonders nach hoher Dosierung, sehr wohl auch bei Benzodiazepinen beachtet werden. Nach längerer Einnahme wurden, ähnlich wie bei Barbituraten und Meprobamat, aber in der Häufigkeit wesentlich seltener, *Entzugserscheinungen* beobachtet. Sie treten in einem Zeitraum von ca. 7 Tagen nach Absetzen auf und können von Krampfanfällen begleitet sein. Im Unterschied zu Barbituraten haben Benzodiazepine sehr viel häufiger eine *„euphorisierende" Wirkung*. Ob es sich dabei um einen generellen Effekt der Benzodiazepine handelt, oder ob diese euphorisierende Wirkung nur bei bestimmten disponierten Personen auftritt, ist bisher nicht geklärt worden. Mit der initialen, oft euphorisierenden Wirkung der Tranquilizer hängt es wahrscheinlich auch zusammen, daß immer wieder einzelne Patienten von sich aus die Dosis erhöhen. Das geschieht wahrscheinlich, um den anfänglich erlebten euphorisierenden Effekt weiterhin aufrechtzuerhalten.
Nach Chlordiazepoxid kann es zu *Paradoxwirkungen* kommen: Gesteigerte Aktivität, Reizbarkeit und auch Wutreaktionen sind dann die vorherrschenden Symptome.
Die muskelrelaxierende und antikonvulsive Wirkung der Benzodiazepine macht man sich in der neurologischen Therapie zunutze; andererseits ist es gerade die muskelrelaxierende Wirkung, die von vielen Patienten als die unangenehmste Nebenwirkung bezeichnet wird. Aufgrund der muskelrelaxierenden Wirkung sind auch Myasthenia gravis und alle Formen einer Ataxie Kontraindikationen für die Verordnung von Benzodiazepinen.
Von den Herstellern werden häufig Angaben gemacht, das eine oder andere Benzodiazepin-Derivat sei weniger sedierend, wirke stärker anxiolytisch oder wirke weniger muskelrelaxierend. Diese Angaben stützen sich meist nur auf pharmakologische Vergleichsuntersuchungen, nicht aber auf kontrollierte klinische Studien. In der täglichen Praxis wird

man sich immer auf die Anwendung von ein oder zwei Benzodiazepin-Derivaten beschränken, um mit diesen Präparaten möglichst viele Erfahrungen zu sammeln. Erst wenn für ein neues Präparat sicher nachgewiesen wurde, daß es bessere Wirkungsqualitäten als die bisher benutzten Präparate besitzt, sollte auf das neue Präparat übergegangen werden.

Der *tricyclische Tranquilizer* Opipramol besitzt gleichzeitig antidepressive Wirkung und kann somit auch bei ängstlich-depressiver Symptomatik verordnet werden. Im Vergleich zu den Benzodiazepinen konnte mit dem *tetracyclischen Tranquilizer* Benzoctamin – ebenso wie mit Opipramol – noch wenig klinische Erfahrung gesammelt werden.

In mehreren Untersuchungen ist darauf hingewiesen worden, daß *β-Receptorenblocker* (z.B. Propranolol) einen anxiolytischen Effekt haben sollen [46]. Insbesondere scheint eine günstige Wirkung auf somatische Beschwerden bei Angstsymptomatik zu bestehen. Die Untersuchungen sind aber noch nicht abgeschlossen, so daß z.Z. diese β-Receptorenblokker als Tranquilizer *nicht* routinemäßig angewandt werden sollten (Propranolol beim Lithium-Tremor s. S. 71).

Brompräparate sollten sowohl als Hypnotica als auch als Sedativa keine Verwendung mehr finden. Das Risiko der Entwicklung eines Bromismus ist zu groß. Bei Verdacht chronischer Einnahme von bromhaltigen Hypnotica oder Sedativa muß eine Brom-Serum-Bestimmung veranlaßt werden.

Tranquilizer sollten möglichst *nicht über längere Zeiträume* hinweg verordnet werden. Wenn eine langfristige Anwendung nicht zu umgehen ist, sollte das Präparat hin und wieder gewechselt werden. Bei *zeitlich begrenzter Anwendung von Tranquilizern* ist das Behandlungsrisiko durch *therapeutisch unerwünschte Wirkungen* geringer als bei den Neuroleptica und den Antidepressiva. Extrapyramidalmotorische Nebenwirkungen, die für die meisten Neuroleptica charakteristisch sind, treten unter Tranquilizern niemals auf. Vegetative Symptome, die sehr häufig unter einer Therapie mit Antidepressiva vorkommen, werden unter Tranquilizern kaum beobachtet. Allenfalls kommt es bei plötzlichen sehr hohen Dosen, insbesondere nach parenteraler Injektion und bei älteren Patienten, zu anfänglichen hypotonen Kreislaufstörungen.

Bei längerer Anwendung von Tranquilizern kann sich eine *pathologische Toleranz* entwickeln. Daher muß bei langfristiger Therapie mit Tranquilizern – im Unterschied zur langfristigen Therapie mit Neuroleptica – mit Mißbrauch und mit chronischen Intoxikationssyndromen gerechnet werden.

Die allgemeine Verträglichkeit der Tranquilizer ist gut. Präparate ohne oder mit geringen Nebenwirkungen sind stets auch nur sehr schwache

Tranquilizer. Bei Substanzen mit eindeutig faßbarer Tranquilizerwirkung (z. B. Diazepam) ist in gewissem Umfange immer auch mit *Nebenwirkungen* zu rechnen; dies trifft vor allem für ältere Patienten zu. Insbesondere in den ersten Behandlungstagen kann es nach Tranquilizern zu Müdigkeit, Schläfrigkeit, Konzentrationsschwäche und Einschränkung der Aufmerksamkeit kommen.

Bei *akuter Überdosierung* treten folgende Symptome auf:

Allgemeine Apathie
Verlangsamung aller motorischen Abläufe
Muskuläre Schwäche
Doppelbilder
Artikulationsstörungen
Ataxie
Schwindelzustände
Übelkeit
Kopfschmerzen

Die gleichen Symptome werden auch bei *chronischen Intoxikationen* beobachtet. Zusätzlich finden sich aber noch:

Appetitlosigkeit
Dysphorische Verstimmung
Vergeßlichkeit
Delirien
Krämpfe
Extreme muskuläre Schwäche mit Verlust der Eigenreflexe (evtl. auch mit Reflexsteigerungen)

Im Verlaufe von chronischen Intoxikationen sind *Paradox-Phänomene* möglich:

Agitiertheit
Erregungszustände
Schlaflosigkeit

Den Paradox-Wirkungen ähneln die *Entzugs-Symptome*, zu denen außerdem noch zu rechnen sind:

Erbrechen
Ataxie
Tremor
Muskelzittern
Krampfanfälle (selten)
Delirien (selten)

Zu den zuletzt beschriebenen Entzugsreaktionen, die insbesondere nach sehr hohen Dosen möglich sind, ist hervorzuheben, daß die Krämpfe noch nach einem Zeitraum von 2 Wochen nach Abstinenz auftreten können. Dieser lange Zeitraum wird sonst bei Psychopharmaka nicht beobachtet. Nach Meprobamat tritt das Entzugssyndrom zwischen 12 und 48 Std nach Absetzen ein. Entzugssyndrome lassen sich – ähnlich wie nach Barbiturat-Mißbrauch – durch stufenweise Dosisreduktion in einem Zeitraum von 10 Tagen vermeiden.

An absoluten *Kontraindikationen* sind Myasthenia gravis und Ataxie zu nennen. Weiterhin ist immer eine Potenzierung der Tranquilizer-Wirkung durch Alkohol, Opiate und Barbiturate gegeben. Auf eine solche Unverträglichkeit der Tranquilizer, insbesondere mit Alkohol, muß jeder Patient hingewiesen werden. Zu Beginn der Behandlung mit Tranquilizern kann stärkere *Müdigkeit und Konzentrationseinschränkung* auftreten, die eine Verkehrstüchtigkeit ausschließt. Autofahren sollte prinzipiell in der ersten Behandlungswoche mit Tranquilizern unterbleiben. *Dosierungsrichtlinien*, wie sie bei den Antidepressiva und teilweise auch bei den Neuroleptica beschrieben wurden, können bei Tranquilizern noch schwerer gegeben werden. Die Spanne der therapeutischen Dosisbreite ist bei Tranquilizern sehr groß. Prinzipiell soll mit der geringst wirksamen Dosis begonnen werden und diese bei klinischer Wirksamkeit auch über die Dauer der Therapie beibehalten werden. Die erste Dosis soll bei *ambulanter Behandlung* abends zu Hause wegen der großen individuellen Unterschiede getestet werden (z.B. 2–5 mg Diazepam). Auch später soll dann die Hauptdosis zur Nacht gegeben werden (meistens sind z.B. 10 mg Diazepam ausreichend). Falls eine stärkere Sedierung am Tage nicht notwendig ist, reicht im allgemeinen überhaupt *eine* abendliche Dosis, da Tranquilizer eine lange Halbwertzeit von 7–30 Std (bei Chlordiazepoxid ca. 24 Std) haben. Die Plasma-Konzentration der Tranquilizer sinkt nur langsam in einem Zeitraum von mehreren Tagen. Häufigere Dosierungen während des Tages sind aus diesen pharmakokinetischen Gründen nicht notwendig. Der Wirkungseintritt erfolgt im allgemeinen nach 1–5 Tagen. Wenn nach ca. einer Woche keine Besserung eingetreten ist, muß die Dosis erhöht (z.B. 5-5-10 mg Diazepam täglich) oder ein Präparatwechsel vorgenommen werden.

Bei *klinischer Behandlung* können z.B. bei ängstlichen Erregungszuständen oder Herzphobien wesentlich höhere Dosen (z.B. 20–60 mg Diazepam über den Tag verteilt) gegeben werden. Dabei ist besonders hervorzuheben, daß Diazepam in psychiatrischen Akutsituationen unter sorgfältiger Kreislaufkontrolle auch intravenös (langsam!) appliziert werden kann.

Im Gegensatz zu Neuroleptica und Antidepressiva wird bei Tranquilizern nicht ein Zeitraum von 20 Tagen abgewartet, bis eine Symptombesserung zu beobachten ist; vielmehr sollte die klinische Wirkung nach spätestens 8–10 Tagen eingesetzt haben. Ebenfalls zum Unterschied zu den Neuroleptica und Antidepressiva wird im allgemeinen der Tranquilizer nach klinischer Besserung langsam abgesetzt. Eine Dauertherapie über mehrere Monate ist nur in Ausnahmefällen (z.B. angstneurotische Syndrome) indiziert. Stets sollte nur ein Tranquilizer verordnet werden, mehrere Tranquilizer gleichzeitig führen zu verstärkten Nebenwirkungen und keinesfalls zu einer besseren Wirkung. Ebenfalls besteht keine Notwendigkeit zur Kombination mit Neuroleptica. Schlafstörungen können durch Erhöhung der abendlichen Dosis im allgemeinen behoben werden; nur bei ausgeprägten Schlafstörungen müssen zusätzlich Hypnotica verordnet werden. Die Kombination mit Antidepressiva bei ängstlich-agitierten Depressionen ist möglich. In der Klinik sollte man die getrennte Gabe von Tranquilizern und Antidepressiva vorziehen, in der ambulanten Behandlung ist die Gabe eines Kombinationspräparates (Amitriptylin plus Chlordiazepoxid) möglich.

Spezieller Teil

Carbaminsäure-Derivate

1. GUAJACOLGLYCERINÄTHER

Reorganin (Brunnengräber)
oral: Drg. – 250 mg (OP 20, 40)

Chemie

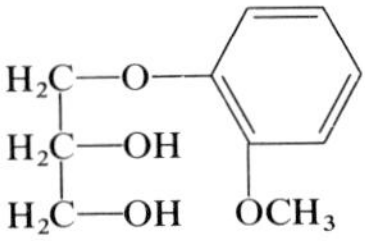

3-(2-Methoxyphenoxy)-1,2-propandiol;
substituiertes Diol.

Eigenschaften

Bei der Entwicklung länger wirkender Muskelrelaxantien entdeckte man, ausgehend vom Mephenesin, neben Meprobamat auch den Guajacolglycerinäther. Neben muskelrelaxierenden Eigenschaften hatte die Substanz auch eine psychotrope Wirkung. Chemisch handelt es sich um die Verätherung zwischen Glycerin und Guajacol (s. S. 168).

Indikationen

Die modernen Tranquilizer haben Guajacolglycerinäther aus der psychiatrischen Pharmakotherapie fast vollständig verdrängt. Möglich wäre eine Verordnung bei nicht-psychotischen Angst-, Spannungs- und Unruhezuständen. In der Anaesthesie kann Guajacolglycerinäther als Muskelrelaxans gegeben werden.

Dosierung

500–1 500 mg täglich oral.

Nebenwirkungen

Zu Beginn können Benommenheit, Konzentrationsstörungen, Schwindel und Ataxie vorkommen.

Kontraindikationen

Akute Alkohol-, Schlafmittel-, Analgetica- und Psychopharmaka-Intoxikationen. Gleichzeitiger Alkoholgenuß; Myasthenia gravis, Ataxie.

2. METHYLPENTYNOL

Allotropal (Heyl)
oral: Kps. – 250 mg (OP 10, 100)
Trpf. – 150 mg = 30 Trpf. = 1 ml (OP 15)

Chemie

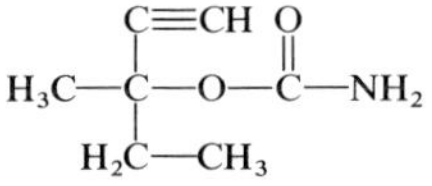

3-Methyl-pentin-(1)-3-ol-carbamat;
Carbaminsäure-Derivat.

Eigenschaften

Die Carbamat-Verbindung Methylpentynol wird nur der Vollständigkeit halber hier erwähnt (s. S. 179, 183).

Indikationen

Die zahlreichen zur Verfügung stehenden Benzodiazepin-Derivate haben die Notwendigkeit einer Verordnung von Methylpentynol hinfällig gemacht; möglich wäre eine Gabe bei nicht-psychotischen Angst-, Spannungs- und Unruhezuständen.

Dosierung

250–500 mg täglich oral.

Nebenwirkungen

Sie entsprechen dem Meprobamat, sind aber im allgemeinen stärker ausgeprägt. Häufiger sind zu Beginn Benommenheit, Konzentrationsstörungen, Schwindel und nach einer Latenz auch Ataxie.

Kontraindikationen

Akute Alkohol-, Schlafmittel-, Analgetica- und Psychopharmaka-Intoxikationen. Gleichzeitiger Alkoholgenuß; Myasthenia gravis, Ataxie.

3. MEPROBAMAT

Aneural (Wyeth)
oral: Drg. – 200 mg (OP 36)
Tbl. – 400 mg (OP 36)

Cyrpon (Tropon)
oral: Drg. – 200 mg (OP 20, 50)
Drg. – 400 mg (OP 20, 125) **(Cyrpon forte)**

Dabromat (Dabrowski)
oral: Drg. – 200 mg (OP 20, 50, 200)
Tbl. – 400 mg (OP 20, 50, 200)

Meprobamat Saar (Chephasar)
oral: Drg. – 200 mg (OP 20, 50)
Tbl. – 400 mg (OP 20, 50)

Meprocompren (MBK.-E. Merck)
oral: Compr. – 200 mg (OP 20, 50)

Meprosa (Chemiepharm)
oral: Drg. – 200 mg (OP 30)
Tbl. – 400 mg (OP 30)

Miltaun (Mack)
oral: Drg. – 200 mg (OP 36) **(Miltaunetten)**
Drg. – 400 mg (OP 25)

Urbilat (Horfervit)
oral: Drg. – 200 mg (OP 30, 60, 100)

Kombinationspräparate:

Sedapon (Byk-Essex)

oral:	Drg./Tbl.	–	150 mg Meprobamat + 2 mg Yohimboasäure + 0,13 mg Belladonna-Reinalkaloide (OP 20, 50, 100)
rectal:	Supp.	–	350 mg Meprobamat + 4 mg Yohimboasäure + 0,26 mg Belladonna-Reinalkaloide (OP 5, 25)

Visano (Dr. Kade)

oral:	Drg.	–	100 mg Meprobamat + 12 mg Diphenhydramin + 5 mg Nicotinsäure (OP 50, 100) **(Visano-mini)**
	Drg.	–	200 mg Meprobamat + 25 mg Diphenhydramin + 5 mg Nicotinsäure (OP 20, 50) (Diphenhydramin ist ein Antihistaminicum)

Chemie

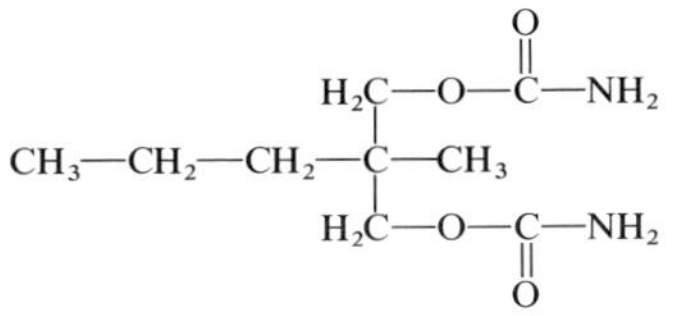

2-Methyl-2-propyl-1,3-propandiol-dicarbamat;
Carbaminsäure-Derivat;
substituiertes Diol;
Propylenglycol-Derivat.

Eigenschaften

Meprobamat ist ein zweiwertiger Alkohol, der mit Carbaminsäure verestert ist. (Zweiwertige Alkohole werden auch Diole, wenn sie substituiert sind – wie Meprobamat –, substituierte Diole genannt.) Meprobamat wurde bereits 1946 entwickelt (s. S. 178). Im Gegensatz zu den anderen Carbaminsäure-Derivaten ist Meprobamat in der BRD und besonders in den englisch sprechenden Ländern ein sehr häufig verwendeter Tranquilizer, der auch in vielen Kombinationspräparaten enthalten ist. Meprobamat hat keine antikonvulsive Wirkung.

Indikationen

Meprobamat kann kurzfristig bei nicht-psychotischen Angst-, Spannungs- und Unruhezuständen, bei psychosomatischen Syndromen, Schlafstörungen und Verhaltensstörungen bei Kindern gegeben werden. Es hat, ähnlich den Benzodiazepinen, eine gute Tranquilizer-Wirkung.

Allerdings muß eindringlich darauf hingewiesen werden, daß das Risiko einer pharmakologischen Abhängigkeit bei chronischem Gebrauch von Tranquilizern unter allen bisher bekannten Präparaten dieser Gruppe bei Meprobamat am größten ist. Bei einer Dauer-Einnahme von über 1,2 g täglich entsteht mit großer Wahrscheinlichkeit eine solche Abhängigkeit. Da außerdem die Intoxikationsgefahr bei Meprobamat größer als bei den anderen Tranquilizern ist, sollte vor einer Verordnung von Meprobamat möglichst ein Therapieversuch mit Benzodiazepin-Derivaten stehen. Langfristige Verordnung von Meprobamat sollte immer vermieden werden.

Dosierung

Ambulant 0,6 bis 1,0 g; stationär vorübergehend bis 3 g täglich oral.

Nebenwirkungen

Anfänglich können Benommenheit, Konzentrationsstörungen und Schwindel schon nach einzelnen Gaben, besonders aber nach höherer Dosierung, auftreten. Muskuläre Schwäche, Artikulationsstörungen und Ataxie sind nach langfristiger Gabe manchmal zu beobachten. Selten treten Allergien und Magenstörungen auf. Bei Dauertherapie muß das Blutbild kontrolliert werden.

Neben diesen, auch von den Benzodiazepinen bekannten Nebenwirkungen, kann im besonderen Maße bei Meprobamat bei hoher Dosierung eine Intoxikations-Symptomatik auftreten. Bei Überdosierung kann es zu motorischen Störungen, Schwindelzuständen, Übelkeit, Kopfschmerzen, kardiovasculären Störungen und Atemdepression kommen. Die Intoxikationserscheinungen ähneln einer Barbituratvergiftung.

Bei chronischem Gebrauch von Meprobamat muß mit einer pharmakologischen Abhängigkeit gerechnet werden. Nach Absetzen sind bei chronischer Meprobamat-Einnahme Entzugserscheinungen möglich (wie bei

Barbituraten und Alkohol): Übelkeit, Erbrechen, Appetitlosigkeit, Tremor, Ataxie und halluzinatorische Erscheinungen. Auch Krampfanfälle können nach Absetzen auftreten. Die Entzugserscheinungen werden 12–48 Std nach Abstinenz beobachtet. Ein therapeutischer Entzug sollte durch stufenweise Dosisreduktion über 10 Tage, ähnlich wie beim Barbituratentzug, erfolgen.

Kontraindikationen

Akute Alkohol-, Schlafmittel-, Analgetica- und Psychopharmaka-Intoxikationen. Gleichzeitiger Alkoholgenuß. Myasthenia gravis, Ataxie. Suchtgefährdete Patienten.

4. PHENOPROBAMAT

Gamaquil (Siegfried)
oral: Drg. – 400 mg (OP 12, 36)

Chemie

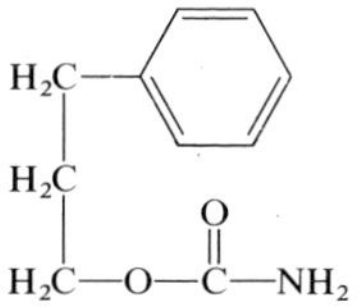

3-Phenyl-propyl-carbamat;
Carbaminsäure-Derivat.

Eigenschaften

Phenoprobamat ist der Carbaminsäure-Ester des Phenylpropanols (s. S. 183).

Indikationen

In der psychiatrischen Pharmakotherapie findet Phenoprobamat kaum mehr Verwendung. Möglich wäre eine Gabe bei nicht-psychotischen Angst-, Spannungs- und Unruhezuständen.

Dosierung

400–800 mg täglich oral.

Nebenwirkungen

Anfängliche Ermüdungserscheinungen, Konzentrationsstörungen und Schwindel können vorkommen. Bei chronischer Gabe wird manchmal Ataxie beobachtet.

Kontraindikationen

Akute Alkohol-, Schlafmittel-, Analgetica- und Psychopharmaka-Intoxikationen. Gleichzeitiger Alkoholgenuß. Myasthenia gravis, Ataxie.

Diphenylmethan-Derivate

5. HYDROXYZIN

Atarax (UCB) (*Hydroxyzin-Dihydrochlorid*)

oral:	Drg.	–	10 mg (OP 20, 100)
	Drg.	–	25 mg (OP 20, 100)

Masmoran (Pfizer) (*Hydroxyzin-Pamoat*)

42,61 mg Hydroxyzin-Pamoat = 25 mg Hydroxyzin-hydrochlorid

oral:	Tbl.	–	25 mg (OP 20)
	Tbl.	–	50 mg (OP 20)
	Saft		42,61 mg = 5 ml (OP 100)

Chemie

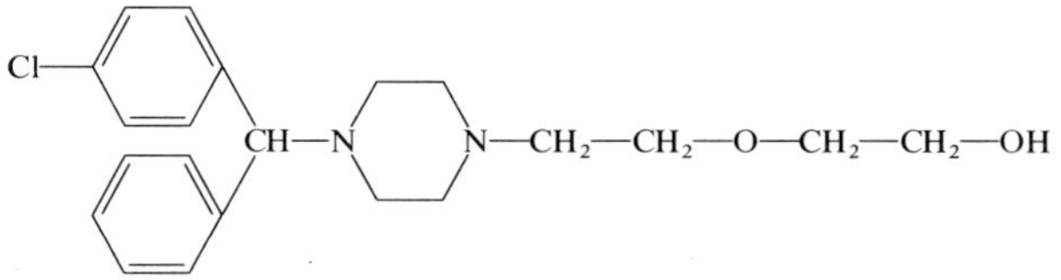

2-{2-[4-(4-Chlorphenyl-phenyl-methyl)-1-piperazinyl]-äthoxy}-äthanol;
Diphenylmethan-Derivat.

Eigenschaften

Das Diphenylmethan-Derivat Hydroxyzin hat mit den übrigen Tranquilizern keine strukturchemische Verwandtschaft. Chemische Ähnlichkeit besteht dagegen zu einigen Antihistaminica. Wie bei den Neuroleptica der Gruppe der „Phenothiazin-Derivate mit Piperazinyl-Seitenkette" besitzt Hydroxyzin eine Piperazinyl-Seitenkette. Neben der antihistaminischen Wirkung zeigt Hydroxyzin adrenolytische, anticholinergische, antiemetische, spasmolytische, analgetische und hypotone Eigenschaften. Die vegetativen Wirkungen treten aber in therapeutischen Dosen nicht als unerwünschte Nebenwirkungen in Erscheinung. Extrapyramidalmotorische Symptome kommen auch bei chronischer Gabe mit hohen Dosen nicht vor.

Indikationen

Nicht-psychotische Angst-, Spannungs- und Unruhezustände, psychosomatische Syndrome, Einschlafstörungen, Verhaltensstörungen bei Kindern. Bei funktionellen Herzbeschwerden wird das Präparat in der Inneren Medizin häufig verordnet.

Dosierung

Ambulant 30–75 mg, stationär 100–200 mg täglich oral.
Kinder: 2–3 × täglich 1 mg/kg Körpergewicht.

Nebenwirkungen

Nur bei sehr hoher Dosierung sind Hypotonie, Erregungszustände, Schläfrigkeit und Mundtrockenheit möglich.

Kontraindikationen

Akute Alkohol-, Schlafmittel-, Analgetica- und Psychopharmaka-Intoxikationen. Gleichzeitiger Alkoholgenuß.

Benzodiazepin-Derivate

6. CHLORDIAZEPOXID

Librium (Roche)

oral:	Drg.	–	5 mg (OP 20, 50)
	Kps.	–	10 mg (OP 20, 50)
	Drg.	–	25 mg (OP 20, 50)
	Tbl.	–	25 mg (OP 20, 50) (**Librium Tabs**; teilbare Tbl.)

Kombinationspräparat:

Limbatril (Roche)
Chlordiazepoxid + Amitriptylin (s. Amitriptylin)

Chemie

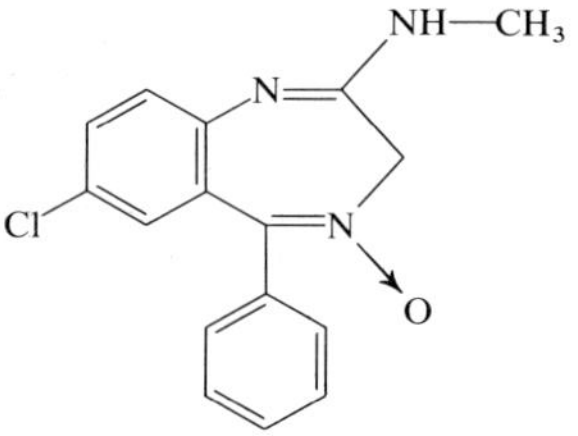

7-Chlor-2-methylamino-5-phenyl-3H-1,4-benzodiazepin-4-oxid; Benzodiazepin-Derivat.

Eigenschaften

Chlordiazepoxid wurde als erstes Benzodiazepin-Derivat 1960 in die psychiatrische Pharmakotherapie eingeführt. Heute ist es zusammen mit Diazepam der weitest verbreitete Tranquilizer in der BRD. Chlordiazepoxid hat in pharmakologischen Untersuchungen die für Tranquilizer typischen antiaggressiven, antikonvulsiven und muskelrelaxierenden Eigenschaften; die muskelrelaxierende Wirkung ist stärker als beim Meprobamat ausgeprägt. Der Wirkungseintritt erfolgt nach 1–5 Tagen; nach Absetzen klingt die Wirkung erst allmählich ab.

Indikationen

Nicht-psychotische Angst-, Spannungs- und Unruhezustände; psychosomatische Syndrome; Einschlafstörungen; prämenstruelle, menstruelle und klimakterische Beschwerden; Verhaltensstörungen im Kindesalter. Bei agitiert-ängstlich-depressiven Zuständen als Kombinationspräparat mit Amitriptylin.

In der Neurologie wird die muskelrelaxierende Wirkung von Chlordiazepoxid bei schmerzhaften Muskelspasmen und spastischen Lähmungen therapeutisch ausgenutzt.

Bei Alkoholentzugs-Syndromen wurde früher u.a. Chlordiazepoxid oder Diazepam angewandt; Chlormethiazol (s.d.) ist aber bei der Behandlung der Entzugs-Syndrome den Benzodiazepinen überlegen.

Dosierung

Ambulant 5–50 mg, stationär 15–150 mg täglich oral. Bei Muskelspasmen anfänglich 50 mg, später 30 mg täglich.

Nebenwirkungen

In den ersten Behandlungstagen kommen gelegentlich Schläfrigkeit mit Beeinträchtigung der Aufmerksamkeit und des Reaktionsvermögens vor (äußerste Vorsicht im Straßenverkehr; in der ersten Behandlungswoche möglichst Autofahrverbot). Auch Kopfschmerzen, Übelkeit, Gewichtszunahme, Verminderung der Libido und menstruelle Regulationsstörungen sind möglich. Vorwiegend nach längerer Einnahme wird manchmal Ataxie und verwaschene Sprache beobachtet.
Unter Chlordiazepoxid kann es zu einer Paradox-Reaktion mit gesteigerter Aktivität, Reizbarkeit und auch Wutreaktionen kommen.
Bei akuten Intoxikationen mit sehr hohen Dosen ist Schwindel, Ataxie, verwaschene Sprache und Benommenheit typisch. Bei chronischen Intoxikationen werden bis auf eine allgemeine Verlangsamung und leichte Dösigkeit keine weiteren Auffälligkeiten, insbesondere auch keine neurologischen Symptome, bemerkt. Allerdings sind nach längerer Einnahme von Chlordiazepoxid, ähnlich wie bei Meprobamat und Barbituraten, aber in der Häufigkeit wesentlich seltener, Entzugserscheinungen beobachtet worden (s. Meprobamat). Noch nach einem Zeitraum von ca. 7 Tagen nach Abstinenz können dann u.U. noch Krampfanfälle auftreten.

Kontraindikationen

Akute Alkohol-, Schlafmittel-, Analgetica- und Psychopharmaka-Intoxikationen. Gleichzeitiger Alkoholgenuß. Myasthenia gravis, Ataxie.

7. DIAZEPAM

Valium (Roche)

oral:	Tbl.	–	2 mg (OP 20, 50)
	Tbl.	–	5 mg (OP 20, 50)
	Tbl.	–	10 mg (OP 20, 50)
	Sirup	–	2 mg = 5 ml (OP 100)
rectal:	Supp.	–	5 mg (OP 5)
	Supp.	–	10 mg (OP 5)
parenteral:	Amp.	–	10 mg/2 ml (OP 5)

Chemie

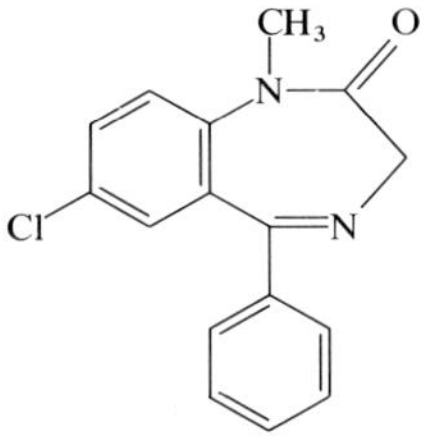

7-Chlor-1,3-dihydro-1-methyl-5-phenyl-2H-1,4-benzodiazepin-2-on; Benzodiazepin-Derivat.

Eigenschaften

Diazepam wurde einige Jahre später als Chlordiazepoxid in die psychiatrische Pharmakotherapie eingeführt. Die pharmakologischen und klinischen Eigenschaften ähneln dem Chlordiazepoxid; die Dosen zur Erreichung ähnlicher Wirkungsqualitäten sind aber beim Diazepam geringer. Diazepam kann als einziges Benzodiazepin-Derivat parenteral appliziert werden.

Indikationen

Nicht-psychotische Angst-, Spannungs- und Unruhezustände; psychosomatische Syndrome; Einschlafstörungen; prämenstruelle, menstruelle und klimakterische Beschwerden; Verhaltensstörungen im Kindesalter. Bei psychomotorischen Erregungszuständen nach Mißbrauch von halluzinogenen Drogen, besonders beim „Horrortrip", kommt es nach Diazepam (i.m. oder i.v.) zu einer schnellen Beruhigung.

In der psychiatrischen Akutsituation ist Diazepam (i.m. oder i.v.) bei ängstlich-agitierten Erregungszuständen – auch wenn diese im Rahmen einer Psychose auftreten – indiziert.

In der Neurologie wird Diazepam als Muskelrelaxans und zur Unterbrechung eines Status epilepticus eingesetzt.

Dosierung

Ambulant 5–15 mg, stationär 10–60 mg täglich oral. Besonders bei älteren Patienten und bei Patienten mit hirnorganischen Schäden einschleichender Beginn mit 2 mg, evtl. langsame Steigerung auf 4–6 mg täglich oral. Bei Einschlafstörungen 5–20 mg abends. In der psychiatrischen Akutsituation bei ängstlich-agitierten Erregungszuständen 10 mg i.m. oder i.v. (ein- bis zweimalige Wiederholung im Abstand von jeweils 30 min ist möglich, allerdings sollten 40 mg in den ersten 24 Std nur in Ausnahmefällen überschritten werden); i.v. Injektionen müssen sehr langsam erfolgen (Gefahr der Atemdepression).

Nebenwirkungen

In den ersten Behandlungstagen kann Schläfrigkeit mit Beeinträchtigung der Aufmerksamkeit und des Reaktionsvermögens auftreten (Vorsicht im Straßenverkehr, u.U. Autofahrverbot in der ersten Behandlungswoche). Paradox-Reaktionen sind wie beim Chlordiazepoxid (s.d.) möglich. Nach anfänglich sehr hohen Dosen und nach i.m. oder i.v. Injektionen müssen – vor allem bei älteren Patienten – Blutdruck- und Pulskontrollen erfolgen. Vorwiegend nach längerem Gebrauch sind neurologische Symptome, wie Ataxie, verwaschene Sprache und allgemeine muskuläre Schwäche beobachtet worden. Muskuläre Schwäche wird ab und zu einmal mit kollaptischen Erscheinungen verwechselt. Seltener sind Gewichtszunahme und Verminderung der Libido.
Bei akuten Intoxikationen können die eben beschriebenen neurologischen Symptome auftreten, evtl. kommen Störungen der Bewußtseinshelligkeit hinzu. Bei chronischer Gabe, besonders bei hohen Dosen, besteht die Gefahr der pharmakologischen Abhängigkeit und die Möglichkeit einer Entzugs-Symptomatik nach Absetzen. Das Präparat muß dann ausschleichend abgesetzt werden.

Kontraindikationen

Akute Alkohol-, Schlafmittel-, Analgetica- und Psychopharmaka-Intoxikationen. Gleichzeitiger Alkoholgenuß. Myasthenia gravis, Ataxie.

8. DIKALIUM-CHLORAZEPAT

Tranxilium (Mack)
oral: Kps. – 5 mg (OP 20, 50)
Kps. – 10 mg (OP 20, 50)
Kps. – 20 mg (OP 20, 50) **(Tranxilium 20)**

Chemie

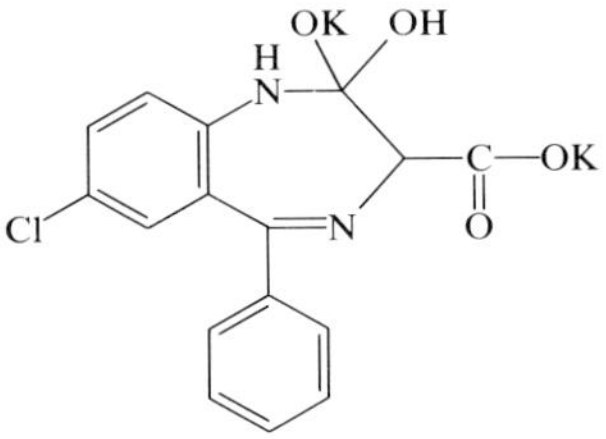

7-Chlor-2,2-dihydroxy-3-carboxy-5-phenyl-1,2-dihydro-3H-1,4-benzodiazepin-dikaliumsalz;
Benzodiazepin-Derivat.

Eigenschaften

Dikalium-Chlorazepat wird im Organismus zu Nordiazepam und Oxazepam umgewandelt (s. S. 184). Es wird vermutet, daß diese beiden Metaboliten, insbesondere Nordiazepam, die wirksamen Substanzen des Chlorazepats sind. Das Wirkungsspektrum ähnelt dem Chlordiazepoxid und dem Diazepam.

Indikationen

Nicht-psychotische Angst-, Spannungs- und Unruhezustände, psychosomatische Syndrome. Die Sedierung soll zu Beginn der Therapie geringer als nach Diazepam sein.

Dosierung

Ambulant 10–20 mg, auch in einer Dosis vor dem Schlafengehen; stationär 15–60 mg täglich oral.

Nebenwirkungen

Sie entsprechen dem Chlordiazepoxid. Die Müdigkeit in den ersten Behandlungstagen soll geringer sein. Aber auch nach Dikalium-Chlorazepat muß an die Beeinträchtigung der Konzentrationsfähigkeit und des Reaktionsvermögens gedacht werden (Vorsicht im Straßenverkehr). Bei chronischem Gebrauch ist pharmakologische Abhängigkeit möglich.

Kontraindikationen

Akute Alkohol-, Schlafmittel-, Analgetica- und Psychopharmaka-Intoxikationen. Gleichzeitiger Alkoholgenuß. Myasthenia gravis, Ataxie.

9. LORAZEPAM

Tavor (Wyeth)
oral: Tbl. – 1 mg (OP 20, 50) **(Tavor 1,0)**
Tbl. – 2,5 mg (OP 20, 50) **(Tavor 2,5)**

Chemie

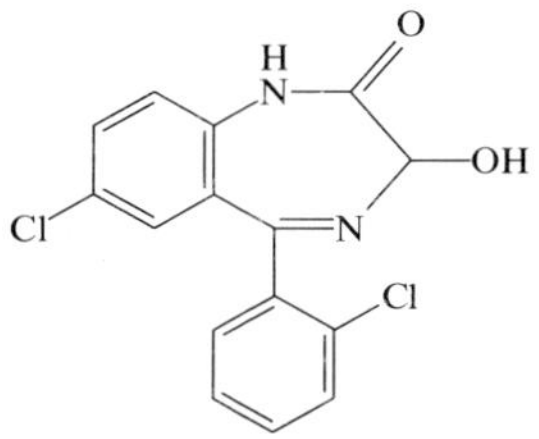

7-Chlor-3-hydroxy-5-(1-chlorphenyl)-1,2-dihydro-3H-1,4-benzodiazepinon-(2);
Benzodiazepin-Derivat.

Eigenschaften

Lorazepam unterscheidet sich vom Oxazepam in der chemischen Struktur durch ein zusätzliches Chloratom. Klinisch zeigten sich gegenüber Diazepam in kontrollierten Untersuchungen bezüglich der anxiolytischen Wirkungen keine Unterschiede. Ataktische Störungen sollen seltener sein.

Indikationen

Nicht-psychotische Angst-, Spannungs- und Unruhezustände; psychosomatische Syndrome, Einschlafstörungen.

Dosierung

Ambulant 2–5 mg, stationär bis 10 mg täglich oral; vor dem Schlafengehen 1–2,5 mg. Im Vergleich zum Diazepam wird nur 1/5 der Dosis für die gleiche Wirkung benötigt.

Nebenwirkungen

Anfängliche Schläfrigkeit mit Beeinträchtigung des Reaktionsvermögens (Vorsicht im Straßenverkehr); Schwindel, Kopfschmerzen und Übelkeit sind möglich.
Bei chronischem Gebrauch können Ataxie und Artikulationsstörungen auftreten, auch ist dann an die Möglichkeit der pharmakologischen Abhängigkeit zu denken. Amnestische Syndrome unter Lorazepam-Therapie sind beschrieben worden.

Kontraindikationen

Akute Alkohol-, Schlafmittel-, Analgetica- und Psychopharmaka-Intoxikationen. Gleichzeitiger Alkoholgenuß. Myasthenia gravis, Ataxie.

10. MEDAZEPAM

Nobrium (Roche)

oral:	Kps.	–	5 mg (OP 20, 50)
	Kps.	–	10 mg (OP 20, 50)

Chemie

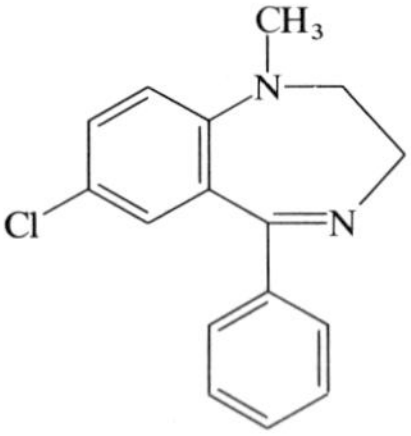

7-Chlor-1-methyl-5-phenyl-1,2-dihydro-3H-1,4-benzodiazepin; Benzodiazepin-Derivat.

Eigenschaften

Medazepam soll geringere muskelrelaxierende und sedierende Eigenschaften als die übrigen Benzodiazepin-Derivate haben. Diese Vorteile müssen allerdings in weiteren Untersuchungen abgesichert werden.

Indikationen

Nicht-psychotische Angst-, Spannungs- und Unruhezustände; psychosomatische Syndrome.

Dosierung

Ambulant 10–30 mg täglich oral.

Nebenwirkungen

Sie entsprechen dem Chlordiazepoxid, doch soll die muskelrelaxierende und sedierende Eigenschaft des Präparates geringer sein. Wegen möglicher Beeinträchtigung der Aufmerksamkeit und des Reaktionsvermögens ist Vorsicht im Straßenverkehr geboten. Weiterhin kommen zu Beginn der Behandlung Müdigkeit, Schwindel und Kopfschmerzen, bei chronischer Einnahme auch muskuläre Schwäche vor. Die Gefahr der pharmakologischen Abhängigkeit besteht auch beim Medazepam.

Kontraindikationen

Akute Alkohol-, Schlafmittel-, Analgetica- und Psychopharmaka-Intoxikationen. Gleichzeitiger Alkoholgenuß. Myasthenia gravis, Ataxie.

11. OXAZEPAM

Adumbran (Thomae)

oral:	Tbl.	–	10 mg (OP 25, 75)
	Tbl.	–	50 mg (OP 20, 50) **(Adumbran 50)**
rectal:	Supp.	–	15 mg (OP 5, 10)
	Supp.	–	30 mg (OP 5)

Praxiten (Wyeth)

oral:	Tbl.	–	15 mg (OP 20, 50)
	Tbl.	–	50 mg (OP 20, 50) **(Praxiten forte)**

Chemie

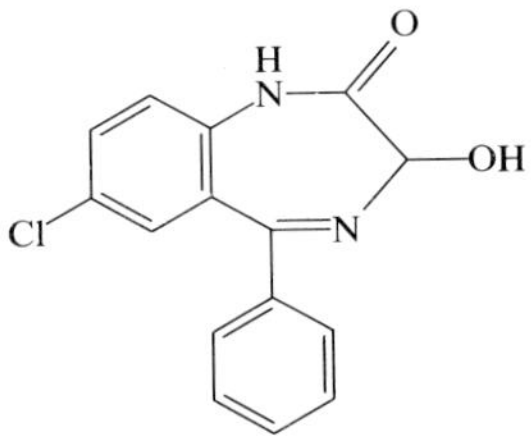

7-Chlor-3-hydroxy-5-phenyl-1,2-dihydro-3H-1,4-benzodiazepinon-(2); Benzodiazepin-Derivat.

Eigenschaften

Die Wirkungsstärke von Oxazepam ist geringer als die von Diazepam. Oxazepam ist auch ein im Organismus wirksamer Metabolit des Diazepams (s. S. 184 und 185).

Indikationen

Nicht-psychotische Angst-, Spannungs- und Unruhezustände, psychosomatische Syndrome, Einschlafstörungen, prämenstruelle, menstruelle und klimakterische Beschwerden, Verhaltensstörungen im Kindesalter.

Dosierung

20–60 mg täglich oral.

Nebenwirkungen

Zu Behandlungsbeginn können Beeinträchtigung des Reaktionsvermögens (Vorsicht im Straßenverkehr), Schläfrigkeit, Schwindel, Kopfschmerzen und Übelkeit auftreten; später sind auch ataktische und Artikulationsstörungen möglich. Bei chronischem Gebrauch sehr hoher Dosen ist an die Möglichkeit der pharmakologischen Abhängigkeit zu denken.

Kontraindikationen

Akute Alkohol-, Schlafmittel-, Analgetica- und Psychopharmaka-Intoxikationen. Gleichzeitiger Alkoholgenuß. Myasthenia gravis, Ataxie.

12. PRAZEPAM

Demetrin (Gödecke)

oral: Tbl. – 10 mg (OP 20, 50)

Chemie

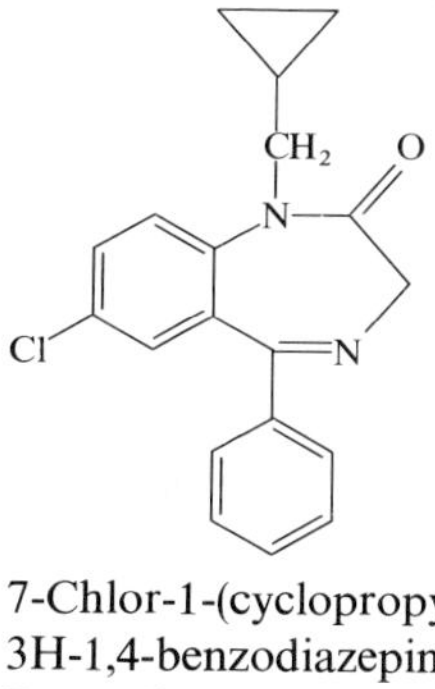

7-Chlor-1-(cyclopropyl-methyl)-5-phenyl-1,2-dihydro-3H-1,4-benzodiazepinon-(2);
Benzodiazepin-Derivat.

Eigenschaften

Prazepam ist ein neu entwickeltes Benzodiazepin-Derivat. Vorteile gegenüber den länger bewährten Benzodiazepinen sind bis jetzt nicht bekannt geworden.

Indikationen

Nicht-psychotische Angst-, Spannungs- und Unruhezustände; psychosomatische Syndrome.

Dosierung

10–30 mg täglich oral.

Nebenwirkungen

Die Beeinträchtigung des Reaktionsvermögens ist bei allen Benzodiazepinen, auch in geringen Dosen, zu Behandlungsbeginn zu beachten (Vorsicht im Straßenverkehr). Müdigkeit, Muskelschwäche, Ataxie und Schwindel können auftreten. Erhöhung der alkalischen Phosphatase und der Transaminasen wurde bei einigen Patienten beobachtet.

Kontraindikationen

Akute Alkohol-, Schlafmittel-, Analgetica- und Psychopharmaka-Intoxikationen. Gleichzeitiger Alkoholgenuß. Myasthenia gravis, Ataxie. Schwere Leberfunktionsstörungen.

Tri- und tetracyclische Tranquilizer

13. BENZOCTAMIN

Tacitin (Ciba)

oral:	Tbl.	–	5 mg (OP 30, 50) **(Tacitin mite)**
	Tbl.	–	10 mg (OP 30, 50)
parenteral:	Amp.	–	10 mg/2 ml (OP 5)

Chemie

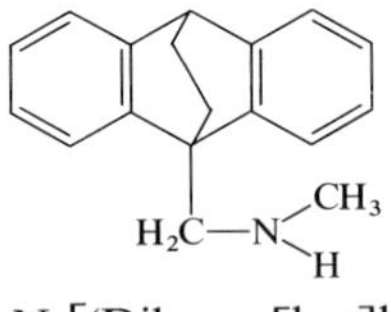

N-[(Dibenzo[b, e]bicyclo[2,2,2]-octa-2,5-dien-1-yl)-methyl]-N-methyl-amin;
Dibenzobicyclooctadien-Derivat;
tetracyclischer Tranquilizer.

Eigenschaften

Benzoctamin ist – wie das Antidepressivum Maprotilin (s.d.) – eine tetracyclische Verbindung. Pharmakologisch und biochemisch unterscheidet sich Benzoctamin deutlich von den Benzodiazepin-Derivaten (s. S. 185). Klinische Unterschiede gegenüber den Benzodiazepinen müssen noch in weiteren Untersuchungen abgesichert werden; das angebliche Fehlen der muskelrelaxierenden Wirkung wäre ein wichtiger Vorzug des Präparates. Die Frage des Auftretens von pharmakologischer Abhängigkeit nach langfristiger Gabe hoher Dosen ist noch nicht geklärt.

Indikationen

Nicht-psychotische Angst-, Spannungs- und Unruhezustände; psychosomatische Syndrome.

Dosierung

10–30 mg täglich oral. Ampullen zur i.m. Injektion stehen zur Verfügung.

Nebenwirkungen

Beeinträchtigung der Aufmerksamkeit und des Reaktionsvermögens (Vorsicht im Straßenverkehr). Vegetative Symptome können auftreten.

Kontraindikationen

Akute Alkohol-, Schlafmittel-, Analgetica- und Psychopharmaka-Intoxikationen. Gleichzeitiger Alkoholgenuß. Glaukom, Pylorusstenose, Harnverhalten. Keine Kombinationen mit MAO-Hemmern.

14. OPIPRAMOL

Insidon (Geigy)
oral: Drg. – 50 mg (OP 50)

Chemie

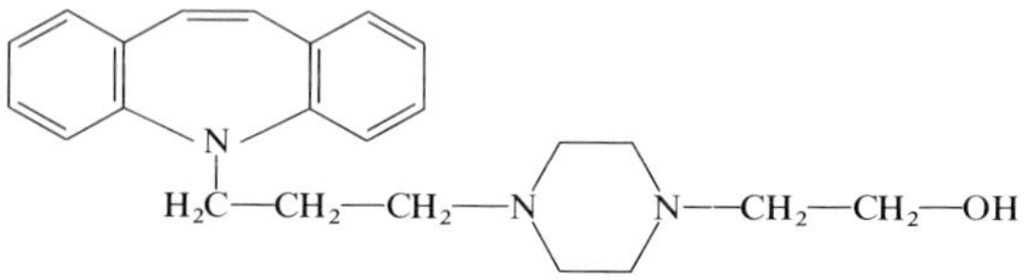

4-[3-(5H-Dibenz[b,f]azepin-5-yl)-propyl]-1-piperazin-äthanol;
Iminostilben-Derivat;
tricyclischer Tranquilizer.

Eigenschaften

Opipramol zeigt strukturchemische Verwandtschaft zu den tricyclischen Antidepressiva, wodurch auch die klinisch zu beobachtende leichte antidepressive Wirkung erklärt werden kann. Als Basis-Antidepressivum sollte das Präparat aber nicht angewandt werden.

Indikationen

Nicht-psychotische Angst-, Spannungs- und Unruhezustände; psychosomatische Syndrome.

Dosierung

Entsprechend den tricyclischen Antidepressiva: Ambulant 3 × 25–50 mg, stationär maximal bis 300 mg, Erhaltungsdosis 150–250 mg täglich oral.

Nebenwirkungen

Anfangs leichte Müdigkeit, Beeinträchtigung des Reaktionsvermögens (Vorsicht im Straßenverkehr). Vegetative Symptome werden besonders bei Behandlungsbeginn beobachtet: Mundtrockenheit, Tachykardie, Schwindel. Ataxien treten nicht auf.

Kontraindikationen

Akute Alkohol-, Schlafmittel-, Analgetica- und Psychopharmaka-Intoxikationen. Kombination mit MAO-Hemmern. Vorsicht bei Glaukom, Prostatahypertrophie, Harnverhalten und kardiovasculären Erkrankungen.

IV. NICHT KLASSIFIZIERTE PSYCHOPHARMAKA

Drei z.Z. noch nicht klassifizierte Pharmaka, die in der psychiatrischen Pharmakotherapie eine wichtige Bedeutung haben, sollen hier ausführlich beschrieben werden:

Chlormethiazol	(Distraneurin)
Cyproteronacetat	(Androcur)
Disulfiram	(Antabus)

CHLORMETHIAZOL

Distraneurin (Astra)

oral:	Kps.	–	0,192 g (OP 25, 100)
	Tbl.	–	0,5 g (OP 25, 100)
	Mixtur	–	5 g/100 ml (5 %ige Lösung) (OP 500)
parenteral:	Flaschen	–	0,8 g/100 ml (0,8 %ige Lösung) (OP 100, 500)

Chemie

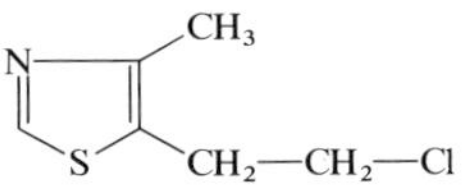

5-(2-Chlor-äthyl)-4-methyl-1,3-thiazol;
Thiazol-Derivat.

Eigenschaften

Chlormethiazol ist ein synthetisches Thiazol-Derivat und hat strukturchemische Ähnlichkeit mit Aneurin (Vitamin B 1). Da das Chlormethiazol quasi die „Hälfte“ des Aneurin-Moleküls darstellt, sind Handelsbezeichnungen wie „Distraneurin“ und „Hemineurin“ (nicht in der BRD im Handel) gewählt worden.

Chlormethiazol hat sich seit seiner Einführung in der BRD (1963) in erster Linie bei der Behandlung des Alkohol-Delirs durchgesetzt. Im pharmakologischen Tierversuch wirkt Chlormethiazol zentral sedierend und antikonvulsiv. Klinisch hat das Präparat ebenfalls eine sedierende, antikonvulsive und hypnotische Eigenschaft, so daß sich eine Beschreibung von Chlormethiazol auch unter dem Kapitel „Hypnotica" rechtfertigen ließe. Da aber einerseits die Verordnung von Chlormethiazol als Hypnoticum vermieden werden sollte (Ausnahme s.u.), andererseits die Bedeutung des Präparates für die Delirbehandlung besonders hervorgehoben werden muß, erfolgt hier eine gesonderte Darstellung.

Indikationen

Beim Alkoholdelir ist Chlormethiazol das Mittel der Wahl. Seit Einführung der Substanz ist die Letalität des Alkohol-Delirs entscheidend gesenkt worden. Außerdem kann Chlormethiazol beim klinischen Entzug (d.h. beim abrupten Absetzen) von Alkoholikern eingesetzt werden, damit die Gefahr einer Delir-Manifestation („Entzugs-Delir") verringert wird. Auch bei sog. „Prädelirien" kann Chlormethiazol zur Vermeidung eines voll ausgebildeten Delirs gegeben werden. Analoge Indikationen ergeben sich für Chlormethiazol bei Medikament-Süchtigen und Medikament-Delirien (einschließlich der Rauschmittel-Süchtige und Rauschmittel-Delirien). Wenn bei Opiat-Süchten und bei Rauschmittel-Abhängigkeiten Entzüge durchgeführt werden sollen, so kann und sollte das Absetzen schlagartig geschehen. Chlormethiazol kommt dann entweder nur bei Manifestation eines Entzugs-Delirs oder von vornherein als „Chlormethiazol-Schutz" für einige Tage zur Anwendung. Hypnotica (z.B. Barbiturate oder barbituratfreie Hypnotica) und Tranquilizer sollten nicht schlagartig, sondern über einen Zeitraum von mindestens 10 Tagen (bis zu 30 Tagen) durch jeweilige Dosisreduktion um ein Zehntel (bzw. ein Dreißigstel) der Ausgangs-Dosis sukzessiv entzogen werden. Aber auch bei diesem Vorgehen ist die Manifestation des Delirs nicht mit absoluter Sicherheit auszuschließen, so daß auch bei diesen sukzessiven Entzügen durchaus noch die Anwendung von Chlormethiazol notwendig werden kann.
Kommt es bei der therapeutischen Anwendung von zentral wirksamen Pharmaka (z.B. nach Antidepressiva, nach Neuroleptica oder nach zentral wirkenden Anticholinergica) zu einem Delir, so ist das sofortige Absetzen bzw. starke Reduzieren der verursachenden Pharmaka – entsprechend dem Schweregrad des Delirs – die wichtigste Maßnahme; erst in zweiter Linie sollte an die zusätzliche Verordnung von Chlormethiazol gedacht werden. Bei Delirien bei schweren Allgemeinkrankheiten (z.B. Infektionskrankheiten, Vergiftungen) steht die Behandlung der Grundkrankheit

im Vordergrund. Zur symptomatischen Dämpfung der deliranten Symptome kann zusätzlich Chlormethiazol gegeben werden. Ist die Ätiologie eines Delirs unklar, wird man immer Chlormethiazol anwenden. Bei nicht-deliranten Erregungs-, Unruhe- und Verwirrtheitszuständen wird man nur dann auf Chlormethiazol zurückgreifen, wenn mehrfache Versuche mit hohen Dosen initial dämpfender Neuroleptica erfolglos waren. Bei cerebralsklerotischen Unruhezuständen sollte immer ein Versuch mit Haloperidol vorausgegangen sein. Die Therapie einer akuten Manie darf niemals mit Chlormethiazol begonnen werden.

Wegen der prompten hypnotischen Wirkung liegt es nahe, Chlormethiazol auch als Schlafmittel einzusetzen. Fast immer ist die Wirkung auch gut. Dennoch ist in diesem Indikationsbereich (Chlormethiazol als Schlafmittel) zu größter Zurückhaltung zu raten. Nach Chlormethiazol kann es nämlich zu einer Abhängigkeitsentwicklung kommen. Deswegen darf das Präparat auch keinesfalls zur fortführenden Behandlung nach Entziehungskuren (Alkohol, Medikamente) eingesetzt werden. Zur Behebung von Schlafstörungen darf Chlormethiazol daher allenfalls nur kurzfristig gegeben werden. Eine Ausnahme stellen hartnäckige Schlafstörungen bei geriatrischen Patienten dar. Unter sorgfältiger Prüfung einer Abhängigkeitsentwicklung darf Chlormethiazol dann auch längerfristig gegeben werden.

Wegen der antikonvulsiven Eigenschaften wird Chlormethiazol mit gutem Erfolg zur Behandlung des Status epilepticus verordnet, wenn Diazepam und Hydantoine keine Wirkung zeigten. Von manchen Autoren wird Chlormethiazol beim Status epilepticus schon vor der parenteralen Applikation von Diazepam bzw. Hydantoin-Derivaten verordnet.

Dosierung

Orale Therapie: Wenn irgend möglich, sollte man die orale Medikation vorziehen. Bei prädeliranten Zuständen und leichten Delirien können zu Beginn 2–4 Kapseln oder Tabletten (die Kapseln werden besser resorbiert) oder 10–15 ml Mixtur verordnet werden. Erfolgt nach dieser initialen Dosierung nach einer halben Std (mit Kapseln) oder nach $1\frac{1}{2}$ Std (mit Tabletten) keine ausreichende Sedierung, so können in stündlichem Abstand jeweils weitere 2 Kapseln oder Tabletten bis zu einer Höchstdosis von 8 g täglich gegeben werden. Meistens reicht eine Gabe von 3×2 Tabletten während des Tages und 2×2 Tabletten während der Nacht.

In der *Geriatrie* bei längerfristiger Behandlung zu Beginn 2 Kapseln (oder 10 ml Mixtur); tritt nach einer halben Std kein Schlaf ein, können weitere 1–2 Kapseln (oder 5 ml Mixtur) gegeben werden. Nach ca. 10 Tagen soll die Dosis auf 1 Kapsel (oder 5 ml Mixtur) reduziert werden.

Parenterale Therapie: In schweren Fällen ist eine parenterale Applikation (als i.v. Injektion oder als i.v. Tropf-Infusion) nicht zu umgehen. Diese Anwendungsform sollte der Klinik vorbehalten bleiben, da nur sorgfältige stationäre Überwachung die Gewähr gibt, daß Zwischenfälle vermieden werden können (s. Nebenwirkungen). Zu Beginn der Behandlung kann eine i.v. Injektion über 3–5 min mit 40–100 ml 0,8%ige Infusionslösung gegeben werden. Bei Dauertropf-Infusionen sollte bis zum Eintreten des Schlafes eine Tropfgeschwindigkeit von 60–150 Tropfen/min eingehalten werden. Danach ist die Tropfgeschwindigkeit so einzustellen, daß der Patient in einen oberflächlichen Schlafzustand, aus dem er jederzeit durch Schmerzreize geweckt werden kann, gehalten wird. In den ersten 12 Std können 500 – 1000 ml Lösung infundiert werden; im allgemeinen sollten in 24 Std 8 g, wie bei oraler Dosis, nicht überschritten werden. Nach 1–3 Tagen ist meistens der Übergang auf orale Medikation möglich. Die orale Dosis entspricht der letzten Dosis der vorherigen Infusionsdosis, die dann allerdings schnell reduziert werden sollte.
Die *Beendigung der Chlormethiazol-Therapie* soll so frühzeitig wie möglich erfolgen. Bei einem voll ausgebildeten Alkoholdelir bleibt die volle Dosis bis zum terminalen Tiefschlaf erhalten, dann wird Chlormethiazol mit sukzessiver Dosisreduktion innerhalb 5–10 Tagen abgesetzt. Bei anderen deliranten Syndromen können längere Behandlungszeiten notwendig sein (z.B. bei Barbiturat- oder Tranquilizer-Entzugs-Delirien). Wenn beim Absetzen Schlafstörungen auftreten, muß auf konventionelle Schlafmittel oder auf Neuroleptica übergegangen werden. Unbedingt soll das Beibehalten von Chlormethiazol bei suchtgefährdeten Patienten als „Dauerschlafmittel" oder als „Prophylakticum" gegen Wiederbeginn des Trinkens vermieden werden.

Nebenwirkungen

Wird Chlormethiazol parenteral verabfolgt, muß durch fortlaufende sorgfältige pflegerische Überwachung die genaue Beobachtung von Atmung, Schlaftiefe und Blutdruck gewährleistet sein. Sonst besteht immer die Gefahr von Absinken in Bewußtlosigkeit, von Atemdepression und massiven, schwer beherrschbaren hypotonen Blutdruckreaktionen. Immer wieder einmal wird über Todesfälle unter Chlormethiazol-Infusionen berichtet; diese tödlichen Zwischenfälle sind vermeidbar, wenn fortlaufende Überwachung durchgeführt wird.
Bei oraler Therapie kommt es nur äußerst selten einmal zu einem Blutdruckabfall, der zu therapeutischen Eingriffen zwingt. Weitere Nebenwirkungen des Chlormethiazols sind selten: Exantheme, Nies- und Hustenreiz, Magenbeschwerden.

Unabhängig von diesen Nebenwirkungen und Komplikationen ist vor allem daran zu denken, daß es nach längerfristiger Chlormethiazol-Verordnung zu einer Abhängigkeits-Entwicklung kommen kann.

Kontraindikationen

Absolute Kontraindikationen sind nicht bekannt; es muß aber daran gedacht werden, daß bei gleichzeitiger Einnahme von anderen psychotrop wirkenden Substanzen, insbesondere Hypnotica und Alkohol, eine Wirkungsverstärkung auftreten kann. Das Reaktionsvermögen ist unter Chlormethiazol eingeschränkt, so daß eine Beeinträchtigung der Verkehrstüchigkeit gegeben ist.

CYPROTERONACETAT

Androcur (Schering)
oral: Tbl. – 50 mg (OP 50)

Chemie

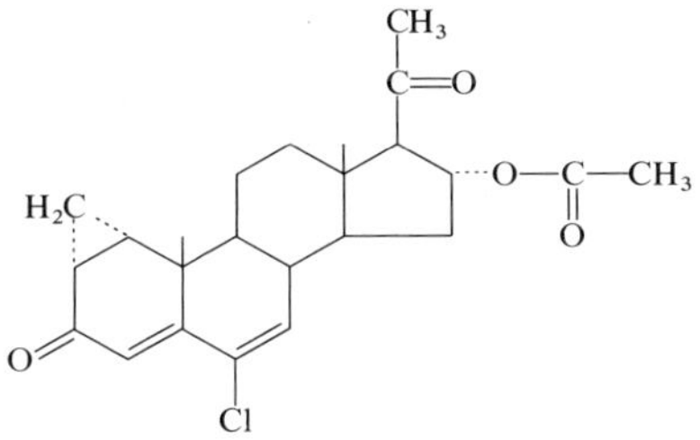

6-Chlor-3,20-dioxo-4,6-pregnadien-17α-yl-acetat; Antiandrogen.

Eigenschaften

Cyproteronacetat ist ein in Deutschland entwickeltes und erst 1973 in den Handel eingeführtes Steroidhormon mit antiandrogener, gestagener und antigonadotroper Wirkung. Cyproteronacetat hemmt die Wirkung der Androgene kompetitiv, indem es diese von den Receptoren der Erfolgsorgane, sowohl in der Peripherie als auch im Gehirn, verdrängt. Bei Männern kommt es nach Cyproteronacetat zu einer Verminderung des Sexualtriebes, einer Verringerung des Ejaculatvolumens und zu einer Hemmung der Spermiogenese [58].

Durch die Anwendung des Steroidhormons Cyproteronacetat als „Psychopharmakon“ ist ein neuer Ansatz gekennzeichnet, Entwicklungen auf dem Gebiet der Endokrinologie der Pharmakopsychiatrie nutzbar zu machen. Auch die Untersuchungen über die Wirkung von Releasing-Hormonen in der Impotenz-Therapie weisen in diese Richtung [7].

Indikationen

Cyproteronacetat hat einen zwar sehr begrenzten, aber äußerst wichtigen Indikationsbereich: Störendes pathologisches, hypersexuelles Verhalten und Sexualdeviationen beim Mann, soweit sie mit Hypersexualität verknüpft sind. Auch kann Cyproteronacetat zur Behandlung idiopathischer Pubertas praecox bei beiden Geschlechtern und bei Zuständen von Androgen-Überproduktion eingesetzt werden. Bei den beiden erstgenannten Indikationen sollte Cyproteronacetat nur im Rahmen einer psychiatrischen Therapie verordnet werden. Bei der Behandlung von Sexualdeviationen ist zu berücksichtigen, daß Cyproteronacetat zwar die sexuelle Triebstärke dämpfen kann, die abweichende Triebrichtung aber nur in Ausnahmefällen beeinflußt wird. Diese Wirkungsweise führt häufig zu erheblichen Problemen, so daß Patienten mit Sexualdeviationen unter der Behandlung von Cyproteronacetat psychotherapeutisch behandelt werden müssen. Die Erfahrungen der letzten Jahre zeigen, daß Behandlungen mit Cyproteronacetat über Jahre hinweg durchgeführt werden müssen. Von vornherein ist ein Erfolg nur dann zu erwarten, wenn der Patient von sich aus zu einer solchen Behandlung bereit ist und aktiv mitarbeitet.

Dosierung

Zu Beginn werden 2 × 50 mg täglich morgens und abends verordnet. Wenn nach ca. 4 Wochen eine Besserung nicht erkennbar ist, kann die Dosis auf 200 mg und vorübergehend auf 300 mg täglich (in 3 Dosen) gesteigert werden. Als Erhaltungsdosis reicht häufig eine morgendliche und abendliche Dosierung von 25 mg täglich aus. Ein Wirkungseintritt ist frühestens nach einer Woche, im allgemeinen nach 2–4 Wochen zu beobachten. Nach 4 Monaten ist im allgemeinen immer eine deutliche Wirkung zu erkennen.

Nebenwirkungen

Nach 4–8 Wochen kommt es zur Hemmung der Spermiogenese, die jedoch – soweit es bisher zu beurteilen ist – nach 3–5 Monaten, spätestens nach Absetzen des Cyproteronacetats, wieder voll intakt ist. Beim Abschätzen dieser Nebenwirkung muß im Einzelfall immer bedacht wer-

den, daß behandlungsbedürftige Patienten oft straffällig sind, so daß die einzigen Alternativen nach schließlich erfolgender rechtskräftiger Verurteilung im Freiheitsentzug oder in der freiwilligen Kastration liegen.
Zu Beginn einer Cyproteronacetat-Behandlung kann es zu Müdigkeit, Abgeschlagenheit, Antriebsverlust und auch einmal zu depressiv-dysphorischen Verstimmungen kommen. Wenn es zu Müdigkeit kommt, ist auf die Beeinträchtigung der Verkehrstüchtigkeit hinzuweisen. Bei Fortführung der Behandlung verschwinden diese Nebenwirkungen zumeist wieder. Nach längerer Therapie werden gelegentlich Gynäkomastie und Gewichtsschwankungen beobachtet.

Kontraindikationen

Auf Cyproteronacetat ist zu verzichten, wenn ein maligner Tumor, akute Leberkrankheiten, aktive Tuberkulose, Thromboseneigung oder schwere depressive Zustände bestehen. Vorsicht geboten ist außerdem bei allen anderen Stoffwechsel- und endokrinologischen Störungen, insbesondere auch bei chronischen Lebererkrankungen und Diabetes mellitus. Durch gleichzeitigen Alkoholgenuß, insbesondere aber durch regelmäßigen Alkoholgenuß, wird die Wirksamkeit von Cyproteronacetat beeinträchtigt. Frauen und Mädchen im geschlechtsreifen Alter dürfen nicht mit dem Präparat behandelt werden. Bei männlichen Jugendlichen oder Heranwachsenden ist bis zur abgeschlossenen körperlichen Reife besondere Vorsicht angebracht, weil Cyproteronacetat das Längenwachstum beeinflussen kann. Keinesfalls darf die Substanz jugendlichen Patienten zur Dämpfung gehäufter Masturbation verordnet werden. Unwirksam ist Cyproteronacetat im allgemeinen bei psychotischen Patienten mit wahnhaft übersteigerten sexuellen Erlebnissen.

DISULFIRAM

Antabus (Tosse)
oral: Tbl. – 0,1 g (OP 50)
Tbl. – 0,5 g (OP 50)

Chemie

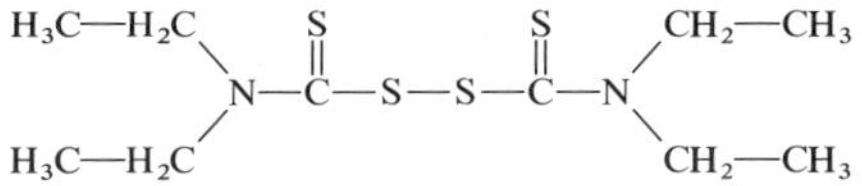

Tetraäthylthiuramdisulfid

Eigenschaften

Disulfiram wurde 1948 in Dänemark zur Behandlung des chronischen Alkoholismus eingeführt. Das Prinzip der Disulfiram-Therapie knüpft an das Prinzip der älteren „Aversionsbehandlungen“ an, bei denen durch gleichzeitige Verabreichung von Alkohol und einer Brechreiz erzeugenden Substanz (z.B. Apomorphin) eine bedingte „Aversions“-Reaktion gegen Alkohol erzeugt wurde. Nimmt ein unter Disulfiram stehender Patient Alkohol zu sich, so kommt es auch zu einer Unverträglichkeitsreaktion (sog. Disulfiram-Alkohol-Reaktion): Übelkeit, Kopfschmerzen, Tachykardie, Atmungsbeschleunigung, Magenbeschwerden, Hitzegefühl, Schwitzen, u.U. bis zu quälendem Brechreiz und Erbrechen. Diese toxische Disulfiram-Alkohol-Reaktion mit ihren massiven subjektiven Beschwerden kann bei Patienten, die zur Durchführung dieser Therapie positiv motiviert sind, zum Ausgangspunkt der Behandlung des chronischen Alkoholismus gemacht werden.
Die Ursache der Disulfiram-Alkohol-Reaktion ist noch nicht geklärt. Man nimmt an, daß Disulfiram die Oxydation des Acetaldehyds hemmt; die dadurch bedingte Erhöhung der Acetaldehyd-Plasma-Konzentration sei Ursache für die Symptome der Disulfiram-Alkohol-Reaktion.

Indikationen

Bei chronischem Alkoholismus ist eine Therapie mit Disulfiram nur dann sinnvoll, wenn der Patient der Behandlung glaubhaft zustimmt und eine gute Mitarbeit zeigt. Der Patient muß sorgfältig über die mögliche Disulfiram-Alkohol-Reaktion bei evtl. späterem Alkoholgenuß informiert und gewarnt werden. Die Möglichkeit der Kontrolle der regelmäßigen Disulfiram-Einnahme sollte durch Angehörige gegeben sein. Gabe von Disulfiram ohne Wissen des Patienten muß den Angehörigen eindringlich untersagt werden.

Dosierung

Bevor eine Langzeitbehandlung mit Disulfiram durchgeführt werden kann, ist ein Disulfiram-Alkohol-Test (Probetrunk) mit einleitender Disulfiram-Behandlung notwendig. Einige Autoren verzichten allerdings auf den Probetrunk.

Einleitende Disulfiram-Behandlung: Der Beginn der Behandlung soll im Krankenhaus erfolgen. Der Patient darf nicht unter Alkohol stehen. Unter Kontrolle des Pflegepersonals werden 2 Tabletten zu 0,5 g morgens in einer Dosis über einen Zeitraum von einer Woche verabreicht.

Disulfiram-Alkohol-Test: Unter Aufsicht des Arztes erfolgt ein Probetrunk (z.B. 20 ml eines 40%igen Alkoholgetränkes, 100 ml Wein oder 200 ml Bier). Nach 5–10 min kommt es zu einer generalisierten Vasodilatation (besonders unangenehmes Hitzegefühl im Gesicht), Blutdruckabfall und Pulsanstieg. Während der ersten 30 min verstärkt sich das allgemeine Hitzegefühl, hinzu kommen verstärkte Atmung, Dösigkeit und Palpitationen. Nach etwa 60 min verschwindet das Flush-Syndrom langsam, dafür kann es zu Übelkeit und Erbrechen, häufig verbunden mit Kopfschmerzen, kommen. Auch wenn einige dieser Symptome nicht auftreten, empfindet der Patient noch einige Stunden nach dieser Reaktion die Nachwirkung dieses Unwohlseins. Der Probetrunk erfolgt unter ständiger Blutdruck- und Pulskontrolle. Falls die Symptome der Disulfiram-Alkohol-Reaktion zu stark werden, können als *Gegenmittel* z.B. 1 g Ascorbinsäure (Vitamin C) oder ein Antihistaminicum (z.B. 40 mg Promethazin) i.v. injiziert werden.

Disulfiram-Langzeit-Behandlung: Nach dem Probetrunk soll die Disulfiram-Dosis auf maximal 0,5 g und minimal auf 0,1 g reduziert werden. Die höhere Dosis hat den Vorteil, daß selbst bei mehrmaligem Aussetzen der täglichen Medikation eine ausreichende Disulfiram-Plasma-Konzentration erhalten bleibt. Bei der niedrigsten Dosierung ist die Gefahr der Nebenwirkung geringer. Die Dauer einer Disulfiram-Behandlung beträgt mindestens $^1/_2$ Jahr. Probetrunk und anschließende Langzeit-Behandlung können mehrmals wiederholt werden.

Nebenwirkungen der Langzeit-Behandlung: Unter der Langzeit-Behandlung können auch bei Einhalten strikter Abstinenz gastrointestinale Beschwerden, vorübergehendes Unwohlsein, Störungen beim Wasserlassen, Schmerzen, Müdigkeit und Impotenz vorkommen. In einzelnen Fällen sind auch psychotische Episoden unter der Disulfiram-Behandlung beobachtet worden. Bei der Langzeit-Behandlung sollten in größeren Abständen die Leber- und Nierenfunktionswerte überprüft werden.

Kontraindikationen

Bei Leberkrankheiten, kardialen Komplikationen (vor Beginn der Therapie EKG!), Gravidität, Epilepsie, endokrinen Störungen und ablehnender Haltung des Patienten gegenüber einer Disulfiram-Behandlung ist das Präparat kontraindiziert.

V. PSYCHOSTIMULANTIEN

Unter der Bezeichnung Psychostimulantien werden alle psychisch anregenden, vorwiegend antriebsstimulierenden Pharmaka zusammengefaßt. Synonyma sind z.B. Stimulantien, Psychotonica, Energetica und Energizer. Es handelt sich um eine chemisch sehr heterogene Gruppe. Das am längsten bekannte Psychostimulans ist *Cocain*, das aber wegen seiner toxischen und suchtmachenden Wirkung in Europa überhaupt nicht mehr im Gebrauch ist. Die Hauptvertreter der heute therapeutisch gebräuchlichen Psychostimulantien sind die Amphetamine, dessen N-Methyl-Analogon *Methamphetamin* (Pervitin) das stärkste zur Zeit im Handel befindliche psychomotorisch stimulierende Pharmakon ist. Die Amphetamin-Derivate und die strukturverwandten Verbindungen werden auch als „Weckamine" bezeichnet. Ähnlich wie man bei den Hypnotica versucht hat, der Gruppe der „Barbiturate" die Gruppe der „Nicht-Barbiturate" gegenüberzustellen, hat man bei den Psychostimulantien „Amphetamine" und „Nicht-Amphetamine" unterschieden. Zu den letzteren zählt man z.B. *Methylphenidat* (Ritalin), *Phenmetrazin* (Preludin), *Fenetyllin* (Captagon) und AN 1 (kein generic name vorhanden). Psychostimulantien unterdrücken das Gefühl der Müdigkeit und Schläfrigkeit und beheben Gefühle der körperlichen Abgeschlagenheit und Schlappheit. Es kommt häufiger – besonders bei höherer Dosierung – zu einer vorübergehenden Steigerung der Konzentrations- und Leistungsfähigkeit. Häufig ist allerdings das subjektive Empfinden für eine Leistungssteigerung größer als eine tatsächliche Leistungs- und Konzentrationszunahme. Da einige dieser Substanzen das Hungergefühl unterdrükken können, werden sie auch als „Appetitzügler" eingesetzt. Die psychomotorisch stimulierende Wirkung geht aber nicht immer mit der appetithemmenden Wirkung parallel. Besonders die psychisch stimulierende Wirkung kann dazu führen, daß Pharmaka dieser Gruppe – auch die „Nicht-Amphetamine" – mißbraucht und nach Eintreten von Gewöhnung schließlich auch süchtig mißbraucht werden. Diese Gefahr ist auch deswegen sehr groß, weil die appetitzügelnde Wirkung rasch abnimmt. Wegen dieser Suchtgefahr muß der Indikationsbereich von Psychostimulantien begrenzt bleiben. Die Anwendung von Amphetamin-Derivaten zur Behandlung der Parkinsonschen Krankheit, von Depressionen, bei körperlichen Erschöpfungszuständen, in der Rekonvaleszenz und in der Geriatrie sollte – zumal die Erfolge durchaus unterschiedlich und von vielen Seiten sogar als fragwürdig hingestellt werden – unterbleiben. Denn es handelt sich bei allen eben beschriebenen Effekten letztlich nur um eine *unspezifische* „psychostimulierende Wirkung". *Therapeutische Versuche* mit Amphetaminen sind nur bei der Narkolepsie und bei hyperkinetischen (hyperaktiven) Kindern gerechtfertigt. Die *narkoleptischen Schlafanfälle* können meistens durch – allerdings häufig sehr hohe – Dosen von *Methylphenidat* (Ritalin) behandelt werden; Gewöhnung wurde dabei aber in einigen Fällen beobachtet. Bei Narkolepsie sollte vor Beginn der Therapie mit Psychostimulantien ein Versuch mit Ephedrin u.ä. Substanzen stehen. Zur Behandlung der *Kataplexie* sollte vor Anwendung von Amphetamin-artigen Pharmaka immer erst ein Therapie-Versuch mit Imipramin (s.d.) gemacht werden. In mehreren Studien konnte gezeigt werden, daß *hyperaktive Kinder* unter 12 Jahren ein ausgeglicheneres Verhalten unter Amphetaminen zeigen. Die Wirkung tritt meistens innerhalb der ersten 3 Behandlungswochen ein. Absetzversuche müssen in größeren Abständen vorgenommen werden. Amphetaminabhängigkeit wurde bei Kindern bisher nicht beobachtet. Empfohlen werden kann *Methylphenidat* (Ritalin) in einer Dosis von 10–60 mg.

Auch bei gesunden Personen führen Psychostimulantien zu einem allgemeinen Wohlgefühl, leichter Euphorie, dem Gefühl einer stärkeren Leistungs- und Konzentrationsfähigkeit und einem verminderten Nahrungs- und Schlafbedürfnis.

Die Dosierung von Amphetamin liegt bei 2 × 5–10 mg täglich. Die letzte Dosierung soll nicht nach 15 Uhr erfolgen. Amphetamin selbst ist zur Zeit in der BRD im Handel nicht erhältlich.

An Nebenwirkungen können Tachykardie, Palpitationen, Blutdruckerhöhung, Schlaflosigkeit, Tremor, Kopfschmerzen, Mundtrockenheit, Diarrhoe und Anorexie auftreten. Nach langfristiger Anwendung aller Psychostimulantien können sich paranoide und paranoid-halluzinatorische Psychosen manifestieren. Diese Gefahr besteht besonders bei älteren Patienten und bei Patienten mit hirnorganischen Störungen. Die Psychostimulantien müssen dann unverzüglich abgesetzt werden. Wenn notwendig, erfolgt außerdem eine Behandlung mit Neuroleptica (z.B. Haloperidol). Die Hauptgefahr liegt allerdings in der Amphetaminsucht. Wenn es zu einer solchen Psychostimulantien-Sucht gekommen ist, sollte die Entziehung immer klinisch durchgeführt werden. Der Entzug erfolgt schlagartig.

VI. PSYCHOTOMIMETICA

Zur Gruppe der Psychotomimetica sind alle psychotropen Pharmaka und Drogen zu rechnen, die in Dosierungen, die noch keine wesentlichen peripheren Wirkungen entfalten, beim Menschen weitgehend regelhaft zur Manifestation psychopathologischer Phänomene psychotischen Gepräges führen. Dabei kann es sich um Störungen der Stimmung, des Denkens, der Wahrnehmung, des Ich-Erlebens, des Zeit- und Raumerlebens und um rauschartige Bewußtseinsveränderungen handeln. Es hängt außer von der Art, der Dosis und der Applikation des jeweils benutzten Pharmakons auch von individuellen und von Umgebungsfaktoren („setting") ab, ob es nur zu einem leichten Rausch oder zu intensiveren psychischen Veränderungen bis hin zu toxischen Psychosen kommt. An Experimente mit Psychotomimetica knüpfen sich noch heute Hoffnungen, aus den Ergebnissen auf Ursachen und Entstehung der endogenen Psychosen Rückschlüsse ziehen zu können. Man bezeichnet daher auch die durch Psychotomimetica hervorgerufenen psychopathologischen Syndrome als „Modellpsychosen". Für die psychotomimetisch wirkenden Pharmaka gibt es verschiedene Bezeichnungen. Das hängt damit zusammen, daß diese Pharmaka und Drogen (z.B. Pilzgifte, Kakteenextrakte, Extrakte von Blattpflanzen) in verschiedenen Kulturen seit langem bekannt sind und von jeher großes Interesse erregt haben. An Synonyma, die aber nicht alle die gleiche Substanzgruppe bezeichnen, sind bekannt: Phantastica, Halluzinogene, Psychodysleptica, Psychomimetica, Psychosomimetica, psychodelische Drogen.
Zur Gruppe der Psychotomimetica können substituierte Indolalkylamine (z.B. LSD-25, Dimethyltryptamin, Psilocybin), substituierte Phenylalkylamine (z.B. Mescalin) und verschiedenste weitere psychotrope Substanzen (z.B. Tetrahydrocannabinol) gezählt werden. Die meisten dieser Psychotomimetica finden nur eine nicht-medizinische Verwendung als Rauschdroge. Für die psychiatrische Therapie haben die Psychotomimetica lediglich in der sog. „psycholytischen Therapie" eine begrenzte und umstrittene Anwendung gefunden [49]. Vorwiegend kamen hierfür *LSD-25* und *Psilocybin* zur Anwendung. Die durchschnitt-

liche Dosis dabei liegt für LSD-25 bei 30–350 γ und für Psilocybin bei 5–30 mg. Bei der therapeutischen Anwendung von LSD-25 oder Psilocybin muß an die Möglichkeit von psychotischen Komplikationen gedacht werden. Neben dieser Möglichkeit, Psychotomimetica als Adjuvans in der Psychiatrie anzuwenden, wurden immer wieder Ansätze gemacht, Substanzen dieser Gruppe bei psychiatrischen Krankheitsbildern (z.B. bei Depressionen) zu verordnen. Diese Versuche sind aber weitgehend aufgegeben worden, da Therapieerfolge niemals sicher nachgewiesen werden konnten.

VII. ANTIPARKINSONMITTEL

Antiparkinsonmittel werden in diesem „Grundriß" aus zwei Gründen berücksichtigt: Sie haben einmal psychische Eigenwirkungen und werden zum anderen in der psychiatrischen Pharmakotherapie als Adjuvantien benötigt, wenn unter einer neuroleptischen Therapie extrapyramidalmotorische Nebenwirkungen auftreten.

Antiparkinsonmittel zur Behandlung des Parkinsonismus sind schon lange Zeit bekannt. Es handelt sich zumeist um zentral-wirksame Anticholinergica, die den verschiedensten chemischen Stoffklassen angehören und häufig auch eine Antihistamin-Wirkung haben. *Trihexyphenidyl* (Artane) war das erste synthetische Antiparkinsonmittel; danach wurde eine Anzahl weiterer strukturverwandter Substanzen synthetisiert, wie z.B. *Biperiden* (Akineton). Auch *Benztropin* (Cogentin) eignet sich für die Behandlung des neuroleptisch bedingten Parkinson-Syndroms. Für die neueren Antiparkinsonmittel (z.B. L-DOPA, L-DOPA in Kombination mit dem Decarboxylasehemmer Benzeracid, Adamantan-Derivate) ist eine dopaminerge Wirkung charakteristisch. Diese dopaminerg wirkenden Antiparkinsonmittel sollten aber zur Therapie des neuroleptisch bedingten Parkinson-Syndroms nicht eingesetzt werden, da zur Zeit noch nicht sicher geklärt ist, ob eine Aktivierung der dopaminergen Receptoren eine Symptomprovokation bei einer Psychose hervorrufen kann.

An *psychischen Eigenwirkungen* wird bei den *anticholinergisch wirkenden Antiparkinsonmitteln* manchmal eine euphorisierende Wirkung beobachtet. Dieser Effekt ist aber andererseits nicht so stark ausgeprägt, als daß er bei depressiven Patienten therapeutisch ausgenützt werden könnte. Weiterhin kommen unter der Therapie mit Antiparkinsonmitteln ab und zu delirante Syndrome vor; diese treten besonders dann auf, wenn mehrere Neuroleptica und Antiparkinsonmittel gleichzeitig verordnet werden (z.B. Laevomepromazin plus Perazin plus Biperiden). Häufiger treten durch Antiparkinsonmittel hervorgerufene delirante Syndrome bei älteren Patienten oder bei Patienten mit hirnorganischen Störungen auf. Die psychischen Eigenwirkungen von *L-DOPA* und *Adamantan-Derivaten* sind zur Zeit noch nicht genau umrissen. Ob L-DOPA oder

Adamantan-Derivate Symptomprovokationen bei Psychosen hervorrufen können, ist noch nicht sicher nachgewiesen worden. Es konnte gezeigt werden, daß L-DOPA bei einigen wenigen depressiven Patienten eine therapeutische Wirkung hat. Dieser Befund hat aber nur theoretische Bedeutung für die Catecholamin-Hypothese (s. S. 22).

Die als therapeutisch unerwünschte Wirkungen bei der Neuroleptica-Medikation auftretenden extrapyramidalmotorischen Symptome sind: Frühdyskinesien, neuroleptisch bedingtes Parkinson-Syndrom, Akathisie und Spätdyskinesien (s. S. 105). Therapeutisch hat sich bei den *Frühdyskinesien* die Medikation von *Biperiden* (Akineton) sehr gut bewährt. Nach i.v. Injektion (2,5–5 mg) tritt eine prompte Besserung der extrapyramidalmotorischen Störung ein. Nach Verschwinden der Symptome sollte auf orale Medikation umgesetzt werden. Beim Auftreten eines *neuroleptisch bedingten Parkinson-Syndroms* wird eine orale Medikation anticholinergisch wirkender Antiparkinsonmittel, z.B. *Biperiden* (Akineton) empfohlen. Die Erhaltungsdosis bei diesem Präparat liegt bei 6–10 mg täglich oral. Kinder erhalten 0,04 mg/kg Körpergewicht. Wenn unter einer Neuroleptica-Therapie *Akathisie* auftritt, muß die Neuroleptica-Medikation reduziert oder das Präparat umgesetzt werden. Antiparkinsonmittel haben in den meisten Fällen bei dieser extrapyramidalmotorischen Symptomatik keine therapeutische Wirkung.

Bei *Spätdyskinesien* sind Anticholinergica wirkungslos. Unter Umständen kann es sogar – sowohl unter anticholinergisch als auch unter dopaminerg wirkenden Antiparkinsonmitteln – bei Spätdyskinesien zu einer Intensivierung der Nebenwirkungen kommen. Deshalb sind Antiparkinsonmittel bei Spätdyskinesien kontraindiziert (s. auch S. 105).

Die anticholinergische Wirkung der Antiparkinsonmittel kann – neben den beschriebenen psychischen Symptomen (Euphorie, delirante Syndrome) – zu *vegetativen Nebenwirkungen* führen. Sie entsprechen weitgehend den Nebenwirkungen, die auch bei Antidepressiva mit anticholinergischer Wirkung vorkommen (s. S. 33). Besonders muß auf das Auftreten einer möglichen Blasensperre geachtet werden. Bei Glaukom, Prostatahypertrophie, Harnverhalten und schweren kardiovasculären Komplikationen dürfen anticholinergische Antiparkinsonmittel nicht gegeben werden.

Antiparkinsonmittel sollten *nicht* prophylaktisch zusammen mit Neuroleptica verordnet werden, da einmal die oben beschriebenen Nebenwirkungen oftmals die Therapie erschweren, zum anderen aber extrapyramidalmotorische Symptome keinesfalls regelmäßig unter einer Neuroleptica-Medikation auftreten (s. S. 105). Bei Verordnung von Antiparkinsonmitteln über längere Zeit müssen in größeren Abständen Absetzversuche gemacht werden, da es bei neuroleptisch bedingten extrapyramidalmotorischen Störungen immer wieder zu Spontanbesserungen kommen kann. Weiterhin ist darauf hingewiesen worden, daß durch Antiparkinsonmittel die antipsychotische Wirkung von Neuroleptica verringert werden könne, so daß bei hoher Dosierung mit Antiparkinsonmitteln auch höhere Neuroleptica-Dosen benötigt werden. Dieser Befund muß aber durch weitere Untersuchungen noch abgesichert werden.

VIII. HYPNOTICA

Allgemeine Gesichtspunkte

Jedes Pharmakon, das Schlaf erzeugt, kann als Hypnoticum bezeichnet werden; es handelt sich somit bei den Hypnotica oder Schlafmitteln nicht um eine scharf abgrenzbare Arzneimittelgruppe. Bei allen Hypnotica zeigt sich in der klinischen Anwendung, daß die schlafmachende Wirkung nicht nur von der Art des zu verabfolgenden Pharmakons, sondern vor allem auch von der Dosierung abhängt. Das bedeutet aber, daß bei allen Fragen nach der Definition von Hypnotica immer auch quantitative Gesichtspunkte berücksichtigt werden müssen. Wird die Dosis richtig gewählt, so wirkt ein Schlafmittel hypnotisch. In zu geringer Dosierung hat das Pharmakon lediglich eine sedative Wirkung, die dann durchaus der eines Tranquilizers ähneln kann. In hoher Dosierung kann das gleiche Pharmakon eine narkotische Wirkung entfalten. Diese Skala der Wirkungsintensitäten (sedativ-hypnotisch-narkotisch) hängt noch von der Applikationsart ab, da diese für die Anflutungsgeschwindigkeit im ZNS bestimmend ist. Die Wirkungsintensität wird weiterhin durch die Kumulationsfähigkeit der einzelnen Hypnotica beeinflußt.

Die Ursachen von Schlafstörungen sind äußerst vielfältig. Sehr oft ist es das Zusammentreffen verschiedener Faktoren, das dann zu Schlafstörungen führt. Diese Gesichtspunkte müssen bei der Verordnung von Schlafmitteln berücksichtigt und immer wieder überprüft werden. Vor der Verordnung von Schlafmitteln muß *immer* versucht werden herauszufinden, welche Ursachen der Schlafstörung zugrunde liegen. Schlafstörungen sind oft nicht durch Schlafmittel zu beseitigen. In solchen Fällen ist vor Dosissteigerungen und/oder Übergang zu immer stärker wirksamen Hypnotica oder gar zu Kombinationen mehrerer Hypnotica nachdrücklich zu warnen. Schlafstörungen können Symptome einer nicht primär zentral bedingten Erkrankung sein (z.B. Herzinsuffizienz, Kreislaufregulationsstörung – insbesondere bei alten Menschen). Solche Schlafstörungen müssen durch eine auf die Grundstörung gerichtete Therapie behoben werden. Manche Formen von Schlafstörungen bei bestimmten Grundkrankheiten sprechen u.U. auf Schlafmittel ungünstig an (z.B. bei Cerebralsklerosen oder bei Narkolepsie). Deswegen sollten hier Schlafmittel möglichst nicht eingesetzt werden; häufig lassen sich diese Schlafstörungen noch am besten durch anregend oder stimulierend wirkende Pharmaka beeinflussen (z.B. Weckamine bei Schlafstörungen im Zusammenhang mit einer Narkolepsie; Coffein bei Patienten mit Cerebralsklerose – „starker Kaffee als Schlafmittel"). In der Geriatrie werden mitunter auch paradoxe Reaktionen nach Einnahme von Hypnotica beobachtet.

Vor der Verordnung von Schlafmitteln muß immer daran gedacht werden, daß Schlafstörungen oft ohne Einsatz von Medikamenten zu behandeln sind. Der Placebo-Effekt (s. S. 2) gewinnt bei der Behandlung von Schlafstörungen besondere Bedeutung. Oft ist allein die Tatsache, daß ein Medikament eingenommen wird, bereits therapeutisch wirksam. Dieser Placebo-Effekt ist in mehr oder minder großem Umfange Teil jeder Schlafmittel-Medikation und sollte systematisch ausgenutzt werden. Auf die vielfältigen Gesichtspunkte der Schlafstörungen und deren Behandlungsmöglichkeiten kann in diesem Zusammenhang nicht eingegangen werden. Prinzipiell sollte man sich aber an die Faustregel halten, daß Hypnotica nur in Ausnahmefällen und nach Ausschöpfen anderer Behandlungsmöglichkeiten gegeben werden.

Vor der Verordnung von Schlafmitteln ist die besondere Art der Schlafstörungen näher zu analysieren. Hierzu gehört die möglichst genaue Charakterisierung des Tages-Rhythmus, der Lebensgewohnheiten und der Schlafsituation des Patienten vor und nach Manifestation der Schlafstörung. Man muß die Art der Schlafstörung (z.B. Ein- oder Durchschlafstörung), Schlaflänge, Schlafrhythmus und Häufigkeit der Schlafunterbrechung differenziert erfassen.

Wenn Schlafmittel verordnet werden, ist immer mit einer möglichst niedrigen Dosis zu beginnen. Absetzversuche sollen möglichst frühzeitig (eventuell bereits nach wenigen Tagen) gemacht werden. Schlafmittel sollten möglichst nicht für längere Zeiträume verordnet werden. Bei intermittierenden Schlafstörungen ist die Einnahme von Schlafmitteln in 4–6 Nächten/Monat vertretbar.

So sehr zur Vorsicht im Umgang mit Schlafmitteln zu raten ist, so darf man sich jedoch auch nicht scheuen, in bestimmten Situationen Hypnotica in ausreichender Dosierung zu verordnen. So müssen bei Suicidalität oder bei drohender Gefahr anderweitigen Fehlverhaltens, z.B. im Rahmen von Psychosen, Schlafmittel von vornherein vergleichsweise hoch dosiert werden. Eine unzureichende medikamentöse Versorgung z.B. schlafgestörter suicidaler Patienten kann schwerwiegende Folgen haben.

Die wesentlichen Risiken bei der Verordnung von Schlafmitteln liegen in der Toleranz-Entwicklung, in der Ausbildung psychischer und physischer Abhängigkeit und in der Toxicität höherer Dosen. Außerdem ist aber zu beachten, daß es gar nicht so selten auch zu unbeabsichtigten Überdosierungen kommt. Schließlich ist mit der oft großen Kumulationsneigung von Schlafmitteln immer auch die Gefahr von chronischen Intoxikationen verknüpft. Bei langfristiger Anwendung von Hypnotica kommt es zu oft ausgeprägten Antriebsstörungen und erheblichem Initiative- und Interessenverlust, zur Verlangsamung des Denkens und emotionaler Abstumpfung. Bei chronischen Intoxikationen treten Sprachstörungen, Nystagmus und Ataxie auf.
Durch Barbiturate kann es zu einer Enzyminduktion kommen, so daß die Wirkung von gleichzeitig verordneten psychotropen Pharmaka verringert wird. So ist z.B. nachgewiesen worden, daß Phenobarbital die Urin-Ausscheidung von Chlorpromazin stark erhöhen kann.
Die Furcht vor Gewöhnung und Nebenwirkungen versuchen Patient und Arzt dadurch zu besänftigen, daß die Schlafmittel häufig gewechselt werden. Sicherlich ist es zweckmäßig, daß der verordnende Arzt die Schlafmittel wechselt, wenn er gezwungen ist, Hypnotica über längere Zeit zu verordnen. Der Medikament-Wechsel sollte jedoch nicht das Gefühl der weitgehenden Sicherheit vor Komplikationen heraufbeschwören, daß durch dieses Vorgehen alle Nebenwirkungen und nachteiligen Folgen nun vermieden werden. Eine Senkung der Therapie-Risiken wird oft auch von der Kombination verschiedener hypnotisch wirkender Medikamente erwartet. Diese Annahme wird durch die Propagierung der zahllosen im Handel befindlichen Kombinations-Präparate gestützt, sie ist jedoch sicher nicht berechtigt. Oft ergeben sich unübersichtliche Potenzierungseffekte. Auch bei Kombinationen von Hypnotica mit anderen zentral wirksamen Pharmaka oder mit Alkohol kann es zu Potenzierungswirkungen kommen. Wenn Kombinationen oder Kombinationspräparate verschrieben werden, sollte der Arzt immer die Charakteristika (Toxicität, Wirkungsdauer etc.) der einzelnen Substanzen kennen. Zuvor sollte er sich jedoch die Frage vorlegen, ob es überhaupt zweckmäßig ist, Kombinationspräparate zu verordnen. Der Sinn, mehrere wirkungsähnliche Medikamente miteinander zu kombinieren, liegt u.a. darin, die erwünschte Wirkung zu verstärken sowie gleichzeitig Häufigkeit, Zahl und Intensität unerwünschter Begleitwirkungen zu senken. Außerdem wird von Medikament-Kombinationen oft erwartet, daß neue zusätzliche günstige Wirkungen auftreten, die Einzelkomponenten nicht haben. Das Vorhandensein solcher zusätzlich erwünschten Effekte ist aber nur ausnahmsweise untersucht worden. Nicht einmal eine Abschwächung der Nebenwirkungen ist zu erwarten. Da alle Substanzen auch

Dosis-unabhängige, unerwünschte Reaktionen auslösen können, kann das Nebenwirkungsrisiko von Kombinationspräparaten sogar größer sein als bei der Verordnung einzelner Pharmaka. Das Konzept der medikamentösen Kombination ist in keinem Bereich der Arzneimitteltherapie mehr strapaziert worden als bei den Schlaf- und Schmerzmitteln.

Gerade bei den Schlafmitteln beruhen Verordnungsgewohnheiten oft auf wenig oder gar nicht belegten Überzeugungen und Ansichten. So ist es z.B. sicher falsch, anzunehmen, Barbiturate seien prinzipiell „gefährlicher" als andere Schlafmittel. Auch bei Verwendung von „Nicht-Barbituraten" besteht die Gefahr von Toleranz- und Abhängigkeitsentwicklungen, von Mißbrauch und chronischen Intoxikationen.

Jeder auf Vollständigkeit abzielende *Überblick über Hypnotica* wird letztlich unvollständig bleiben und dann doch wegen der Vielfalt hypnotisch wirkender Pharmaka obendrein noch unübersichtlich sein. Deswegen erschien es ratsam, einen solchen Überblick auf die praktisch wichtigsten Gruppen zu beschränken. Innerhalb der Gruppen sind die Empfehlungen einzelner Pharmaka immer nur als Beispiele gedacht; an Stelle der erwähnten Substanzen und Präparate können durchaus noch andere genannt werden.

Pflanzliche Präparate

Von vielen Seiten wird eine hypnotische Wirksamkeit pflanzlicher Präparate überhaupt in Frage gestellt. Für solche Präparate werden oft nur empirische Beobachtungen an schlafgestörten Patienten als Rechtfertigung für die Anwendung und als Beweis für die Wirksamkeit aufgeführt; die pharmakologische Begründung ist im Vergleich hierzu oft vage. Dennoch gelingt es in der täglichen Praxis, häufig mit diesen Präparaten auszukommen. Das ist dann mit dem Vorteil des fehlenden Therapie-Risikos verknüpft. Man muß sich bei jedem schlafgestörten Patienten auch immer wieder vor Augen halten, daß es womöglich gar keiner hochwirksamen Hypnotica, sondern nur eines Placebo bedarf, um den Nachtschlaf zu normalisieren. Vor diesem Hintergrund ist es sicher gut, wenn man auch einige der schwach wirksamen Medikamente verordnen kann. So sollte man durchaus an die Verordnung dieser *Hopfen- und Baldrianpräparate* (z.B. Baldrian-Tinktur, Baldrian-Dispert, Hovaletten, Valmane) denken, wenn bei leichteren Schlafstörungen eine medikamentöse Therapie erstmals nötig ist und ein anfängliches Ausbleiben eines hypnotischen Effektes kein Therapie-Risiko bedeutet. Gewarnt werden muß allerdings vor Mischpräparaten, die vom Namen her an pflanzliche Präparate denken lassen, die jedoch neben Baldrian-Auszügen als weitere Komponenten Hypnotica z.B. aus der Gruppe der Barbiturate enthalten.

Barbiturate

Barbiturate sind die am häufigsten verwendeten Hypnotica. Es gibt Barbiturate mit kurzer, mittellanger und langer Wirkungsdauer. Bei Einschlafstörungen können kurzdauernde Barbiturate, z.B. *Hexobarbital* (Evipan), gegeben werden. Ein kurzes bis mittellang wirkendes Barbiturat ist *Pentobarbital* (z.B. Nembutal, Repocal). Bei Durchschlafstörungen sind mittellang wirkende Barbiturate wie *Cyclobarbital* (Phanodorm und Medomin) indiziert. Langwirkende Barbiturate sind *Phenobarbital* (Luminal) und *Methylphenobarbital* (Prominal). Diese langwirkenden Barbiturate haben eine deutlich kumulative Wirkung, so daß die Patienten auch noch am nächsten Tag über Müdigkeitserscheinungen klagen. Deshalb sollten diese langwirkenden Barbiturate möglichst nicht mehr als Hypnotica verwendet werden.

Barbiturate sind sicher wirkende, „schlaferzwingende" Hypnotica. Die Nachteile bestehen in der Möglichkeit einer Barbituratgewöhnung, Barbituratsucht, der Kumulationsgefahr und der hohen Toxicität bei Überdosierung. Bei hoher und langfristiger Dosierung von Barbituraten kann es zu psychischen Veränderungen kommen (von euphorischen Stimmungsänderungen bis zu symptomatischen Psychosen). Dieser erheblichen Risiken muß sich jeder Arzt bei der Verordnung von Barbituraten immer bewußt bleiben. Wenn er dies tut, wird er auf Barbiturate oft erst dann zurückgreifen, wenn andere Schlafmittel versagt haben. Barbiturate sollten nicht bei leber- und nierenkranken Patienten verordnet werden.

Nach Barbituratabusus entstehen Entzugssyndrome innerhalb von 24 Std und erreichen einen Gipfelpunkt nach 2–3 Tagen. Therapeutisch ist ein sukzessiver Entzug des Barbiturats über mindestens 10 Tage notwendig. Bei plötzlichem Entzug können ängstliche Unruhe, Anfälle und delirante Zustände auftreten.

Derivate von Alkoholen und Aldehyden

Abkömmlinge von Alkoholen und Aldehyden sind seit langem als Hypnotica bekannt und bewähren sich auch heute noch als Schlafmittel. *Chloralhydrat* (Chloraldurat) kann als Einschlafmittel empfohlen werden und birgt weniger Risiken in sich als Barbiturate. Bei Patienten, die über Nieren-, Leber- oder Herzbeschwerden klagen, ist allerdings ebenfalls Vorsicht geboten. Chloralhydrat wird nämlich in der Leber und Niere zu Trichloräthanol metabolisiert, das bei Vorschädigung zu Parenchymschaden führen kann. Nachteilig ist auch der schlechte Geschmack und die *schleimhautreizende* Wirkung (Vorsicht bei Gastritis). Sucht und

Gewöhnung können auftreten. Die Dosierung liegt bei 1–2 g. Bei Tages-Dosierungen von 4 g und höher kann es zu toxischen Erscheinungen kommen. Die letale Dosis beträgt 6–10 g Chloralhydrat. *Paraldehyd* hat als Schlafmittel keine Vorteile gegenüber Chloralhydrat. Nachteilig ist der starke Geruch nach Einnahme von Paraldehyd; die Ausscheidung erfolgt z.T. über die Lunge. Paraldehyd kann jedoch als weitgehend ungefährliches Hypnoticum zur Dämpfung von Erregungszuständen benutzt werden (Klysma oder i.m. Injektionen: 5–10 ml; bei Kindern 2–5 ml).

Piperidin-Derivate

Piperidin-Derivate sind im allgemeinen schwächer wirksam als Barbiturate; die Gefahr der Überdosierung ist geringer als bei Barbituraten. *Glutethimid* (Doriden) aus dieser Gruppe kann als Hypnoticum empfohlen werden. Nach einer Dosis von 0,25–0,4 g erfolgt schneller Schlafeintritt, die Wirkung hält über 5–8 Std an. Aber auch beim Glutethimid muß mit Abhängigkeitsentwicklungen und chronischen Intoxikationen gerechnet werden. In Einzelfällen kommt es zu rauschartigen Zuständen. Beim Mißbrauch und bei der Entziehung können cerebrale Krampfanfälle und Delirien vorkommen. Ein weiteres bekanntes Präparat aus dieser Gruppe ist *Methylprylon* (Noludar).

Harnstoffabkömmlinge und verwandte Verbindungen

Bei diesen Präparaten handelt es sich zumeist um bromhaltige Pharmaka, die als harmlos gelten, vor deren – oft kritikloser – Anwendung aber gewarnt werden muß. Diese Warnung ist um so notwendiger, weil einzelne dieser Präparate noch rezeptfrei erhältlich sind. Bei den bromhaltigen Präparaten wird die Gefahr der *Abhängigkeitsentwicklung* und der chronischen Intoxikation zumeist unterschätzt. Erschwerend kommt hinzu, daß die Sucht oft nicht erkannt und die Symptome des *Bromismus* nicht diagnostiziert werden. Deshalb muß bei Einnahme solcher Präparate wie z.B. *Acetylcarbromal* (Abasin), *Bromisoval* (Bromural) oder *Carbromal* (Adalin) besonders auf das Auftreten folgender Symptome geachtet werden: Reizbarkeit, depressive Zustände, Verlangsamung, Schläfrigkeit bis zur Benommenheit, akneforme Hautveränderungen (besonders im Gesicht und der oberen Körperhälfte), Übersekretion der Tränendrüsen („weinende Augen"), gastrointestinale Beschwerden, Anorexie, Kopfschmerzen, Sprach- und Koordinationsstörungen. Bei geringstem

Verdacht sollte unbedingt eine Bestimmung der Brom-Konzentration im Serum vorgenommen werden.
Besonders bedenklich ist es, daß bromhaltige Harnstoff-Derivate in einer nicht mehr überblickbaren Zahl von Kombinationspräparaten enthalten sind. Das hat zur Folge, daß die mit der Einnahme dieser Präparate verknüpften Risiken noch weniger deutlich erkannt werden als bei den Einzelsubstanzen. So überrascht es nicht, daß die sich häufenden chronischen Brom-Intoxikationen oft gerade nach angeblich harmlosen und gut verträglichen Kombinationspräparaten (z.B. Staurodorm, Betadorm, Dolestan) beobachtet werden. Die Intoxikationssymptomatik ist auf die aus der organischen Bindung freigesetzten Brom-Ionen zurückzuführen; die Symptomatik gleicht daher auch der Intoxikationssymptomatik nach langfristigem Mißbrauch von Hypnotica, die anorganische Bromsalze enthalten (z.B. „Schlafsäfte" wie Eusedon, Vitanerton flüssig).
Ein brauchbares Schlafmittel ist das mit den Carbaminsäure-Derivaten chemisch verwandte *Ethinamat* (Valamin). Es ist ein leichtes Hypnoticum, das schnellen Schlafeintritt bewirkt, allerdings nur eine Wirkungsdauer von 2–4 Std besitzt. Die Dosierung beträgt 0,5–2,0 g.

Übrige Hypnotica

In dieser Gruppe muß als häufig angewandtes Hypnoticum *Methaqualon* (z.B. Revonal) erwähnt werden. Methaqualon hat in den letzten Jahren zunehmend Verbreitung gewonnen. Abhängigkeitsentwicklungen kommen vor. Nach längerfristigem Gebrauch werden Polyneuropathien beobachtet. Die akuten Methaqualon-Intoxikationen nach Suicidversuchen sind immer als äußerst ernsthafte Zwischenfälle zu betrachten und unbedingt in Intensivstationen zu überweisen. Gleiche Vorsicht wie beim Methaqualon ist natürlich auch bei allen Kombinationspräparaten geboten, die Methaqualon enthalten.
Die letzten Jahre haben gezeigt, daß Suicidversuche mit Kombinationspräparaten auch die best ausgerüsteten Intensivstationen oft vor unlösbare Probleme stellen. Natürlich spielt auch die eingenommene Dosis eine Rolle. Deswegen sollte auch bei der Verschreibung von Schlafmitteln immer berücksichtigt werden, daß die rezeptierten Mengen möglichst niedrig liegen. Verhängnisvoll kann es sich auswirken, wenn die kleinsten Packungsgrößen bereits Mengen enthalten, die eine letale Intoxikation hervorrufen können.
Anstelle der älteren Hypnotica werden in der letzten Zeit sehr häufig *Tranquilizer* als Schlafmittel verordnet. Dieses Vorgehen hat eine Reihe

von Vorteilen. Tranquilizer haben sehr viel weniger vegetative Nebenwirkungen, und die Toxicität ist im Vergleich zu anderen Substanzen wesentlich geringer. Auch bei Tranquilizern ist zwar immer an eine Suchtgefahr zu denken, doch sind Abhängigkeitsentwicklungen vergleichsweise seltener. Nach dem Erwachen sind Benommenheit und Müdigkeit („hang over") sehr viel seltener. Die physiologischen Schlafphasen werden wesentlich weniger als unter den „klassischen" Hypnotica verändert. Und doch ist die hypnotische Wirkung der Tranquilizer im allgemeinen gut. Während Barbiturate eine „schlaferzwingende" Wirkung haben, könnte man bei den Tranquilizern von einer durch affektive Dämpfung bewirkte Schlafinduktion („schlafanstoßenden" Wirkung) sprechen. Ist eine solche affektive Dämpfung gewünscht, sollten bei diesen Patienten immer vor der Anwendung von klassischen Hypnotica bei Schlafstörungen zuerst Tranquilizer (s.d.) verordnet und auf ihre Wirksamkeit erprobt werden.

Die Entwicklung von *Benzodiazepin-Derivaten* mit überwiegend schlafinduzierender Wirkung hat die Therapiemöglichkeiten bei schlafgestörten Patienten in den letzten Jahren bereichert. Es handelt sich dabei um *Nitrazepam* (Mogadan) und *Flurazepam* (Dalmadorm). Während Nitrazepam noch eine antikonvulsive Wirkung zeigt, fehlt diese Komponente beim Flurazepam. Nach Gabe von 5–10 mg Nitrazepam erfolgt der Schlafeintritt innerhalb von 20–30 min. Flurazepam wird in einem Dosisbereich von 15–60 mg verordnet. Bei Patienten im höheren Lebensalter und bei Patienten mit hirnorganischen Krankheiten sollte mit $\frac{1}{2}$ Tablette Nitrazepam oder Flurazepam begonnen werden. Es kann unter diesen Präparaten zu den gleichen Nebenwirkungen, die auch unter der Einnahme der bisher bekannten Benzodiazepin-Derivate auftreten, kommen. Insbesondere muß an ein vermindertes Reaktionsvermögen beim Verhalten im Straßenverkehr und an eine mögliche pharmakologische Abhängigkeit gedacht werden.

Erhält ein Patient im Rahmen einer pharmakopsychiatrischen Behandlung auch am Tage Tranquilizer, so sollte man vorerst versuchen, die Abenddosis des gleichen Tranquilizers zu erhöhen und evtl. die Morgen- und Mittagsdosis zu reduzieren. Wie im Kapitel über die Tranquilizer ausgeführt wird, sollte Meprobamat wegen der erheblich höheren Suchtgefahr auch nicht als schlafmachender Tranquilizer verschrieben werden. Bei anderen Tranquilizern muß daran gedacht werden, daß sie nur langsam ausgeschieden werden und dadurch bei wiederholter Gabe kumulieren können.

Doch nicht nur die Tranquilizer, sondern vor allem auch die initial dämpfenden *Neuroleptica* wie *Laevomepromazin* (Neurocil) und *Clozapin* (Leponex) haben eine gute schlafmachende Wirkung. Patienten, die an

Schlafstörungen leiden und wegen psychotischer Störungen unter einer Neuroleptica-Therapie stehen, sollten stets zuerst eine höhere abendliche Dosis von Neuroleptica erhalten. Unter Beibehaltung der täglichen Dosismenge kann z.B. auf die mittägliche Dosis verzichtet werden, oder die morgendliche und mittägliche Dosis kann um die Hälfte reduziert werden, um so die Abenddosis um 21 Uhr zu verdoppeln. Reicht eine solche Dosisverschiebung nicht aus, um die Schlafstörungen zu beheben, kann in Ausnahmefällen ein zusätzlich initial dämpfendes Neurolepticum wie Laevomepromazin oder Clozapin appliziert werden (oral oder i.m.). Bei sehr hartnäckigen Schlafstörungen hat häufig auch das Neurolepticum *Promethazin* (Atosil) intramuskulär eine gute Wirkung. Erst nach solchen Versuchen soll bei Patienten, die unter Neuroleptica-Therapie stehen und weiterhin unter Schlafstörungen leiden, zusätzlich ein oben empfohlenes Hypnoticum verordnet werden.

Wenn Patienten, die nicht unter einer täglichen Neuroleptica-Therapie stehen, Neuroleptica als Hypnotica erhalten, muß immer daran gedacht werden, daß Neuroleptica besondere Nebenwirkungen haben (extrapyramidalmotorische Störungen, vegetative Symptome). In Ausnahmefällen, und dann besonders in der Klinik, ist eine solche Verordnung durchaus möglich, sollte in der ambulanten Therapie aber nicht zur Regel werden. Neuroleptica sind aber dann als Hypnotica immer den Tranquilizern und allen klassischen Hypnotica (insbesondere den Barbituraten) vorzuziehen, wenn Patienten suchtgefährdet sind.

Auch *Antidepressiva* mit einer dämpfenden Wirkung wie *Amitriptylin* (Laroxyl, Saroten, Tryptizol) und *Doxepin* (Aponal, Sinquan) können als Hypnotica in besonderen Fällen verordnet werden. Bei bestehender Antidepressiva-Therapie mit einem solchen dämpfenden Antidepressivum kann bei Schlafstörungen die abendliche Dosis erhöht werden (s. S. 38). Erhalten Patienten andere Antidepressiva als die eben genannten, können diese dämpfenden Antidepressiva abends zusätzlich verordnet werden (z.B. Saroten retard).

HINWEISE ZUR THERAPIE MIT sog. GERIATRICA

Zur Zeit gibt es in der BRD ca. 50 Pharmaka, die die Hirndurchblutung steigern oder den Hirnstoffwechsel verbessern sollen. Es fehlen aber bei den meisten angebotenen Präparaten ausreichende Befunde über den Nachweis einer *klinischen* Bedeutung einer physiologisch gesicherten Durchblutungsförderung oder Stoffwechselsteigerung. Die jüngsten Ergebnisse der tierexperimentellen Geriatrica-Forschung lassen andererseits berechtigte Hoffnungen aufkommen, daß neue Ansätze in diesem wichtigen Gebiet der psychiatrischen Pharmakotherapie gefunden werden. Es ist eine vordringliche Aufgabe der klinischen Forschung, die Bedeutung dieser aus der Grundlagenforschung erwachsenen Ansätze für die praktische Therapie aufzuzeigen.

Bei der Therapie psychischer Störungen, die in Zusammenhang mit cerebralen Durchblutungsstörungen stehen, sollte die *internistische Behandlung* immer vorrangig sein. So kommt es durch die Therapie einer Herzinsuffizienz, einer Herzrhythmusstörung oder eines pathologischen Blutdruckwertes häufig auch zu einer Steigerung der zentralen Durchblutung. Falls sich durch solche internistischen Maßnahmen die psychische Symptomatik nicht bessert, kann aufgrund individueller Erfahrung ein Versuch mit einem handelsüblichen zentraldurchblutungsfördernden oder hirnstoffwechselsteigernden Pharmakon gemacht werden. Der behandelnde Arzt muß sich aber bewußt sein, daß eine möglicherweise eintretende Besserung dann auf einem Placebo-Effekt oder auf einer sehr häufig vorkommenden spontanen Besserung beruhen kann. Deshalb sollte nach einigen Wochen immer ein Absetzversuch erfolgen. Es werden zur Zeit u.a. folgende Präparate häufig verordnet:

Bencyclan (Fludilat)
Cinnarizin (Stutgeron)
Dihydroergotamin-Alkaloide (Hydergin)
Meclofenoxat (Helfergin)
Naftidrofuril (Dusodril)
Piracetam (Nootrop, Normabrain)
Pyridylcarbinol (Ronicol)
Pyritinol (Encephabol)
Xanthinolnicotinat (Complamin)

PHARMAKOTHERAPIE PSYCHIATRISCHER AKUTSITUATIONEN

Allgemeine Gesichtspunkte

Die Einführung der Psychopharmaka in den letzten zwanzig Jahren hat die Voraussetzungen dafür geschaffen, daß heute nicht nur der Psychiater, sondern letztlich jeder Arzt in der Lage sein sollte, psychiatrische Akutsituationen zu beherrschen. Das ist vor allem deswegen vorteilhaft, weil es oft nicht die psychiatrischen Kliniken, sondern die Allgemeinkrankenhäuser und die ärztlichen Praxen sind, in denen schnelles therapeutisches Handeln in psychiatrischen Akutsituationen gefordert wird. Ist es in dieser Hinsicht durch die Anwendungsmöglichkeiten der Psychopharmaka zu einer beachtlichen Ausweitung akuter psychiatrischer Maßnahmen gekommen, so darf nicht übersehen werden, daß die Anwendung von Psychopharmaka auch bisher unbekannte Therapierisiken in sich birgt, die nun für sich wiederum zur Ursache oder zumindest zum ausschlaggebenden syndromgenetischen Faktor bei der Manifestation psychiatrischer Akutsituationen werden können. Bei der sehr großen Verbreitung der modernen Psychopharmaka muß daher bei allen psychiatrischen Akutsituationen vor Einleitung jeglicher therapeutischer Maßnahme immer zuerst überprüft werden, ob für die Manifestation der jeweiligen Akutsituation womöglich Pharmaka selbst syndromgenetisch wirksam waren.

Weiterhin ist zu berücksichtigen, daß die Wirkung von Psychopharmaka *nicht ursachengerichtet*, sondern *syndromgerichtet* ist. Das gilt einerseits bei der kurmäßigen, langfristigen Anwendung der Psychopharmaka zur Behandlung von Psychosen; noch weitergehend gilt das andererseits auch bei der vergleichsweise kurzfristigen Anwendung von Psychopharmaka zur Kupierung psychiatrischer Akutsituationen. Wegen dieser syndromgerichteten Wirkungsweise der Psychopharmaka werden in diesem Kapitel zuerst die *Syndrome* dargestellt, die als psychiatrische Akutsituationen zu betrachten sind. Die *Ursachen* dieser verschiedenen Syndrome werden erst in zweiter Linie berücksichtigt. Am Schluß des Kapitels werden dann die psychiatrischen Akutsituationen geschildert, die *durch*

Psychopharmaka selbst hervorgerufen werden. In diesem Abschnitt rückt dann natürlich der Ursachenaspekt in den Vordergrund.

Psychomotorische Erregungszustände

Für die möglichst rasche Beeinflussung psychomotorischer Erregtheit hat sich als Therapieprinzip die Anwendung der initial sehr stark dämpfenden Neuroleptica bewährt. In dieser Hinsicht war bisher *Laevomepromazin* (Neurocil) das wirksamste Medikament. Zu Beginn einer Notfalltherapie kann Laevomepromazin i.m. verabreicht werden. Als Dosis für die erste Injektion empfiehlt sich bei älteren Patienten 25 mg, sonst 50 mg. Diese Injektionen können im Abstand von 30 min zwei- bis dreimal wiederholt werden. In den ersten 24 Std sollte die Dosis von 200 mg Laevomepromazin nicht überschritten werden. Laevomepromazin ist auch oral applizierbar, sollte dann aber um etwa 50% höher dosiert werden, weil nur dann durch die Tabletten oder Tropfen eine der Injektion entsprechende Wirkung erzielt werden kann. Nach Verabreichung von Laevomepromazin – insbesondere nach parenteraler Applikation – muß auf Hypotonie, Tachykardie, Kollapsneigung und Dyspnoe geachtet werden. Die intramuskulären Injektionen können schmerzhafte Infiltrationen hinterlassen (s. auch S. 118).

In jüngerer Zeit hat sich in besonderem Maße *Clozapin* (Leponex) zur Dämpfung von Erregungszuständen bewährt. Schlafanstoßende Wirkung und initiale Dämpfung sind sehr intensiv ausgeprägt. Besonders bemerkenswert ist das Fehlen extrapyramidalmotorischer Nebenwirkungen. Bei ausgeprägter psychomotorischer Erregung können initial 25–50 mg Clozapin intramuskulär verabreicht werden; eine zweimalige Wiederholung im Abstand von jeweils 30 min ist möglich. Die Dosis von 500 mg Clozapin sollte in den ersten 24 Std und auch in den darauffolgenden Tagen möglichst nicht überschritten werden. Nur in Ausnahmefällen sollten bis 600 mg Clozapin gegeben werden. Besonders hervorzuheben ist die gute Verträglichkeit der intramuskulären Applikationsform von Clozapin im Vergleich zu Laevomepromazin. Als Nebenwirkung wird von den Patienten oft ein lästiger und störender Speichelfluß beklagt (s. auch S. 153).

Wenn Erregungszustände eine deutlich *angsthafte* Färbung haben, sind intramuskuläre Injektionen von *Diazepam* (Valium) indiziert. Zu Beginn können 10 mg Diazepam i.m. verabreicht werden; diese Dosierung kann ein- bis zweimal im Abstand von 30 min wiederholt werden. In den ersten 24 Std sollten 40 mg nur in Ausnahmefällen überschritten werden. Bei oraler Gabe wird mit 10 mg Diazepam begonnen; die Maximaldosis

liegt bei peroraler Applikation unter stationärer Kontrolle bei 60 mg täglich. Intramuskuläre Injektionen werden im allgemeinen – auch bei mehrfachen Wiederholungen – gut vertragen. Bei sehr starker ängstlicher Erregung ist wegen des schnelleren Wirkungseintrittes die intravenöse langsame Injektion vorzuziehen. Bei intramuskulären und insbesondere bei intravenösen Injektionen muß auf Kreislaufnebenwirkungen (Hypotonie) geachtet werden. Häufig kommt es bei rauschmittelabhängigen Jugendlichen zu solchen angsthaften Erregungszuständen („Horrortrip"), die dann durch Diazepam zu beherrschen sind.
Handelt es sich um *Erregungszustände im Zusammenhang mit Alkohol- oder Schlafmittelintoxikationen,* so muß man mit der Anwendung von dämpfend wirkenden Pharmaka äußerst zurückhaltend sein. Wenn dämpfend wirkende Neuroleptica zur Anwendung kommen, dürfen nur niedrige Dosierungen dieser Medikamente gewählt werden. Diazepam ist bei Erregungszuständen im Rahmen von Alkohol- und Schlafmittelintoxikationen kontraindiziert. Bei diesen Zustandsbildern und ebenso bei Erregungszuständen nach Rauschmittelgenuß ist die Gefahr von zusätzlichen Komplikationen unter *Haloperidol* am geringsten. Die Wirkung von Haloperidol ist allerdings der Wirkung von Diazepam beim „Horrortrip" deutlich unterlegen. Zur Dämpfung injiziert man initial 5 mg (1 Ampulle) intramuskulär. Eine 1- bis 2malige Wiederholung dieser Dosis im Abstand von 30 min ist möglich, allerdings sollten in den ersten 24 Std nicht mehr als 20 mg (4 Ampullen) gegeben werden. Bei sehr starken Erregungszuständen ist die intravenöse Applikationsform indiziert.

Haloperidol hat sich auch gut bei der Dämpfung von Erregungszuständen bei geriatrischen Patienten, bei Patienten mit Hirnerkrankungen und bei den Patienten bewährt, bei denen eine besondere Gefährdung durch Kreislaufkomplikationen besteht. Haloperidol hat nämlich von allen Neuroleptica die geringsten Wirkungen auf den Kreislauf.

Bei der kurzfristigen Anwendung auch der hochpotenten Neuroleptica zur Erregungsdämpfung ist es nicht sinnvoll, diese von vornherein mit Antiparkinsonmitteln zu kombinieren. Dies wird immer wieder einmal getan, um der Manifestation von extrapyramidalmotorischen Nebenwirkungen der Neuroleptica vorzubeugen. Dabei wird jedoch vernachlässigt, daß Antiparkinsonmittel, wie z.B. *Biperiden* (Akineton), als zentral wirksame Anticholinergica eine deliriogene Wirkungskomponente haben. Die „prophylaktische" Applikation von Antiparkinsonmitteln neben erregungsdämpfenden Neuroleptica kann dann dazu führen, daß ein psychomotorisch erregter Patient delirant wird. Aus diesem Grund sollte abgewartet werden, ob es im einzelnen Fall wirklich nach der neuroleptischen Medikation zur Manifestation extrapyramidalmotorischer Symptome im Sinne hyperkinetisch-dystoner Symptome (z.B. Zungen-Schlund-Syndrome) kommt; in solchen Fällen kann dann immer noch bei Manifestation dieser Symptomatik Biperiden (1 Ampulle = 5 mg) i.v. appliziert werden.

Die Anwendung von *Chlormethiazol* (Distraneurin) ist möglichst auf Erregungszustände im Rahmen von *Delirien* (s.d.) und auf die Anwendung beim *Status epilepticus* zu beschränken. Wenn Chlormethiazol zur Beherrschung schwerster Erregungszustände herangezogen wird, muß besonders darauf geachtet werden, ob Wirkungsadditionen von vorauf gegebenen Pharmaka zu befürchten sind. Bei der Behandlung von Erregungen nach akuten Schlafmittel- und/oder Alkoholintoxikationen ist Chlormethiazol deswegen kontraindiziert.

Das noch bis in die jüngste Zeit hinein empfohlene *Scopolamin* (auch in der Form des Kombinationspräparates Scophedal) ist inzwischen obsolet. Auch auf Barbiturate kann man bei der Dämpfung von Erregungszuständen völlig verzichten. Paraldehyd kann bei Erregungszuständen im Kindesalter indiziert sein (s.S. 236).

Wenn es gilt, *psychomotorische Erregtheit bei depressiven Patienten* zu dämpfen, gelingt dies oft sehr gut durch die Anwendung von Antidepressiva vom *Amitriptylin-Typ* (z.B. *Amitriptylin:* Laroxyl, Saroten, Tryptizol; *Doxepin:* Aponal, Sinquan). Diese Antidepressiva haben eine deutlich erregungs- und angstdämpfende Wirkungskomponente. Zur initialen Dämpfung eignet sich besonders die parenterale Applikationsform dieser Antidepressiva. Zur Vermeidung von Kreislaufkomplikationen nach i.m. Injektionen von Amitriptylin oder Doxepin müssen vor und während der Medikation Blutdruck- und Pulskontrollen erfolgen. Bei kreislauflabilen Patienten kann z.B. mit 25 mg i.m. Amitriptylin oder Doxepin begonnen werden, sonst können gleich zu Beginn 50 mg i.m. injiziert werden. Mehr als 150 mg Amitriptylin bzw. Doxepin sollten in den ersten 24 Std nicht gegeben werden; bei oraler Gabe liegt die Höchstdosis bei 300 mg täglich. Bei sehr schwerer Erregtheit kann Laevomepromazin oder Clozapin (25–50 mg i.m.) injiziert werden.

Die Besprechung der pharmakotherapeutischen Möglichkeiten bei Erregungszuständen zeigt, daß das Vorgehen in gewissem Umfang doch von den *Ursachen* abhängt. Gerade bei Erregungszuständen ist es jedoch oft nicht möglich, in der Akutsituation zu einer einigermaßen zuverlässigen differential-diagnostischen Zuordnung zu gelangen. Dann wird man in erster Linie auf die Anwendung der Neuroleptica vom Laevomepromazin- oder Haloperidol-Typ (s.o.) zurückgreifen und das Vorgehen abhängig von der *Intensität* der Erregung machen. Hat man jedoch Hinweise auf die Ursache eines Erregungszustandes, so kann man differenzierter vorgehen. In dieser Beziehung sind vor allem anamnestische

Hinweise (insbesondere fremdanamnestische Angaben) wertvoll. So sollte man – auch wenn es noch so schwierig in der psychiatrischen Akutsituation zu sein scheint – stets versuchen, doch eine möglichst genaue und differenzierte *Anamnese* zu erheben. Die Möglichkeiten, die sich dann ergeben, sind zur schnellen Orientierung in der folgenden Tabelle zusammengefaßt (Tabelle 2).

Die Tabelle zeigt, wie zahlreich und differenziert die pharmakotherapeutischen Möglichkeiten zur Behandlung von Erregungszuständen heute

Tabelle 2. Übersicht über medikamentöse Behandlungsprinzipien bei Erregungszuständen verschiedener Genese

Grundkrankheit	Behandlung
1. Schizophrenie	Laevomepromazin, Clozapin Haloperidol
2. Manie	Laevomepromazin, Clozapin, Haloperidol
3. Agitierte Depression	Antidepressiva vom Amitriptylin-Typ; Laevomepromazin
4. Psychogene (ängstliche) Erregungen	Diazepam
5. Symptomatische Psychosen bei körperlichen Allgemeinerkrankungen bzw. bei akuten Hirnkrankheiten	Haloperidol; Internistische Therapie
6. Erregungen bei geriatrischen Patienten	Haloperidol; evtl. kardiale Therapie
7. Erregungen bei chronischen Hirnprozessen (hirnorganische Psychosyndrome, z.B. bei cerebralen Gefäßprozessen, bei Hirnatrophien)	Haloperidol
8. Alkoholrausch	Haloperidol (Cave: dämpfende Pharmaka)
9. Akute Intoxikation bzw. Rausch nach psychotropen Pharmaka (z.B. Barbiturate; aber auch Rauschdrogen etc.)	Haloperidol (Cave: dämpfende Pharmaka)
10. „Horrortrip“	Diazepam i.v.

Zur Therapie psychomotorischer Erregung nach Psychopharmaka (z.B. Antidepressiva, Neuroleptica) s. Abschnitt: Psychopharmaka als Ursache psychiatrischer Akutsituationen, S. 252.

sind; dennoch darf bei dieser Vielzahl nicht übersehen werden, daß die schnelle Wirkungsweise der Medikamente vor allem auch von den *unspezifischen Therapiemaßnahmen* abhängt. Bei erregten Patienten ist alles zu vermeiden, was zur weiteren Erregungssteigerung führen kann. Alle therapeutischen Anordnungen und Maßnahmen werden am ehesten vom Patienten noch dann akzeptiert, wenn ihm der Arzt sicher und bestimmt, aber gleichzeitig völlig ruhig entgegentritt. Der erregte Patient darf nicht das Gefühl bekommen, seine Argumente würden nicht gehört, er solle durch Medikamente einfach überwältigt werden. Wenn es gelingt, in der Akutsituation zu vermeiden, daß sich der Patient durch die geplanten Maßnahmen bedroht und überwältigt fühlt, ist die Voraussetzung für die schnelle Wirkung der verabfolgten Pharmaka weit besser, als wenn dem zunehmend erregter und aggressiver werdenden Patienten in letzter Not z.B. Injektionen gegen seinen Willen verabfolgt werden müssen.

Suicidalität

Bei der Behandlung eines suicidalen Patienten muß es dem Arzt gelingen, daß sich eine Brücke des Vertrauens zwischen dem Patienten und ihm bildet. Diese für die Behandlung suicidaler Kranker unbedingt notwendige Voraussetzung läßt sich nur dadurch erreichen, daß der Arzt sich Zeit nimmt – ausreichend Zeit für die Erstuntersuchung und ausreichend Zeit für die fortlaufende Überwachung der Behandlung. Notfalls muß ein suicidaler Patient unverzüglich in die geschlossene Abteilung einer psychiatrischen Klinik eingewiesen werden. Die therapeutischen Sofortmaßnahmen hängen davon ab, ob die Behandlung ambulant fortgeführt oder ob Einweisung in die psychiatrische Klinik erfolgen soll. Die Anwendung von Psychopharmaka bei suicidalen Patienten bedeutet auf der einen Seite eine zusätzliche therapeutische Möglichkeit, schließt aber auf der anderen Seite neue Risikofaktoren mit ein. Viele der Antidepressiva (Antidepressiva vom Imipramin-Typ, Desimipramin-Typ, Monoaminoxydasehemmer) wirken nicht nur depressionslösend, sondern gleichzeitig auch antriebssteigernd. Durch die antriebssteigernde Wirkung kann es zur Aufhebung der Antriebshemmung kommen, bevor die depressive Stimmungslage gebessert wurde. Diese zeitlich dissoziierte Beeinflussung des Antriebs- und Stimmungsbereiches kann das Suicidrisiko erheblich vergrößern. Derartige Zuspitzungen der Suicidalität können jedoch durch die Therapie mit dämpfenden Psychopharmaka umgangen werden.

Der hochgradig suicidale Patient muß unverzüglich mit schnell und intensiv *dämpfenden Neuroleptica* (z.B. vom Laevomepromazin-Typ) behandelt werden. Bei Suicidalität leichteren Grades ist es vertretbar, die Behandlung mit *dämpfenden Antidepressiva* (z.B. vom Amitriptylin-Typ) zu beginnen. Schließlich kann man bei suicidalen Patienten eine *Kombinationstherapie* mit aktivierenden Antidepressiva und dämpfenden Neuroleptica durchführen. Diese Kombinationstherapie darf aber nur unter strenger Aufsicht in der Klinik erfolgen.

Bei hochgradiger Suicidalität kann *Laevomepromazin* (Neurocil) oder *Clozapin* (Leponex) intramuskulär in einer Dosis von 25–50 mg injiziert werden. Auch *Perazin* (Taxilan) (50 mg i.m.) ist zur anfänglichen Dämpfung des suicidalen Patienten geeignet. Ein- bis zweimalige Wiederholung der Injektion im Abstand von 30 min ist möglich.

Bei *Suicidalität leichteren Grades* sollte – wenn eine antidepressive Therapie indiziert ist – *Amitriptylin* (Laroxyl, Saroten, Tryptizol) oder *Doxepin* (Aponal, Sinquan) oral 3 × 25 mg bis 3 × 50 mg in den ersten 24 Std gegeben werden. Die parenterale Applikationsform hat den Vorteil der schnelleren initialen Dämpfung; auch ist dadurch die sichere Einnahme der Medikation gewährleistet, was bei suicidalen Patienten sehr wichtig ist. Den Vorteilen der parenteralen Injektion von Psychopharmaka steht die Gefahr der möglichen Kreislaufkomplikationen, besonders bei älteren Patienten, gegenüber. Will man eine *Kombinationstherapie* durchführen, dann *müssen* aktivierende Antidepressiva mit dämpfenden Neuroleptica oder Tranquilizer kombiniert werden.

In der psychiatrischen Akutsituation hat es sich bewährt, die therapeutischen Maßnahmen beim suicidalen Patienten vom *Schweregrad* des Krankheitsbildes abhängig zu machen: je intensiver die Suicidalität ausgeprägt ist, desto mehr muß die dämpfende Komponente der medikamentösen Therapie betont werden. Neben diesem syndromgerichteten Vorgehen muß aber vor Behandlungsbeginn das Krankheitsbild soweit wie möglich *differentialdiagnostisch* abgeklärt werden. Handelt es sich um Suicidalität im Rahmen eines *depressiven Syndroms,* so gibt die Diagnose einer endogenen Depression, einer psychogenen Depression oder einer Depression im Zusammenhang mit hirnorganischen oder körperlichen Krankheiten noch zusätzliche therapeutische Hinweise. Ein suicidaler Patient mit einer endogenen Depression kann wegen unvorhersehbarer Kurzschlußhandlungen eine stärkere initiale Dämpfung benötigen als ein Patient, bei dem das depressive Bild und die Suicidalität vorwiegend reaktiv ausgelöst wurden. Reaktive Komponenten in der Entstehung einer Suicidalität zwingen zur intensiven ärztlichen Zuwendung neben der unterstützenden Pharmakotherapie. Zur Behandlung älterer suicidaler Patienten, die an einer Herzinsuffizienz leiden, sollte möglichst immer ein Internist hinzugezogen werden. Bei diesen Patienten sollte der Internist die Behandlung mit dämpfenden

Psychopharmaka überwachen und gleichzeitig eine kardiale Therapie durchführen. Zur Klärung der Syndromgenese der Suicidalität muß bei jedem Patienten eine sorgfältige *Medikamentenanamnese* erhoben werden. Nur allzuoft sind depressive Verstimmungen und Suicidalität zumindest partiell pharmakogen bedingt. Außerdem ist – wie bereits erwähnt – immer daran zu denken, daß bei depressiver Symptomatik Suicidalität plötzlich manifest wird, nachdem eine medikamentöse Therapie eingeleitet wurde.

Bei *Schizophrenen* kann die Suicidalität ebenfalls medikamentenbedingt sein: Neuroleptica, besonders wenn hochwirksame Neuroleptica langfristig angewandt werden, können zur sog. „pharmakogenen Depression" führen. Die Dosis des Neurolepticums muß dann entweder reduziert oder das Neurolepticum muß mit einem Antidepressivum, z.B. *Dibenzepin* (Noveril) kombiniert werden. Wenn ein suicidaler schizophrener Patient unvorbehandelt ist – und somit eine „pharmakogene Depression" ausgeschlossen ist –, müssen Neuroleptica gegeben werden.

Bei allen suicidalen Patienten muß für einen ausreichenden *Nachtschlaf* gesorgt werden; besonders das Durchschlafen muß gewährleistet sein: bei neuroleptischer Therapie kann die Abenddosis des Neurolepticums erhöht werden. Bei Behandlung des suicidalen Patienten mit Amitriptylin ist abends die zusätzliche Gabe der Retardform (Saroten retard 75 mg) empfehlenswert. Wenn durch solche Dosisverteilungen die Schlafstörungen nicht zu beheben sind, müssen Neuroleptica und Antidepressiva mit Schlafmitteln kombiniert werden.

Delirante Syndrome

Besonders schwierige Situationen ergeben sich, wenn Patienten mehr oder minder plötzlich delirant werden. Desorientiertheit, Verwirrtheit, Sinnestäuschungen, Wahndenken, motorische Unruhe und oft hochgradige Erregtheit prägen das klinische Bild. Solche deliranten Patienten müssen sofort in eine *Klinik* eingewiesen werden. Dafür gibt es zwei Gründe: Einmal muß vor Beginn der medikamentösen Behandlung die Ursache des Delirs soweit wie möglich abgeklärt werden, da auch in dieser Akutsituation die zusätzlich ursachengerichtete Therapie die primär syndromgerichtete Behandlung differenzieren kann (s. Tabelle 3). Die Ursachenaufklärung erfordert eine genaue *Fremdanamnese,* die durch Einsehen evtl. vorhandener alter Krankengeschichten in der Klinik vervollständigt werden kann, und oftmals *technische Untersuchungen* (z.B. EEG-, neuroradiologische-, Liquor-, Laboruntersuchungen), die nur in der Klinik durchgeführt werden können. Der zweite Grund für eine sofortige Klinikeinweisung liegt darin, daß die Therapie mit *Chlor-*

methiazol (Distraneurin) durch lebensbedrohliche *Nebenwirkungen* (s.u.) kompliziert werden kann. Diese Nebenwirkungen können nur in der Klinik verhindert und evtl. beherrscht werden.

Chlormethiazol ist das Mittel der Wahl beim Alkoholdelir (s.S. 215). Die Mortalität des Alkoholdelirs konnte in den letzten 10 Jahren durch die Behandlung mit Chlormethiazol unter 5% gesenkt werden. Bei schweren deliranten Zuständen beginnt die Therapie mit Dauertropfinfusionen der 0,8%igen Chlormethiazol-Lösung. 100 ml Lösung enthalten 0,8 g Chlormethiazol. Die Dosis von 8,0 g sollte in 24 Std möglichst nicht überschritten werden. Eine ständige Überwachung des Patienten unter der Infusionstherapie ist notwendig, weil durch zu schnelle oder zu hohe Dosen die Gefahr des Überganges in Bewußtlosigkeit, der zentralen Atemdepression und des Kreislaufversagens gegeben ist. Der Übergang auf orale Chlormethiazol-Gabe soll so schnell wie möglich erfolgen. Bei Delirien leichteren Grades und prädeliranten Zuständen kann auf die Infusionsbehandlung verzichtet und sofort mit oraler Applikation begonnen werden. Eine Tablette enthält 0,5 g Chlormethiazol. In den ersten Tagen ist im allgemeinen eine Tagesdosis von 3×2 Tabletten ausreichend. Bei nächtlichen Unruhezuständen können zusätzlich 2×2 Tabletten verordnet werden. Die Maximaldosis bei peroraler Medikation liegt bei 8,0 g. Die Chlormethiazol-Therapie sollte wegen der Suchtgefahr durch die Substanz selbst nach ca. 5–10 Tagen abgeschlossen sein.

Kann eine Klinikeinweisung bei einem schweren deliranten Syndrom nicht sofort erfolgen, ist die Dämpfung eines starken Erregungszustandes durch *Haloperidol* (1 Ampulle = 5 mg i.m.) möglich. Alle anderen dämpfenden Pharmaka sind bei anschließender Chlormethiazol-Anwendung kontraindiziert.

Bei *Medikamentensucht* hat sich sofortiger Entzug bei Opiaten und sukzessiver Entzug bei Barbituraten und anderen Hypnotica bewährt. Dadurch wird die Delirquote niedrig gehalten. Kommt es bei Medikamentsüchtigen im Entzug dennoch oder aus anderen Gründen zu einem Delir, so geht man wie beim Alkoholdelir vor (Anwendung von Chlormethiazol, gegebenenfalls auch von Haloperidol). Auch bei einer Chlormethiazolsucht kann es zu einem Delir kommen; die Behandlung erfolgt dann mit Haloperidol.

Bei deliranten Zuständen nach *Rauschmitteln* ist sofortiger Entzug notwendig. Chlormethiazol oder Haloperidol werden unterstützend eingesetzt. (Die Therapie des „Horrortrips" nach Rauschmitteln wurde unter den psychomotorischen Erregungszuständen beschrieben, s.o.)

Auch *therapeutisch angewandte, zentral wirkende Pharmaka* wie z.B. Antidepressiva, Neuroleptica oder Anticholinergica können, vorwiegend bei höherer Dosierung, Delirien hervorrufen. Bei einem schweren Delir

wird das „deliriogene Pharmakon" sofort abgesetzt; bei prädeliranten Zuständen verschwindet die Symptomatik häufig schon nach Reduktion der vorher gegebenen Medikation. In der Regel sollte aber auch bei Auftreten leichterer deliranter Zustände das Pharmakon, das für das Entstehen des Delirs verantwortlich ist, durch ein anderes Medikament ersetzt werden. Führt Absetzen bzw. Reduktion nicht zur Besserung der Symptomatik, muß Chlormethiazol gegeben werden.
Delirien bei *schweren Allgemeinkrankheiten* kommen besonders bei Infektionskrankheiten, Vergiftungen, Stoffwechselkrankheiten, Kreislaufstörungen und akuten cerebralen Krankheiten vor. Die primäre Behandlung der Grundkrankheit steht im Vordergrund der akuten Maßnahmen. Tritt dadurch keine Besserung ein, kann zusätzlich Chlormethiazol verabreicht werden.

Tabelle 3. Übersicht der Behandlungsprinzipien deliranter Syndrome verschiedener Ursache

Ursache	Behandlung
1. Alkoholdelir	Sofortiger Entzug; medikamentöse Therapie: Chlormethiazol
2. Delir bei Medikamentensucht (einschl. Chlormethiazol selbst)	Bei Opiaten: sofortiger Entzug; bei Barbituraten, anderen Hypnotica oder Chlormethiazol: sukzessiver Entzug über ca. 10 Tage; medikamentöse Therapie: Chlormethiazol; bei Chlormethiazol-Sucht: Haloperidol
3. Delir nach Rauschmitteln	Sofortiger Entzug; medikamentöse Therapie: Chlormethiazol oder Haloperidol
4. Delir bei therapeutischer Anwendung von zentralwirksamen Pharmaka (z.B. Antidepressiva, Neuroleptica, Anticholinergica)	Sofortiges Absetzen oder starke Reduktion der Pharmaka entsprechend dem Schweregrad des Delirs; evtl. zusätzlich Chlormethiazol
5. Delir bei schweren Allgemeinkrankheiten (z.B. Infektionskrankheiten, Vergiftungen, Stoffwechselkrankheiten, Kreislaufstörungen, akute cerebrale Krankheiten)	Primäre Behandlung der Grundkrankheit; evtl. zusätzlich Chlormethiazol

Störungen des Bewußtseins

Störungen der Bewußtseinshelligkeit, die von leichter Benommenheit über Somnolenz und Sopor bis hin zum Koma reichen, stellen grundsätzlich keine Indikation für die Anwendung von Psychopharmaka dar. Nur in Ausnahmefällen können Pharmaka zur Dämpfung der mit der Bewußtseinsstörungen einhergehenden Erregung herangezogen werden. Es empfiehlt sich dann, Haloperidol in möglichst geringer Dosierung zu geben, da Haloperidol selbst am wenigsten die Bewußtseinshelligkeit beeinflußt.

Bei *Benommenheit und Somnolenz* kommt der diagnostischen Abklärung größere Bedeutung zu als allen therapeutischen Maßnahmen. Technische Untersuchungen (z.B. EEG, Echo-Encephalogramm, neuroradiologische, Liquor- und Laboruntersuchungen) können entscheidende diagnostische Hinweise geben. Psychopharmaka sind kontraindiziert. Lediglich die mit Erregungszuständen einhergehenden Bewußtseinsveränderungen rechtfertigen die Anwendung von Haloperidol.

Sopor und Koma können, ganz im Gegensatz zur Benommenheit und Somnolenz, als Störung des Bewußtseins kaum verkannt werden. Therapeutisch vorrangig ist die Aufrechterhaltung vitaler Basisfunktionen (Atmung und Kreislauf). Wenn die Ursache von vornherein bekannt ist, muß unverzüglich versucht werden, die schädigenden Einflüsse (z.B. bei Vergiftungen) auszuschalten. Bei diesen hochgradigen Bewußtseinsstörungen muß die diagnostische Abklärung oft hinter der sofort notwendigen Stützung der vitalen Basisfunktionen zurückstehen. Psychopharmaka sind auch hier kontraindiziert. Vigilanzsteigernde Mittel und spezifische Antidote dürfen nur auf der Intensivstation gegeben werden.

Als Bewußtseinsstörungen können auch *katatone Syndrome* (spez. katatoner Stupor) imponieren. Die übrige psycho-pathologische Symptomatik und der Ausschluß von organischen Hirnerkrankungen durch technische Untersuchungen müssen hier zur richtigen Diagnose führen. Bei katatonen Syndromen sind Neuroleptica indiziert und sollten verhältnismäßig hoch dosiert werden.

Eine besondere Form der Bewußtseinsveränderung sind *Dämmerzustände*, die überwiegend im Rahmen eines cerebralen Anfallsleidens auftreten. Als dringlichste Maßnahme muß die Diagnose (z.B. durch Fremdanamnese und EEG) gesichert werden. Wenn der Zusammenhang mit einem Anfallsleiden bewiesen ist, wird die bisherige antiepileptische Therapie überprüft bzw. eine antikonvulsive Medikation eingeleitet. Bei zusätzlich aggressivem oder erregtem Verhalten kann nach Sicherung der Diagnose Haloperidol oder Diazepam verordnet werden.

Psychopharmaka als Ursache psychiatrischer Akutsituationen

Psychopharmaka selbst können zur Manifestation psychiatrischer Akutsituationen beitragen.
Häufig sind *depressive Verstimmungen mit Suicidalität* unter Psychopharmaka („pharmakogene Depressionen"). Diese depressiven Syndrome treten vorwiegend nach hohen, über längere Zeit gegebenen Neuroleptica auf. Aber auch kleine Dosen können besonders bei älteren Patienten depressive Verstimmungen hervorrufen. Die Suicidgefahr ist bei einer pharmakogenen Depression genauso groß wie bei einer Depression anderer Genese und muß daher unbedingt ernst genommen werden. Differentialdiagnostisch schwierig kann die Abgrenzung zwischen einer „pharmakogenen Depression" und einem depressiven Syndrom bei Schizophrenie unter neuroleptischer Behandlung sein. Ein Absetzversuch kann dann die Diagnose sichern. Therapeutisch wird man bei einer „pharmakogenen Depression" die Dosis reduzieren. Hellt sich durch diese Maßnahme die depressive Stimmungslage nicht auf, müssen die Medikamente völlig abgesetzt werden. Später kann dann auf ein Neurolepticum aus einer anderen chemischen Reihe umgesetzt werden. Auch ist eine zusätzliche vorsichtige antidepressive Therapie oft wirksam (s.o.).
Erregungszustände kommen sowohl unter der Therapie mit Antidepressiva als auch unter Neuroleptica vor. Antidepressiva mit antriebsteigernder Komponente (Imipramin-Typ, Desimipramin-Typ, Monoaminoxydasehemmer) können am ehesten, besonders bei älteren Patienten, zu einer Erregtheit führen, die den Arzt zwingen, die Medikation zu reduzieren oder abzusetzen. Unter Neuroleptica in hohen Dosen, besonders bei Pharmaka vom Haloperidol- und Fluphenazin-Typ, ist die Entwicklung eines Symptomkomplexes möglich, der mit Akathisie, Schlaflosigkeit und Umtriebigkeit beginnt und schließlich in einer psychomotorischen Erregtheit gipfelt. Therapeutisch muß dann entweder die Dosis reduziert oder das Medikament abgesetzt werden, oder die Erregtheit wird durch schnell wirkende Neuroleptica (z.B. Clozapin) gedämpft. Unter hohen Dosen Neuroleptica ist oft die diagnostische Unterscheidung einerseits zwischen Akathisie bzw. psychomotorischer Erregtheit als Nebenwirkung der Medikation und andererseits einem primär bestehenden schizophrenen Unruhezustand schwierig. Hier kann das Umsetzen auf eine Neurolepticum ohne extrapyramidalmotorische Wirkung, B. Clozapin, gute differentialdiagnostische Hilfe leisten.
rmakogene Delirien können ebenfalls unter der Medikation von Antiessiva und Neuroleptica entstehen. Die deliranten Zustände treten

vorwiegend zu Beginn der Therapie mit sehr hohen Dosen oder später bei starker Erhöhung der Medikation auf. Auch plötzlich eingetretene Unverträglichkeiten oder Empfindlichkeitssteigerungen (z.B. durch interkurrente Infektionskrankheiten) können das Auftreten pharmakogener Delirien begünstigen. Wichtigste therapeutische Maßnahme ist das sofortige Absetzen bzw. die drastische Dosisreduktion der Pharmaka. Oft kann eine zusätzliche Gabe von Chlormethiazol notwendig werden (s.o.). Besonders häufig treten pharmakogene Delirien unter der gleichzeitigen Verabreichung mehrerer Psychopharmaka auf.

Depressionen, Suicidalität, Erregungszustände und Delirien unter Pharmaka treten im allgemeinen unter Dosierungen auf, die durch den behandelnden Arzt therapeutisch verordnet wurden. Nach toxischen Dosen von Psychopharmaka (z.B. bei Selbstmordversuchen) können alle Grade der *Bewußtseinsstörung* bis hin zum Koma durchlaufen werden.

Zur Abklärung der Beteiligung von Psychopharmaka an psychiatrischen Akutsituationen ist die genaue Anamnese bzw. Fremdanamnese unerläßlich. Sind keine Angaben über die zuvor genommenen Psychopharmaka zu erhalten, muß daran gedacht werden, daß Pharmaka, die in der Akutsituation zusätzlich verordnet werden, eine potenzierend-verschlimmernde Wirkung haben können. Aber nicht nur in der Akutsituation, sondern auch in der täglichen Praxis kann durch Vermeidung der Gabe verschiedener Psychopharmaka nebeneinander die Häufigkeit der Komplikationen gesenkt werden. Insbesondere sollten Kombinationen mit Barbituraten vermieden werden. Die Verordnung nur eines Pharmakons hat den Vorteil, daß bei auftretenden Nebenwirkungen keine differentialdiagnostischen Schwierigkeiten auftreten. In der Regel sind mehrere, gleichzeitig verordnete Psychopharmaka *einem* gezielt eingesetzten Psychopharmakon therapeutisch nicht überlegen.

LITERATURVERZEICHNIS

[1] ANDÉN, N. E., STOCK, G.: Effect of clozapine on the turnover of dopamine in the corpus striatum and in the limbic system. J. Pharm. Pharmacol. **25**, 346–348 (1973).

[2] ANGST, J., HIPPIUS, H.: Pharmakotherapie depressiver Syndrome. In: Melancholie in Forschung, Klinik und Behandlung (SCHULTE, W., MENDE, W., Hrsg.), S. 188–200. Stuttgart: G. Thieme 1969.

[3] APPLETON, W. S.: Psychoactive drugs: a usuage guide. Dis. nerv. Syst. **32**, 607–616 (1971).

[4] BALDESSARINI, R. J.: The basis for amine hypotheses in affective disorders. Arch. Gen. Psychiat. **32**, 1087–1093 (1975).

[5] BATTEGEY, R.: Entziehungserscheinungen nach abruptem Absetzen von Neuroleptica als Kriterien zu ihrer Differenzierung. Nervenarzt **37**, 552–556 (1966).

[6] BEIN, H. J.: Pharmakologische Aspekte der Wirkung von Tacitin. In: Entspannung – neue therapeutische Aspekte (KIELHOLZ, P., Hrsg.), S. 35–44. Baden: Ciba-Geigy-AG 1970.

[7] BENKERT, O.: Neuroendokrinologische und pharmakotherapeutische Untersuchungen bei Patienten mit sexueller Impotenz. Habilitationsschrift, München 1976.

[8] BENKERT, O., HIPPIUS, H.: Die Bedeutung pharmakopsychiatrischer Be-Befunde für die biologisch-psychiatrische Grundlagenforschung. Münch. med. Wschr. **115**, 681–685 (1973).

[9] BENKERT, O., HIPPIUS, H.: Die Aufgaben der klinischen Psychiatrie bei der Entwicklung neuer Psychopharmaka. Arzneimittel-Forsch. **25**, 1195–1203 (1975).

[10] BENTE, D., HIPPIUS, H., PÖLDINGER, W., STACH, K.: Chemische Konstitution und klinische Wirkung von antidepressiven Pharmaka. Arzneimittel-Forsch. **14**, 486–490 (1964).

[11] BERGER, F. M.: Anxiety and the discovery of the tranquilizers. In: Discoveries in Biological Psychiatry (AYD, F. J., BLACKWELL, B., Ed.), p. 115–129. Philadelphia-Toronto: Lippincott 1970.

[12] BOJANOVSKY, J., TÖLLE, R.: Dihydroergotamin gegen die Kreislaufwirkungen der Thymoleptika. Dtsch. med. Wschr. **99**, 1064–1069 (1974).

[13] v. BRÜCKE, E. TH., HORNYKIEWICZ, O.: Pharmakologie der Psychopharmaka. Berlin-Heidelberg-New York: Springer 1966.

[14] COHEN, I. M.: The Benzodiazepines. In: Discoveries in biological psychiatry (AYD, F. J., BLACKWELL, B., Ed.). Philadelphia: Lippincott 1970.

[15] CORNU, F.: Psychopharmakotherapie. In: Psychiatrie der Gegenwart (GRUHLE, H., JUNG, R., MAYER-GROSS, W., MÜLLER, M., Hrsg.), Bd. **1**/2, S. 495–659. Berlin-Göttingen-Heidelberg: Springer 1963.

[16] DEGKWITZ, R.: Leitfaden der Psychopharmakologie. Stuttgart: Wissenschaftliche Verlagsgesellschaft 1967.

[17] DELAY, J., DENIKER, P.: 38 cas de psychoses traités par la cure prolongée et continué de 4568 R. P. Ann. Méd-Psychol. **110**, 364 (1952).

[18] DELINI-STULA, A.: Zur Pharmakologie von Ludiomil. In: Depressive Zustände (KIELHOLZ, P., Hrsg.), S. 113–124. Bern-Stuttgart: Huber 1972.

[19] ECKMANN, F., SCHWALB, H., HANIKA, R.: Psychopharmaka und Veränderungen im Elektrokardiogramm. Pharmakopsychiat. **7**, 57–68 (1975).

[20] ENGELMEIER, M.-P.: Probleme der klinischen Prüfung enkephalotroper Substanzen. Schweiz. Arch. Neurol. Neurochir. Psychiat. **96**, 50–67 (1965).

[21] FANN, W.E., LAKE, C.R., RICHMANN, B.W.: Drug induced parkinsonism, a re-evaluation. Dis. Nerv. Syst. **36**, 91–93 (1975).

[22] FELL, P.J., QUANTOCK, D.C., V. D. BURG, W.J.: The human pharmacology of GB 94 – a new psychotropic agent. Europ. J. Clin. Pharmacol. **5**, 166–173 (1973)

[23] FREYHAN, F.A.: Psychomotilität, extrapyramidale Syndrome und Wirkungsweisen neuroleptischer Therapien (Chlorpromazin, Reserpin, Prochlorperazin). Nervenarzt **28**, 504–509 (1957).

[24] GREIL, W., SCHNELLE, K., SEIBOLD, S.: Intra/extrazelluläres Lithiumverhältnis. Klinische und experimentelle Untersuchung an Thrombozyten und Erythrozyten. Arzneimittel-Forsch. **24**, 1079–1084 (1974).

[25] HAAS, H., FINK, H., HÄRTEFELDER, G.: Das Placeboproblem. In: Fortschritte der Arzneimittelforschung (JUCKER, E., Hrsg.), Bd. **1**, S. 279–454. Basel-Stuttgart: Birkhäuser 1959.

[26] HAASE, H.-J.: Das therapeutische Achsensyndrom neuroleptischer Medikamente und seine Beziehungen zu extrapyramidaler Symptomatik. Fortschr. Neurol. Psychiat. **29**, 245 (1967).

[27] HAASE, H.-J.: Therapie mit Psychopharmaka und anderen psychotropen Medikamenten. Stuttgart-New York: Schattauer 1972.

[28] HEINRICH, K.: Die gezielte Symptomprovokation mit monoaminooxydasehemmenden Substanzen in Diagnostik und Therapie schizophrener Psychosen. Nervenarzt **31**, 507 (1960).

[29] HEINRICH, K.: Zur therapeutischen Wirksamkeit von Langzeitneuroleptika. In: Verlauf und Ausgang schizophrener Erkrankungen (HUBER, G., Hrsg.), S. 223–240. Stuttgart-New York: Schattauer 1973.

[30] HIPPIUS, H.: Die Antidepressiva und ihre Indikationsgebiete. Therap. Umschau **25**, 21–26 (1968).

[31] HORNYKIEWICZ, O.: Gegenwärtiger Stand der biochemisch-pharmakologischen Erforschung des extrapyramidal-motorischen Systems. Pharmakopsychiat. Neuro-Psychopharmakol. **1**, 8–17 (1968).

[32] JANSSEN, P.A.J.: Vergleichende pharmakologische Daten über sechs neue basische 4'-Fluorobutyrophenon-Derivate. Haloperidol, Haloanison, Triperidol, Methylperidid, Haloperidid und Dipiperon. 1. und 2. Mitteilung. Arzneimittel-Forsch. **11**, 819 u. 932 (1961).

[33] JANSSEN, P. A. J.: Haloperidol and related butyrophenones. In: Psychopharmacological agents (GORDON, M., Ed.), Vol **2**, S. 199–248. New York, London: Academic Press 1967.

[34] JANSSEN, P. A. J.: Structure-activity-relationships (SAR) and drug design as illustrated with neuroleptic agents. In: Structure-Activity-Relationships (PETERS, G., Ed.), Vol. **1**, p. 37–73. Oxford, New York, Toronto, Sidney, Braunschweig: Pergamon Press 1973.

[35] KALINOWSKY, L. B., HIPPIUS, H.: Pharmacological, convulsive and other somatic treatments in psychiatry. New York-London: Grune and Stratton 1969.

[36] KIELHOLZ, P.: Psychiatrische Pharmakotherapie in Klinik und Praxis. Bern-Stuttgart: Huber 1965.

[37] KIELHOLZ, P.: Diagnose und Therapie der Depressionen für den Praktiker. München: Lehmann 1971.

[38] KIELHOLZ, P. (Hrsg.): Die larvierte Depression. Bern, Stuttgart, Wien: Huber 1973.

[39] KIM, J. S., HASSLER, R., BAK, I. J.: Vergleich der dosisabhängigen Entspeicherung einzelner Monoamine aus dem Rattengehirn durch Reserpin und Oxypertin. Nervenarzt **42**, 490–491 (1971).

[40] KLAWANS, H. L., JR.: The pharmacology of extrapyramidal movement disorders. Basel: Karger 1973.

[41] KLINE, N. S.: Use of rauwolfia serpentina in neuropsychiatric conditions. Ann. N. Y. Acad. Sci. **59**, 107 (1954).

[42] KNAPP, S., MANDEL, A. J.: Short- and long-term lithium administration: effects on the brain's serotonergic biosynthetic systems. Amer. Ass. Advanc. Sci. **180**, 645–647 (1973).

[43] KRAEPELIN, E.: Über die Beeinflussung einfacher psychischer Vorgänge durch einige Arzneimittel. Jena: Gustav Fischer 1892.

[44] KUHN, R.: Über die Behandlung depressiver Zustände mit einem Iminodibenzyl-Derivat (G 22355). Schweiz. med. Wschr. **87**, 1135–1140 (1957).

[45] LABORIT, H., HUGUENARD, P.: L'Hibernation artificielle par moyens pharmacodynamiques et physiques. Presse méd. **59**, 1329 (1951).

[46] LADER, M.: The psychophysiology of mental illnes. London-Boston: Routledge and Kegan Paul; 1975.

[47] LASAGNA, L., MOSTELLER, F., FELSINGER, I. M., BEECHER, H. K.: A study of the placebo response. Amer. J. Med. **16**, 770–779 (1954).

[48] LEHMANN, H. E., BAN, T. A.: Pharmacotherapy of tension and anxiety. Springfield: Ch. C. Thomas 1970.

[49] LEUNER, H.: Die experimentelle Psychose. Monogr. Neurol. **95** (MÜLLER, M., SPATZ, H., VOGEL, P., Hrsg.). Berlin-Heidelberg-New York: Springer 1962.

[50] LIPPERT, H.: Einführung in die Pharmakopsychologie. Bern-Stuttgart: Huber 1959.

[51] LOOMER, H. P., SAUNDERS, I. C., KLINE, N. S.: A clinical and pharmacodynamic evaluation of iproniazid as a psychic energizer. Psychiat. Res. Pub. Amer. Psychiat. Ass. **8**, 129 (1957).

[52] LOPEZ-IBOR, J., LOPEZ-IBOR, J.M.: Die psychopharmakologische Behandlung von Zwangsneurosen. Arzneimittelforsch. **8**, 1119–1122 (1974).
[53] MAITRE, L., WALDMEIER, P.C., GREENGRAS, P.M., JACKEL, J., SEDLACEK, S.: Maprotiline – its position as an antidepressant in the light of recent neuropharmacological and neurobiochemical findings. J. Int. Med. Res. **3**, 2–15 (1975).
[54] MATUSSEK, N.: Biochemie der Depression. In: Depressive Zustände (KIELHOLZ, P., Hrsg.), S. 13–23. Bern, Stuttgart, Wien: Huber 1972.
[55] MENDELS, J. (Ed.): Biological Psychiatry, New York, London, Syndney, Toronto: John Wiley & Sons 1973.
[56] MODESTIN, J., PETRIN, A.: Beziehung zwischen Plasmakonzentration und klinischer Wirkung von Neuroleptika und Antidepressiva. Int. J. Clin. Pharmacol. **13**, 11–21 (1976).
[57] MORRIS, J.B., BECK, A.T.: The efficacy of antidepressant drugs. Arch. Gen. Psychiat. **30**, 667–674 (1974).
[58] NEUMANN, F., STEINBECK, H.: Antiandrogene. Tierexperimentelle Grundlagen und klinische Anwendungsmöglichkeiten. Internist (Berl.) **12**, 5, 198 (1971).
[59] PAPESCHI, R.: Dopamine, extrapyramidal system, and psychomotor function. Psychiat. Neurol. Neurochir. **75**, 13–48 (1972).
[60] PFLUG, B., TÖLLE, R.: Therapie endogener Depressionen durch Schlafentzug. Praktische und theoretische Konsequenzen. Nervenarzt **42**, 117–124 (1971).
[61] PLETSCHER, A.: Biogene Amine und antidepressiver Effekt. Arzneimittel-Forsch. **14**, 479–482 (1964).
[62] PLETSCHER, A., GEY, K.F., ZELLER, P.: Monoaminoxydase-Hemmer, Chemie, Biochemie, Pharmakologie, Klinik. In: Fortschritte der Arzneimittelforschung (JUCKER, E., Hrsg.), Bd. 2, S. 417–590, Basel: Birkhäuser 1960.
[63] PÖLDINGER, W.: Kompendium der Psychopharmakotherapie. Grenzach-Baden: Hoffmann-La Roche 1971.
[64] PÖLDINGER, W., SCHMIDLIN, P.: Index Psychopharmacorum. Bern, Stuttgart, Wien: Huber 1972.
[65] PRIEN, R.F.: Prophylactic efficacy of lithium carbonate in manic depressive illness. Arch. gen. Psychiat. **28**, 337 (1973).
[66] RANDALL, L.O., KAPPEL, B.: Pharmacological activity of some benzodiazepines and their metabolites. In: The Benzodiazepines (GARATTINI, S., MUSSINI, E., RANDALL, L.O., Ed.), p. 27–51. New York: Raven Press 1973.
[67] RASKIN, A.: A guide for drug use in depressive disorders. Am. J. Psychiat. **131**, 181–185 (1974).
[68] ROTH, G.: Psychopharmakon, hoc est: medicina animae (1548). Confin. psychiat. **7**, 179–182 (1964).
[69] RUCH, W., ASPER, H., BÜRKI, H.R.: Effect of clozapine on the metabolism of serotonin in rat brain. Psychopharmacologia **46**, 103–109 (1976)
[70] SCHILDKRAUT, J.J.: Neuropsychopharmacology and the affective disorders. Boston: Little, Brown and Company 1970.
[71] SCHOU, M.: Lithium als Psychopharmakon. Fortschr. Neurol. Psychiat. **37**, 349–383 (1969).

[72] Schou, M.: Heutiger Stand der Lithium-Rezidivprophylaxe bei endogenen affektiven Erkrankungen. Nervenarzt **45**, 397–419 (1974).

[73] Shepherd, M., Lader, M., Rodnight, R.: Clinical Psychopharmacology. London: English University Press 1968.

[74] Sjöquvist, F.: Interindividuelle Unterschiede der Pharmakokinetik beim Menschen. Münch. med. Wschr. **114**, 1600–1608 (1972).

[75] Smith, D.F.: Lithium orotate, carbonate and chloride: pharmacokinetics, polydipsia and polyuria in rats. Br. J. Pharmac. **56**, 399–402 (1976).

[76] Snyder, S.H., Banerjee, S.P., Yamamura, H.I., Greenberg, D.: Drugs, neurotransmitters, and schizophrenia. Science **184**, 1243–1253 (1974).

[77] Sternbach, L.H., Randall, L.O., Gustafson, S.R.: 1,4-Benzodiazepines (Chlordiazepoxide and related compounds). In: Psychopharmacological Agents, Vol. I (Gordon, N., Ed.), p. 137–224. New York, London: Academic Press 1964.

[78] Stille, G.: Pharmacological investigations of antidepressant compounds. Pharmakopsychiat. Neuro-Psychopharm **1**, 2, 92–106 (1968).

[79] Stille, G.: Die Neuroleptikatherapie der Schizophrenie in pharmakologischer Sicht. Schweiz. med. Wschr. **99**, 1645–1652 (1969).

[80] Stille, G.: Role of brain dopamine in the antipsychotic effect of neuroleptics. Evidence from studies of amphetamine-neuroleptic interaction. In: The Neuroleptics (Bonbon, D.P., Janssen, P.A.J., Bonbon, J., Ed.), p. 60–65. Basel: Karger 1970.

[81] Stille, G., Hippius, H.: Kritische Stellungnahme zum Begriff der Neuroleptica (anhand von pharmakologischen und klinischen Befunden mit Clozapin). Pharmakopsychiat. **4**, 182–191 (1971).

[82] Ungerstedt, U.: Stereotaxic mapping of the monoamine pathways in the rat brain, Acta Physiol. Scand. Suppl. 367, **1** (1971).

[83] Walther-Büel, H.: Über Pharmakopsychiatrie. Schweiz. med. Wschr. **83**, 483–487 (1953).

[84] WHO-Technical Report Servies No. 371: Research in Psychopharmacology. Report of a WHO Scientific Group. Genf: WHO 1967.

[85] Wilhelm, M.: Die Chemie polyzyklischer Psychopharmaka. Serendipity oder Systematik? In: Depressive Zustände (Kielholz, P., Hrsg.). Bern-Stuttgart-Wien: Huber 1972.

SACHVERZEICHNIS

PHARMAKAVERZEICHNIS

In die Liste wurden nur die im Handel befindlichen Präparate mit Handelsnamen und chemischen Kurzbezeichnungen (generic names) aufgenommen. Die *chemischen Kurzbezeichnungen* sind *kursiv* gedruckt. Die Seitenzahlen beziehen sich auf die Beschreibung im speziellen Teil dieses Grundrisses.